餐桌上的
肉·蛋·魚

美味也是一種科學，究極好魚好肉的達人之道！

安心巧廚——著

序

我們做的比你想的更多

大成集團副總裁　韓家寅

每當新聞報導食安的問題時，總是引起社會大眾極高關注，身為生鮮食品供應商的我們，更是時時刻刻戰戰兢兢，要求做好每一個細節。有時候看到媒體報導一些食安事件訪問所謂「專家」們對食安事件提出看法時，用的卻是錯誤的資訊，總會令我扼腕難過，因為很可能會誤導很多人的觀念和行為。我一直很期盼有實際在農場、畜牧場、水產養殖場的第一線實際工作者，或是真正的農畜食品專家，能夠跟消費者分享從農場到餐桌的實務與經驗。

大成公司已成立六十二個年頭，我們的工作夥伴從畜牧現場一直延伸到餐桌，累積很多珍貴的第一手經驗，想藉由這本書，讓更多消費者知道「肉、蛋、魚」產業鏈，以及生產與銷售的新知，希望讀者們在為家人選擇肉蛋魚時，能夠更加明白這些食物是從哪裡來的，如何生長，加工，配送，到餐桌上的歷程。

追溯美味源頭

一道菜是否美味，大廚師的手藝固然重要，但更重要的是，仰賴食材的品質與新鮮度。舉例來說，有上好油花的一塊滷肉，一碗濃厚香醇的雞湯，甚至是家常的蝦仁炒蛋……，種種美味可能來自育種、飼料、飼養的時間、飼養方式、及電宰的方式等等，都會影響到肉的品質及料理的風味。而運送保存的方式與過程，則會影響到新鮮度，例如雞蛋從蛋雞生產到超市上架，如何確保全程低溫生產配送？印尼放養的螃蟹，若要冷凍運回台灣，如何保持它的鮮度？有沒有更先進的冷凍方法？每一個細節都是學問，需要不斷研究精進。

農村家庭後院的飼養方式已經成為過去，取而代之的是現代化自動化的畜舍養殖，更加注重生物防疫，環保永續，這些都需要仰賴專業與科技，才能帶動產業升級，提高農場的效率，又能確保食品安全，這些需要產官學界的支持，也需要大量資金投入，如何與農戶整合，契約飼養，互助分工，打出品牌，找出通路才能賣出價值。

新一代肉蛋魚產業鏈

譬如說，豬的垂直整合，最上端的育種，這是需要長時間投資才會有回收，適合政府機構或是大公司來做，以前三合一的豬場（母豬小豬肉豬合一），很難完全清場消毒，現代化的養豬作法是，母豬場（PS場）只飼養母豬及生產小豬，肉豬場交給契約農戶來飼養，仔豬由PS場提供，再將肉小豬養大出售，統進統出，（目前白羽肉雞已經建立類似模式），出完豬之後，養豬環境徹底清洗消毒，等待下一次入豬。

我們還會面臨到如何讓年輕人願意投入畜牧業，讓畜牧業後繼有人，必須改善飼養的環境和方式。現代化的畜牧場有最先進的監控系統，溫溼度調控，也會運用到大數據分析，隨時傳到手機，掌握現場狀況，另外，統進統出的模式，不僅對於動物健康比較有保障，在畜牧場管理上也有好處，出欄之後，入欄之前的空檔，養殖戶趁此時也可以好好休個假去。

台灣美食行銷全球

台灣的豬肉好吃，國際知名，除了育種，飼養環境方式因素之外，畜牧業如何分工合作，各司其職，統合經營，才能更有效率地生產，布建了完整的產業鏈之後，才能提供市場穩定且高品質的肉品。才有機會讓更多人品嚐到東坡肉、滷肉飯、小籠包等台灣美味料理。

台灣有歷史的因素，讓美食在這塊土地上滋養茁壯，四百多年前西班牙、荷蘭曾經帶進歐洲的文化，鄭成功則引進了閩南的文化，日本在台灣統治過五十年，日本文化在台灣生根，而一九四九年後國民政府又將全中國各地的美食也帶進了台灣。台灣是一個美食的大熔爐，有了好食材，才能烹調出美味的食物，再經過優秀的食品工藝，製成便利的包裝熟食，才有機會出口行銷全世界，這也是我們的目標理想。

這本書累積了多年實務經驗，也是一本心得報告書，希望大家能透過這本書看到農畜漁牧場端的真相，了解從業者的辛苦與困難，進而知道如何挑選好食材，協助家庭主婦職業婦女，有效率地買菜作菜，用安心食材照顧全家人的健康，幫助廚師們更認識食材的來源，生長的履歷，進而研發出更安心美味的料理，也希望更多餐飲從業人員能夠透過這本書裡的知識，讓安心美味的肉蛋魚能夠天天出現在每家的餐桌上。

推薦序

美國Rutgers大學食品科學博士
國立臺灣海洋大學講座教授
台灣優良食品（TQF）協會榮譽理事長
孫寶年 博士

真懂食品才能安心享美食

在大學教「食品化學」逾四十年，發現最能引起學生眼神發亮的時刻，就是舉出平日習以為常的食品為例，說明它色、香味、口感的化學反應，於是「化學」就沒那麼恐怖，也不必像一般人聽到「化學添加物」就唯恐避之不及。

以生鮮草蝦是墨綠色，熟蝦為豔紅色為例，是熟蝦添加了紅色素嗎？其實，蝦殼本來就有蝦紅素，它和蛋白質連接在一起，呈墨綠色。加熱後，蛋白質的結構變了，稱為「變性」，蝦紅素就還我本色，變紅了。蝦殼乾燥磨粉添加在飼料中，蛋雞、蛋鴨產出的蛋黃就是誘人的金紅色，因為蝦紅素的關係。蝦紅素的化學結構與胡蘿蔔的天然色素及維生素A都很像；蝦的眼睛有螢光物質，多年前曾有位名教授在蝦米中測到螢光反應，於是認為是添加了化學螢光劑，使得消費者不敢吃蝦米，蝦米工廠老闆來發誓，從未添加化學螢光劑。若瞭解蝦的生理生化，再分析鑑定，然後下結論，就會確知蝦的螢光物質與化學螢光劑絕然不同。我們實驗證明了這些，一場烏龍於是落幕，但造成蝦米工廠的損失與消費者的虛驚無人能彌補。

走出「食物」與「食品」的迷失

常有專欄作家或名嘴，傳播「吃食物、不要吃食品」的觀念，尤其還要吃「原型食物」。細問才知他們所謂「食品」是指加工食品，他們的理由是加工食品多使用添加物，而且加工使食物的營養成份被破壞，殊不知加工食品是因應生鮮食材易腐，不易長時間保存而發展的。現代人沒時間慢工自製餐食，科技發展到如今，創造出許多省時、省力、減少微生物作用，並提高食品安全的技術與設備，鮮少消費者及名嘴瞭解，對現化的農畜養殖業及加工技術的進步，尚居於狀況外、又有許多想像力之故，加以社群媒體的傳播如迅雷不及掩耳，網友又沒有求證資訊來源的習慣，於是陷入對食品莫名的驚恐中。奇怪的是消費者無人使用古早的手搖話筒，都是人手一機，隨時滑它，不疑有電磁波的安全性，為何獨對現代化的加工食品感到疑慮？提升了食安意識卻無端失去享受美食的樂趣，真是無辜。

吃這個怕有添加物
吃那個怕有毒
你身心中累積的恐懼
比吃進去的食物更毒

若能有一本書，提供消費者正確而真實的農食資訊，可以認識食材、製備方法、加工食品及食品添加物的用途、效益與風險、與使用範圍與劑量，教消費者可以走出迷思，免於虛驚，享受食得安心的確幸，該多好。

真知識使人免於過慮

本書說明食品中主要的動物性蛋白質的來源；雞、雞蛋、豬、牛及水產，從動物的品種、養成、畜產管理、電宰、包裝、加工、調理方法和食譜，作了「一條龍」的介紹，也由各專業博士就消費者常有的問題，提出從學理到實務的解答。以一個教食品化學的教授來看，都很中肯，甚至希望大學食品科學或畜牧養殖科的學生能看，使他們對動物性食品、到美食料理，有整體的概念。否則知道化學反應，會培養細胞，卻不知它們在食材與食品中的角色，如同會作豬細胞的基因轉殖，卻不知如何養出健康的豬一樣，不識實務。

坊間流傳，雞、豬成長快速，必定是使用了生長激素，因此不少人不敢吃雞。書中提出了說明，現今選種、繁殖、育種，有水簾降溫、負壓的畜舍，甚至訓練小豬上廁所，保持畜舍衛生無臭，研究飼料營養配方，獸醫管理防疫、電宰前施行檢疫、等等，今非昔時可比。我的二個女兒長得都比我高挑健康，我從未給她們生長激素，但給她們良好的家庭環境、均衡的營養、從嬰兒時開始打預防針，讓她們沒有壓力的生長，下一代就發育得比我這一代好。

但願這一本書，帶給讀者的是正確的知識，因而可以安心品味優良美食。

推薦序

國內外知名動物科學與畜牧專家
全國十大傑出農業專家
夏良宙 博士

從小我就希望知道我吃的東西是哪裡來的，怎麼種出來的，怎麼養出來的，怎麼製造出來的。父親帶我去看糖怎麼製造出來，至於甘蔗則是我們這群野孩子親自去體會出來，但總是連不上如何製成糖。看過糖廠後才能真正體會到由種下甘蔗到產出糖的過程。農業就是這點最迷人。您看到農民好辛苦的種、好累的養，最後在餐桌上展現出來讓我們享用，這其實經過一長串的過程，我們並不清楚，更有趣的是有些連種的、養的人都不知所以然，要消費者知道農產品有哪些特色、如何選擇、如何煮，那就更是一個頭痛的問題。

食物的生產，不論動物性或植物性的產品，都有其來源，當然品種要好才能生產出好的最終產品。不論動植物其生長都要吃，只是吃的方法不一樣，動物靠口、植物靠根。而生產動物的原料又大多來自植物，如果要生產高級的動物產品勢必要讓動物吃乾淨的植物，所謂乾淨的植物包含土壤中不可以有有毒重金屬，不可以有農藥。而植物生長過程中一定要小心照顧它，以免害蟲及因抵抗力太差而感染疾病，導致使用不同的殺蟲劑。當植物收成前及後必須採用最好的照顧，以免產生黴菌及黴菌毒素，導致動物吃下去後中毒及殘留在動物體內。當然動物生長中不是只有吃下的食物會導致動物生病，牠們和人一樣，冷了，動物會感冒、下痢；熱了，牠們會不吃，導致營養不均衡而生病。每單位面積飼養太多動物，不只造成動物神經症狀，還會因緊迫而使得動物生病，這和人有太多困擾時，難免抵抗力弱而生病的意思一樣。若畜舍灰塵太多導致牠們有呼吸道疾病，飼料槽、水槽不夠，導致吃不到飼料，位序低的動物抵抗力低而生病，管理人員一直虐待動物導致牠鬱鬱寡歡而生病，管理人員如果不按時餵牠們，牠們也會生病，當然動物舍不注重衛生更是大小病會不斷發生，只要疾病不停發生，您吃的肉、蛋、乳等都會有藥物殘留的機會，因此負責的公司目前在農民賣出肉雞前兩天就會抓雞去快速抽驗，只要抽驗到藥物殘留就不准上市。

當然就消費者而言，吃到乾淨的畜產品是最基本的要求，接著就是要「好吃」，這方面畜產界非常認真的研究如何讓產品好吃，例如炸雞、烤雞，肉雞好吃因為牠們肉較軟嫩易咬，但熬湯或味香的雞當然是土雞好吃，因為牠們的肉多汁而咬感十足，再加上養得夠久，一些芳香族脂肪酸都進入肌肉，當然更顯香氣四溢。特殊土雞何止好吃，有的甚至人吃下後有極佳的抗病性。臺灣有更多的動物福利蛋雞場，因此動物較舒服，自然生產之蛋品質都比較好。臺灣的豬肉在全世界是最先有其特色的豬肉，因為品種有異於其他國家，當年是少數最先使用杜洛克及盤克夏公豬生產三品種豬的國家，此種肉不但多汁、有大理石狀肌肉、也更香，特別是養到120-130公斤的肉豬。當然，想要好吃還要有很好的師傅幫您烹飪，得臺灣之畜產品美食而品嘗享受，乃天下一大樂事。

大成公司從飼料原料的進口、加工、製造成飼料、如何防止藥物殘留，再去餵飼這四大類畜禽、魚類，又如何選擇最好吃的品種來飼養，以滿足消費者，最後將生產出來的產品如何送上餐桌變成佳餚，他們都有相關的子公司專責地把這些食品以最佳的方式呈現到消費者的口中；他們不但很負責的生產並管控這些食品生產過程中的衛生及安全，同時也不藏私的把一些重要受歡迎的食材及其作菜方法教給消費者。由產地到餐桌您都瞭解後，不但能安心的吃，更能有口福的去享受這些食物。

民以食為天。吃，本來就是一種享受。如果能安心享受，則更是天大的福氣。希望這本書帶給我們安心、歡樂及營養的飲食觀。

推薦序

中華膳食營養學會 名譽理事長
章樂綺 博士

在每日飲食指南裡，蛋白質類的食物是其中之一。過去談到蛋白質，會特別提醒生長發育的兒童，孕產婦、哺乳婦女，其蛋白質的需求量比較高。近年，隨著高齡人口增加，而產生新的營養議題，那就是銀髮族都有肌少症（Sarcopenia）的隱憂，很多人腿力變差，走路容易跌倒，或以為是骨質疏鬆症，事實上是因為隨年齡上升，飲食中蛋白質、熱量不足，所以肌肉減少，支撐身體的肌力變弱，進而影響行動。肌少症者特別需留意蛋白質類食物的攝取。

因此，蛋白質攝取的新觀念是，不僅發育成長的青少年或年輕人需要蛋白質，逐漸走向高齡的人也需要蛋白質。蛋白質成份是胺基酸，胺基酸區分為必需胺基酸和非必需胺基酸。其中，必需胺基酸人體無法製造，必需由食物中攝取，故以名之。一般而言，動物性的蛋白質類的食物含有必需胺基酸，被列為高生物利用率的蛋白質來源。也就是說，肉、蛋、魚、乳等動物性蛋白質，所包含的必需胺基酸比較多元，但如果飲食中僅靠植物性蛋白質，就要再加上豆類與穀物或其他食物，才能獲得完整的必需胺基酸。

傳統上對食物的要求，多僅着重於好吃、美味、吃得飽；如今人們對食物的要求除了色香味，更進一步提升，注意到食物營養的攝取對健康養生的影響，並講求食品衛生安全。我主張新一代的養生飲食觀念，應該是注重實証科學的養生飲食，過去消費者買豬肉，挑選白豬黑豬，甚至誤以為吃廚餘的豬風味特別好，但現在讀了這本書你就會知道，豬肉的風味和育種、養殖、電宰、防疫等生產管理息息相關。過去部分人士認為未經過清洗的蛋可以延長保存時間，但是，實驗証明，未洗選蛋感染沙門氏菌，被誤食致病的風險更可怕，所以當我們開始注重實証科學，就知道應該選擇洗選蛋比較有保障。

多年來食品危安事件不時發生，因此，食物從產地到餐桌環環相扣，從生產、運輸、販賣、製備、供應，一連串的作業都需要專業的把關。如果能有垂直整合的專業農畜漁牧業者，在每一個環節用科學方法溯源管理全程追蹤，替大家把關，消費者就可以更輕鬆便利地為家人選出餐桌上的肉蛋魚。

在餐桌上用於入菜的動物性蛋白質的食物，最常見的有雞肉、豬肉、牛肉、蛋和魚蝦類。為了整體健康上的考量，各類的營養素都要兼顧。在選擇富含蛋白質類的食物，除了蛋白質的質量外，也要兼顧食物中其他營養素，尤其是脂肪的分佈等；例如雞肉、魚蝦，脂肪含量比較低，牛肉、豬肉的鐵質含量比較高，不同部位的肉品脂肪含量差別頗大，可選擇不同的部位，以及適當的烹調方式，搭配食用。

很開心能有這樣一本完整詳實地從農畜漁牧現場到餐桌，介紹肉蛋魚從何而來的書，其中有很多照片與說明，可以補充學校課堂上的不足，也能帶給餐飲業者、食品業者、零售業者、烹飪者新的啟發。當你認識了好食材，你會發現肉蛋魚的食材十分豐富多元，每一種食物都有它的原味，不需要太重的調味，過多的食品添加物，也不需要太複雜的烹調，低油低鹽就能展現真正肉蛋魚的滋味。

推薦序

欣葉集團執行董事　李鴻鈞

認識韓家四兄弟二十多年，韓創辦人也是我母親的好友，正因如此我和大成長城公司有著難得的因緣。這些年從旁細細觀察，我很欣賞大成公司核心精神和經營理念——「誠信、謙和、前瞻」，公司文化更是務實求是，不虛華，重視人的價值，對內如家人般相互支持，大家為公司營運目標邁力前進；對外廣結善緣，融合好友專家們，年年有新規劃新拓展。

八年前跟好朋友拜訪北京大成總部，牆上寫著大斗的字「100減1等於零」。我看了許久著實不懂文字的涵意，家寅兄解釋說，我們是做大宗物資、加工生產、食品供應的公司，嚴守食品安全的把關是核心的要務，所以要做好溯源管理及合格檢驗、生產流程監控，不能馬虎！他舉例如果產品生產有100件的監控點，只要有一點是缺失或不合格而放行過關，以食品安全的要求，結果不是99分，而是全盤歸「零」，一切白做。當時的中國市場是劣品充數，消費者只看價錢，對食安也不講究；集團打出此口號確實有遠見，這顛覆市場的概念我很震撼更是欽佩，因為當時他們選擇的是條吃力不討好，任重道遠的路！從那一天起，我更好奇這公司是用什麼樣的方法來落實理念和堅持不懈呢？

過往去過台南總公司參訪，看到許多精密檢驗設備，和聽到專家解說，但就我餐飲工作者或消費者而言，只是理論和數據和硬件設施，我很期待有更務實的理解。

今天看到集團要出書，公佈密訣，我很興奮！這本書談到農畜領域，牛、豬、雞、水產、蛋品等，我們賴以生活的營養，如何結合現代科技，選種、育種、飼養，分門別類，在嚴格把關產品下，提供消費者安心的選購平台，也滿足餐廳業者的期待。

這本書的出版，是紀錄著一段台灣農畜發展的驕傲，大成集團憑著堅毅的精神，落實安全安心的承諾。相信看完本書後，我們有更充足的知識，可以看懂商品、明白標示，聰明選擇為自己和家人健康把關了。

CONTENTS 目錄

PART 2 雞蛋

PART 3 豬肉

PART 4 牛肉

PART 6 美味肉製品／調理食品

-第 1 章-

雞肉

CHICKEN

頭戴金冠，身穿錦衣，雄赳赳氣昂昂的雞，在東方國度象徵著吉祥瑞氣，常被比喻為傳說中的鳳凰神獸，不論是逢年過節、祭祖拜神，供桌牲禮必定少不了一隻全雞，而一盤白斬雞更是早期簡樸年代，賓主盡歡不可缺的必備佳餚。雞是台灣人最常食的禽類，而雞的生產從自家後院走進專業養殖場，工業自動化的電宰場，從品種、畜舍、飼法、屠宰、加工等不斷進步，雞肉成為最普及也是相對平價的肉品。

- ☐ 食雞大好！
- ☐ 學當內行人，看懂品種就知風味
- ☐ 現代養雞術的大革命
- ☐ 雞是吃什麼長大的？
- ☐ 電宰技術留住新鮮度
- ☐ 雞博士來解答

1 食雞大好！

禽類馴化經過漫長時間演進，在規模化大量飼養之下，全球雞隻飼養總數遠超其他禽類，榮登全世界數量最多鳥類之首，更是現代人類生活不可或缺的蛋白質來源。

安心——就生產端，雞的生長期相對短，普遍有較好的產品溯源機制和嚴格控管。

健康——雞肉低脂肪、高蛋白質，是許多追求健康的人熱愛的食材之一，尤其是雞胸肉。

美味——雞肉從豐盛大菜到家常小吃有著非常多元的料理方式。炸雞排是台灣國民美食，世界各地皆有美味雞肉料理，接受度很高。

本地雞的多品種融合

台灣養雞史開始極早，那是漢人來台移墾之前，就有少數原住民族小量飼養野雞，不過真正開始發展為專業化生產，則是要到民國五〇年代後。早期，台灣本地雞品種不多，時至今日品種輩出，大家常聽到的白肉雞、紅仿雞、烏骨雞、珍珠雞、皇金雞……等，實為歷經了多次新品種引進與雜交培育的結果。

在民國五〇年代以前，台灣最主流的家禽其實是土雞，然而隨著經濟發展需求，尤其是1980年麥當勞、肯德基等西式速食引進台灣之後，炸雞與雞塊廣為流行，改變大家對於雞肉的飲食習慣，進而影響養雞產業。品種穩定，飼養週期短，肉質細嫩，口味變化多的白肉雞，被引進台灣，產量大幅提高。

在工業取代農業的發展下，為了餵飽廣大的勞動族群，市場需要大量廉價的蛋白質來源，品種穩定的白肉雞立刻受到注目，坊間學習西方飼養技術導入畜舍與飼料系統，開始了專業生產制度。在短短十年間，白肉雞飼養總數已與土雞勢均力敵，後來更是因為成本的優勢，高速成長，產量超越土雞，白肉雞成為市場主流。

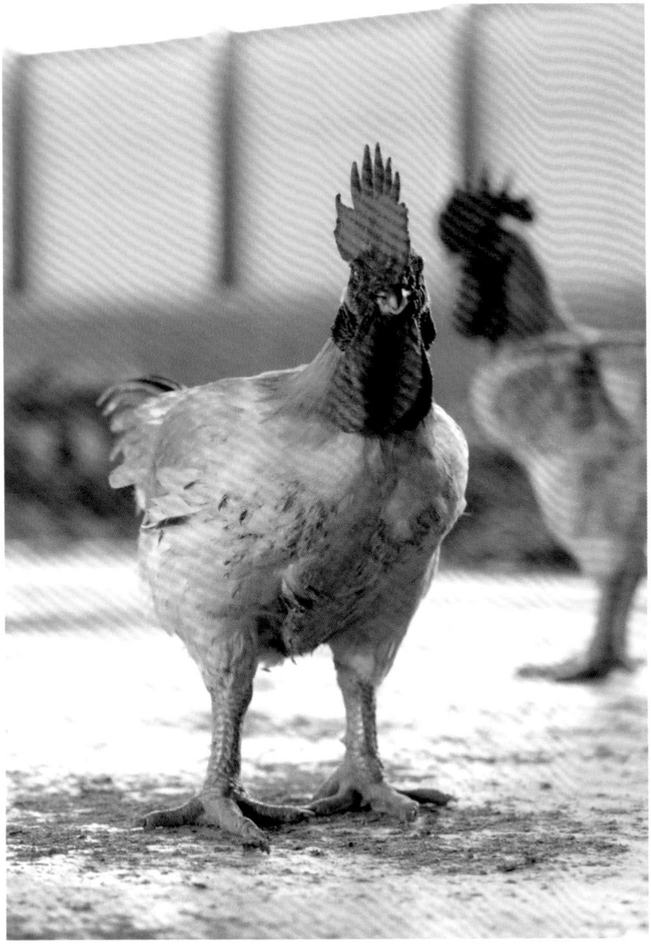

商用土雞逆轉勝

儘管台灣土雞面臨近親繁衍與飼養難題，一度不敵白肉雞的競爭，飼養數量急遽萎縮。可是別忘了，台灣民間有全雞祭祀習俗，以及熱愛冬季藥膳燉補的飲食習慣，加上土雞濃厚溫醇的滋味讓台灣人對土雞念念不忘，這些理由都成了土雞可以敗部復活的力量。

當白肉雞逐年佔領市場，而土雞早期量少難求的情況下，土雞因為供不應求，價格不斷攀升，市場風向帶動種雞場聞利而至。種雞場為增加競爭力，嘗試利用雜交，培育出可大量飼養的「商用土雞」。

商用土雞解決了傳統土雞腿肉比例低與造肉成本高的問題，也間接推動土雞業走向規模化產業，而首隻商用土雞的大獲成功，鼓勵各家業者開發土雞品系。

時至今日，我們常聽到的土雞品種五花八門，像是紅羽土雞（紅仿雞）、黑羽土雞（黑仿雞）、烏骨雞、珍珠雞、皇金雞、古早雞等，有他國與本國的雞種雜交選育，各自表現出不同特徵，但同樣都是「頭戴金冠、身穿錦衣」，因此業界多以「有色雞」來廣義論之。

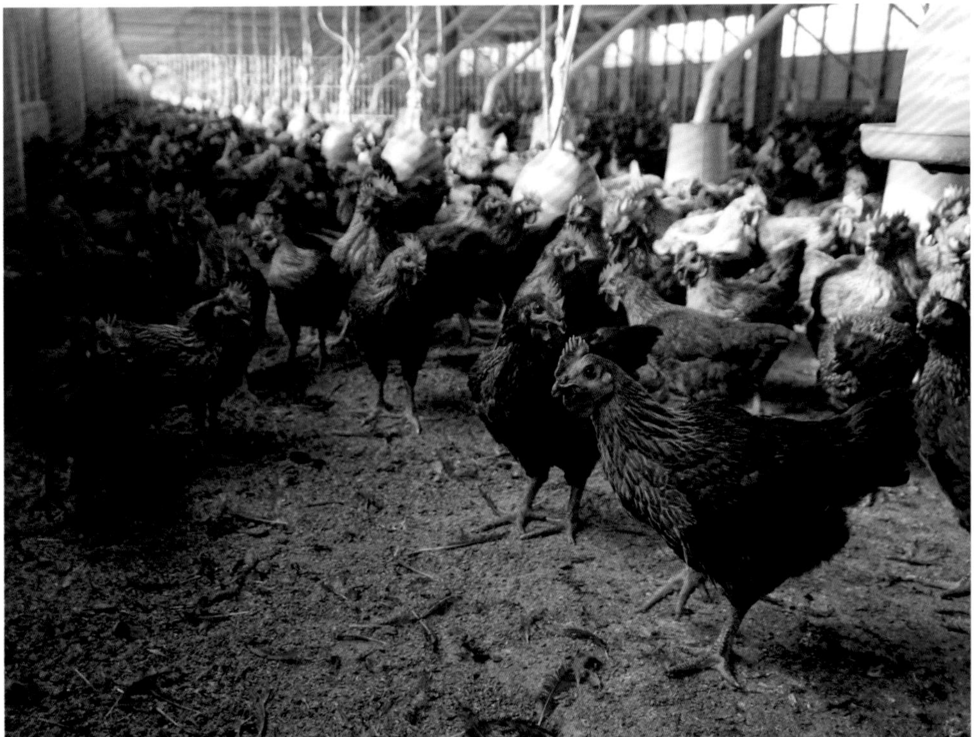

皇金雞是新興土雞品種，腿肉結實。

2 學當內行人，看懂品種就知風味

在台灣常見雞隻品種主要可以分為「白肉雞」與「有色雞」兩大類，後者則是一般人俗稱的土雞，兩者在外觀上的最大不同，在於白肉雞為渾身白毛，而有色雞則以有色羽毛為特徵。當然，兩者在飼養方式、成長速度與肉質風味都有極大差異。

白肉雞正流行

首先，白肉雞經過長時間育種，主要特色為成長週期短，從入雛、成雞到電宰過程約只需5週（33～35天體重可達2.2公斤），為家禽肉品市場供應的最大宗。

白肉雞品系主要可分為三種：愛拔益加AA、科寶COBB、羅斯ROSS（這些都是育種公司所推行的品牌，例如愛拔益加AA與羅斯ROSS隸屬Aviagen育種公司）。此三品種的選育歷史悠久，在外觀幾乎類似，僅在種雞產蛋量、生長速度與換肉的部位有些微差異，目前台灣以愛拔益加AA、羅斯ROSS為主流。

國民偶像級的小鮮肉——白肉雞

源自歐美的白肉雞，具有生長快速與高換肉率的特色，提供了人們最經濟的蛋白質來源，也是當今最普及的肉用品種，不論是台灣小吃常見的炸雞排、鹽酥雞，或是連鎖速食企業所用的雞塊、烤雞、雞翅等，都是使用此白肉雞。

受到飲食西化影響，加上外食市場的大量肉品需求，台灣自1960年代引進白肉雞品種之後，產量逐漸超過本地土雞，且在育種技術、飼養環境與飼料不斷精進之下，飼養週期5週即可上市。

生長快速的特性也使白肉雞蒙上許多誤解，常被誤傳為施打賀爾蒙或生長激素，才會生長如此快速。其實，1c.c.賀爾蒙針劑的成本一千元遠超過雞價，對雞農而言，現代白肉雞生長得宜，並不需要額外添加賀爾蒙的成本支出。

白肉雞

基本資料

- **品種特徵：**白羽、黃腳脛、單冠
- **上市體重：**1.9～2.4公斤
- **生長天數：**5週齡
- **肉質風味：**因為增重速度快，白肉雞水分與含脂率較高，肉質偏軟嫩，不似土雞咬感Q韌與紮實。
- **適合烹調：**肉質柔軟，適合炒、炸、烤等料理手法，常做香雞排、鹹酥雞、炒雞丁、烤雞等，速食店與便當店所用雞肉也多為此。

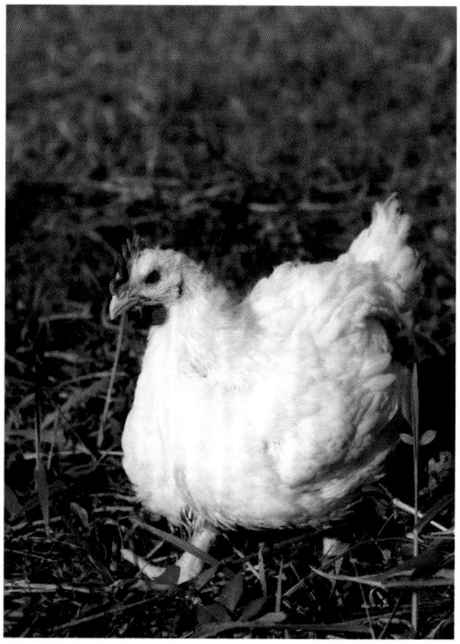

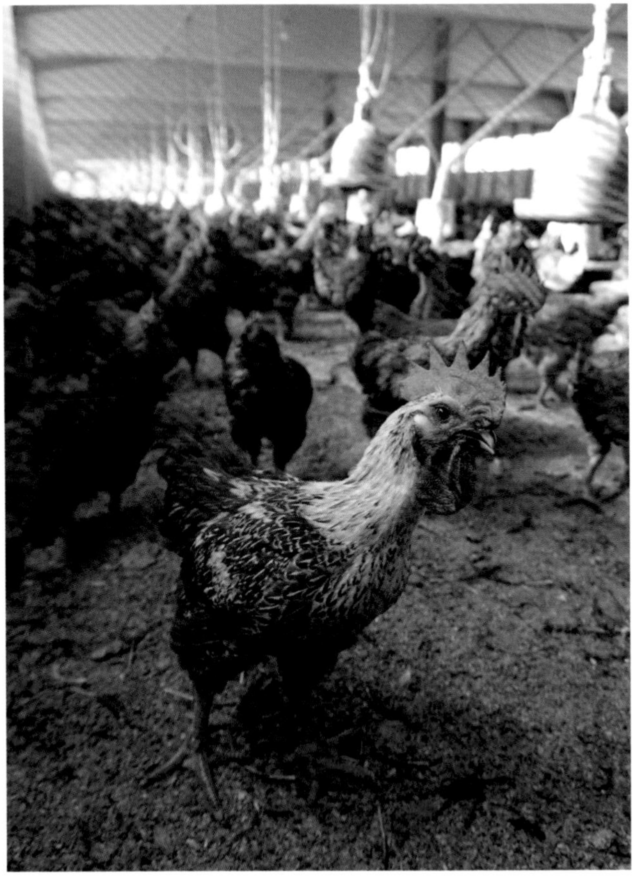

有色雞風味足

至於有色雞，主要品系有三：紅羽土雞（又稱紅仿雞）、黑羽土雞（又稱黑仿雞、民間土雞），以及由紅仿雞之公雞與黑羽土雞之母雞雜交所培育的皇金雞，其他尚有特殊品種，如古早雞、烏骨雞、法國進口品種的鹿野土雞與珍珠雞。

由於有色雞的飼養週齡較長，要達到性成熟，少則11週，多則16週才會出售，因此肉質所含胺基酸成分較高，相對肉質較Q、風味較足、耐久燉煮，在消費市場上有為數不少的喜愛者。

玉米膚色的陽光泰山——鹿野土雞

在台東這塊美麗的土地上，令當地人十分自豪的「跑山雞」——鹿野土雞，是台灣與法國合作培育的特有品種，在台灣每年一億餘隻的土雞產量中，鹿野土雞僅佔二百八十萬隻，也屬相對珍稀的品種。

如今，鹿野土雞產地逐漸遍及台南、高屏地區，鹿野土雞雖然深受歡迎，但照顧卻格外不易。因為法國品種土雞較不耐熱，而且需要在注重空氣新鮮與水質純淨的環境，為了符合養殖條件，飼料設計也格外注意，胺基酸成份必須平衡，輔以酵素與乳酸菌等營養品補充，也要避免雞隻因為打鬥或啄羽而增加次級率。

鹿野土雞外觀特色為黃皮黃爪，皮黃肉甘細嫩，肌間脂肪分布均勻，因而有「霜降雞」之稱。鹿野土雞的體質特殊，

鹿野土雞

基本資料

- **品種特徵**：黃羽毛、黃皮、黃爪
- **上市體重**：公雞3.1公斤／母雞2.7公斤
- **生長天數**：12週齡以上
- **肉質風味**：肉質細緻不柴，皮薄多汁，滑嫩爽口，雞肉本身帶有甘甜味，簡單調味就十分美味。
- **適合烹調**：適合烤雞、全雞燉雞湯，或做白斬雞、油雞風味絕佳，分切也適合做三杯雞、麻油雞等料理。

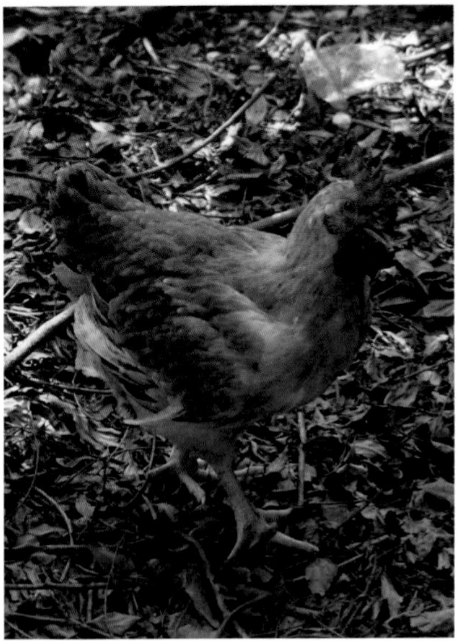

皮膚易顯現體內沈澱的玉米黃素，不少業者標榜餵食玉米，使其皮膚更加鮮黃，稱之為「玉米雞」。

用蜜大腿逆轉勝的土雞天后——紅羽土雞

在台灣的土雞產量，紅羽土雞大約佔了五成。紅羽土雞相較黑羽土雞體型更大，主要產地分佈於彰化縣以南，又以雲林縣最多，紅羽土雞除了體型大之外，腿肉的比例也大，很適合分切販售，恰好符合民眾偏好雞腿的消費習慣，再加上低脂肪、有嚼勁、富含大量膠原蛋白的肉質，符合現代飲食的養生觀念，使得紅羽土雞一直頗受歡迎。

對於飼養戶而言，紅羽土雞的雞腿比率可高達40％，比一般土雞的比率高出約8％左右，且飼養8週可做為嫩雞，飼養14～15週的成雞又別具不同風味，飼養起來更具彈性調控的空間。

紅羽土雞

基本資料

- **品種特徵：**紅褐金色羽毛、黑腳脛、公雞有鮮紅色單冠雞冠
- **上市體重：**公雞3.6公斤／母雞3公斤
- **生長天數：**12～13週齡
- **肉質風味：**成雞風味濃香，肉質彈性有嚼勁，加上結締組織多，含有豐富膠質，燉煮後有黏嘴的醇厚風味。
- **適合烹調：**彈嫩的腿肉適合煮成香菇雞腿湯、剝皮辣椒雞等，低脂胸肉也常做成雞肉飯、雞絲飯，也適合用於甘蔗燻雞、醉雞等料理。

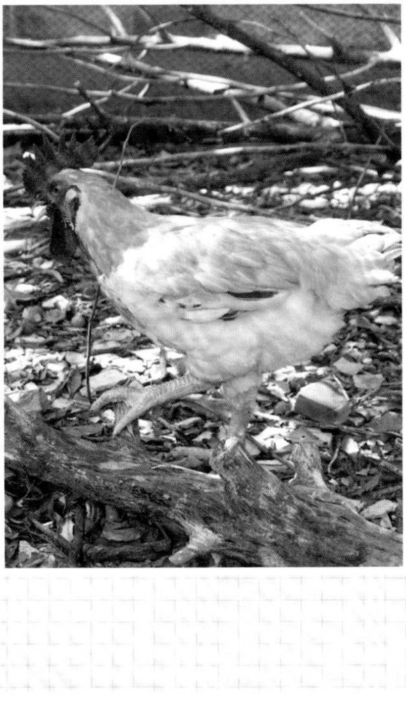

黑羽土雞

基本資料

- **品種特徵：**黑羽毛、黑喙、黑腳，具大而直立的鮮紅單冠
- **上市體重：**公雞2.7公斤／母雞2.1公斤
- **生長天數：**11週齡
- **肉質風味：**黑羽土雞肉含脂量低，入口不油膩，纖維咬感紮實有嚼勁。
- **適合烹調：**肉質緊實Q彈，十分耐燉煮，做麻油雞、燒酒雞等料理皆宜，也常見休閒農場製成甕窯雞、烤雞。

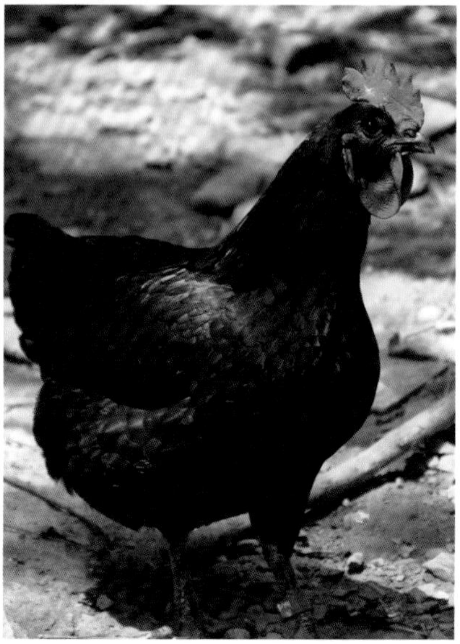

外表兇悍卻暖心的戰鬥民族——黑羽土雞

台灣目前土雞市場中，紅羽土雞與黑羽土雞為主流，飼養量佔70％以上。

黑羽土雞的活動量比紅羽土雞來得多，適合低密度放山飼養，使其肉質結實有嚼勁。體內蛋白質含量高、脂肪量少、無腥味，比傳統老母雞更適合做滴雞精，且與熟知的烏骨雞相比，相同重量下，黑羽土雞的蛋白質含量比烏骨雞更多，被人體吸收轉化效率也相對優於其他品種，是中南部地區消費者的偏好。

飼養時間是影響土雞風味與口感的關鍵，延長或調整飼養週期，追求風味更加提升。

挾帶貴族風範的新勢力——皇金雞

由於台灣土雞面臨近親選拔育種，生長快的品種通常飼養不易，普遍有腿大、胸大、腹腔內臟小，也常有疾病與過熱死亡問題，於是種雞場結合紅仿雞腿大、胸飽滿，以及黑羽雞產蛋率高的兩者優點，選配出多肉且軟硬適中的新品種「皇金雞」。

結合紅仿與黑羽培育之新品種。肉質甜嫩、較細之肌纖維、肌間脂肪含量高，特別是「腿」，更突顯其「Q」彈甘甜的特色；其外型直立挺拔，頭頂有鮮紅色單冠雞冠，身體為黑褐色羽毛，頸部環繞金黃色羽毛，具有皇家貴族風範，體型更勝放山雞，故得此名。

皇金雞

基本資料

- **品種特徵：**黑羽毛、頸部金黃羽、公雞有鮮紅色單冠雞冠
- **上市體重：**公雞3.3公斤／母雞2.7公斤
- **生長天數：**11～13週齡
- **肉質風味：**整體肉質甜嫩，肌纖維細，肌間脂肪含量高，最大特色為飽滿有勁的Q彈腿肉。
- **適合烹調：**公雞可煲湯或滴雞精，母雞則適合烘烤與三杯料理，或分切做成麻油、醉雞皆宜。

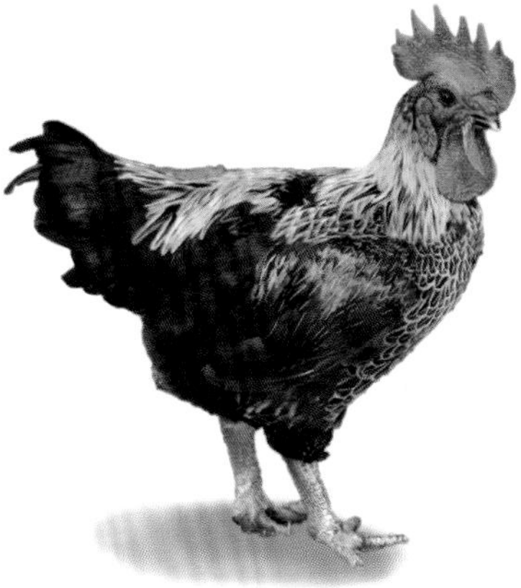

鄉下阿嬤飼養的懷念滋味——古早雞

經選育過程保留較多台灣品系特徵，為原生種原較多的品種，接近台灣早年農家副業所飼養的雞，因此稱為古早雞。古早雞具有亮麗黃褐色羽毛，鮮紅色單冠為公雞，母雞雞冠則較小，並有繁殖效率佳、抗病力與耐熱性佳的特性。古早雞的骨架較一般土雞細緻，屠體脂肪率低，雞皮膠質豐富，烹煮時毫無腥味，用來燉補或做滴雞精都非常適合。

不過古早雞飼養最快要14週才能成熟，在18～22週齡的毛雞重2.6～2.8台斤，近幾年在種雞場積極改良之下，公母毛雞飼養15～16週時均重提升至大約2.5公斤重。因為飼養時間較長，飼養數量也較稀少，在土雞市場中占比僅不到一成。

古早雞

基本資料

- **品種特徵：**黃褐、棕色羽毛、公雞有鮮紅色單冠雞冠
- **上市體重：**公雞2.8公斤／母雞2.2公斤
- **生長天數：**15～16週齡
- **肉質風味：**肉質紮實、含脂量少，入口帶有自然甘醇，層次分明，且皮薄不油膩。
- **適合烹調：**白斬、煲湯、燉煮、食補等料理；土雞城多使用古早雞。

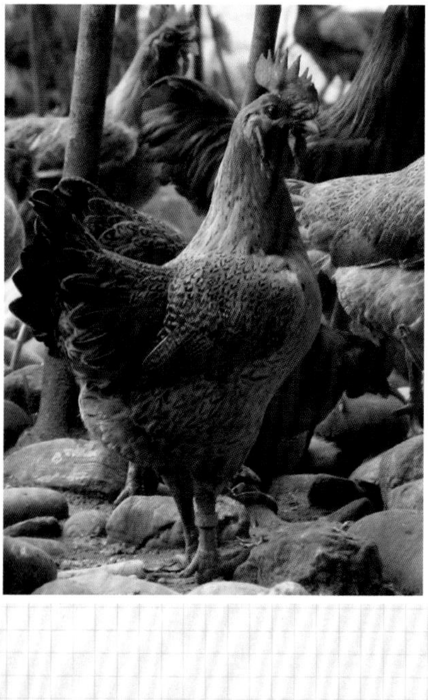

中醫食療不可或缺的藥引——烏骨雞

烏骨雞又分成黑羽烏雞和白羽烏雞，黑羽品系從皮、肉、骨、冠、爪等皆為黑色，符合俗稱「十全」特徵，常被中醫視為上品，被視為養生首選。可惜黑羽品系因體型小，不符現代飼養效率，市場上一直供不應求，目前台灣商用烏骨雞多為白色絲羽烏骨雞。

烏骨雞

基本資料

- **品種特徵：**白色絲羽、荔枝冠
- **上市體重：**公雞、母雞均重3公斤
- **生長天數：**13週齡
- **肉質風味：**鐵、鋅含量為一般雞的兩倍，低脂少油而皮薄多汁，口感細緻軟嫩。
- **適合烹調：**適用藥膳料理，常見加入當歸、黃耆等中藥材燉煮成藥膳烏骨雞湯，溫補回甘。

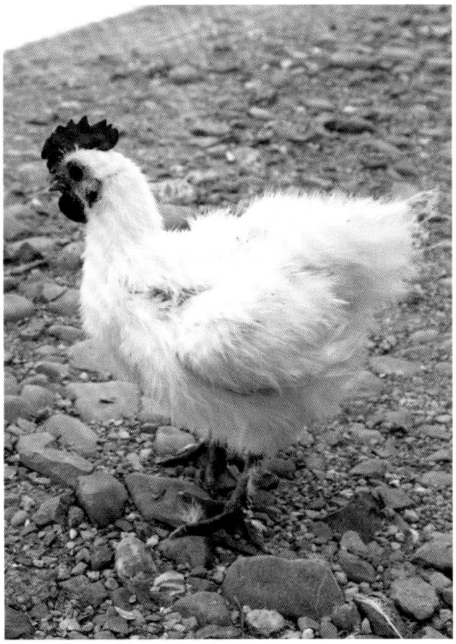

上市天數	肉質風味	適合烹調
5週齡	水分與含脂率較高，肉質偏軟嫩	肉質柔軟，適合炒、炸、烤
12週齡以上	肉質細緻不柴，皮薄多汁，雞肉本身帶有甘甜味	蒸、燉、烤、白斬，分切也適合做三杯雞、麻油雞等
12～13週齡	風味濃香，肉質彈性有嚼勁，含有豐富膠質	彈嫩腿肉適合煮香菇雞腿湯、剝皮辣椒雞等，低脂胸肉也常做成雞絲飯
11週齡	含脂量低，不油膩，纖維咬感紮實有嚼勁	肉質緊實Q彈，十分耐燉煮，麻油雞、燒酒雞皆適合
11～13週齡	肉質甜嫩，肌纖維細，肌間脂肪含量高，最大特色是Q彈甘甜的腿肉	公雞可煲湯或滴雞精，母雞適合烘烤、三杯或麻油、醉雞
15～16週齡	肉質緊實、含脂量少，風味甘醇，皮薄不油膩	白斬、煲湯、燉煮、食補等
13週齡	低脂少油、皮薄多汁	適用藥膳料理、補品

白肉雞與有色雞

	品種	特徵	上市體重
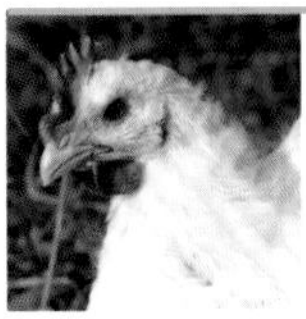	**白肉雞**	白羽、黃腳脛、單冠	1.9 ～ 2.4公斤
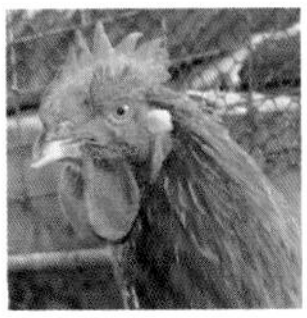	**鹿野土雞**	黃羽毛、黃皮、黃爪	公雞3.1公斤 母雞2.7公斤
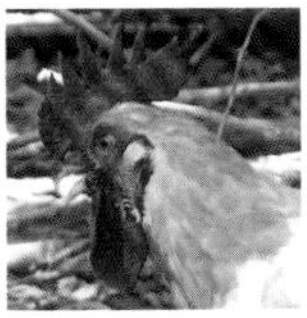	**紅羽土雞**	紅褐金色羽毛、黑腳脛、公雞有鮮紅色單冠雞冠	公雞3.5公斤 母雞2.8公斤
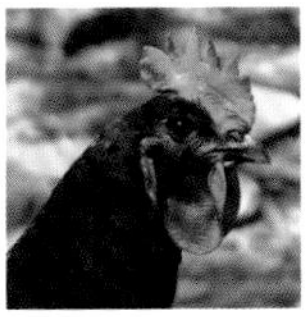	**黑羽土雞**	黑羽毛、黑喙、黑腳，具大而直立的鮮紅單冠	公雞2.5~2.6公斤 母雞2.1~2.2公斤
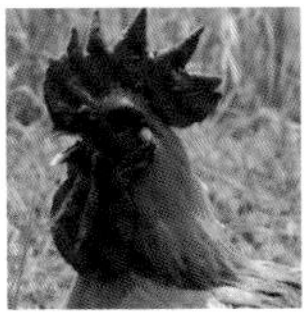	**皇金雞**	黑羽毛、頸部金黃羽、公雞有鮮紅色單冠雞冠	公雞3.3公斤 母雞2.7公斤
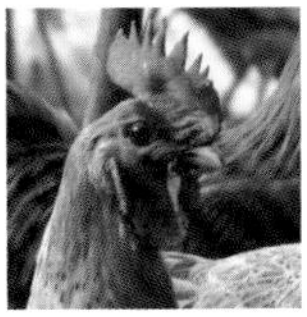	**古早雞**	黃褐、棕色羽毛、公雞有鮮紅色單冠	公雞2.8公斤 母雞2.2公斤
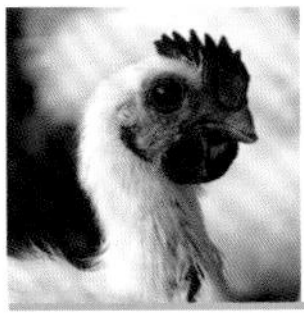	**烏骨雞**	白羽、黑腳脛、單冠	公雞3.3公斤 母雞2.6~2.7公斤

3 現代養雞術的大革命

完整溯源才是真安心

傳統後院養雞多混養母雞、公雞、雛雞，而養雞農有時還身兼蛋農、雞農、抓雞人與屠夫，但現代養雞業講求精細分工，每個環節各自衍生專門領域。從最上游的種雞場、孵化場、飼料廠，到下游的養雞戶與電宰場，配合著衛生單位、檢驗單位、食品廠、專門物流、通路商等，現代養雞業的產業鏈觸伸範圍龐大，其複雜程度也不可同日而語。

由於養雞的產業鏈十分綿長，為了整合產業的上下游，大成採取一

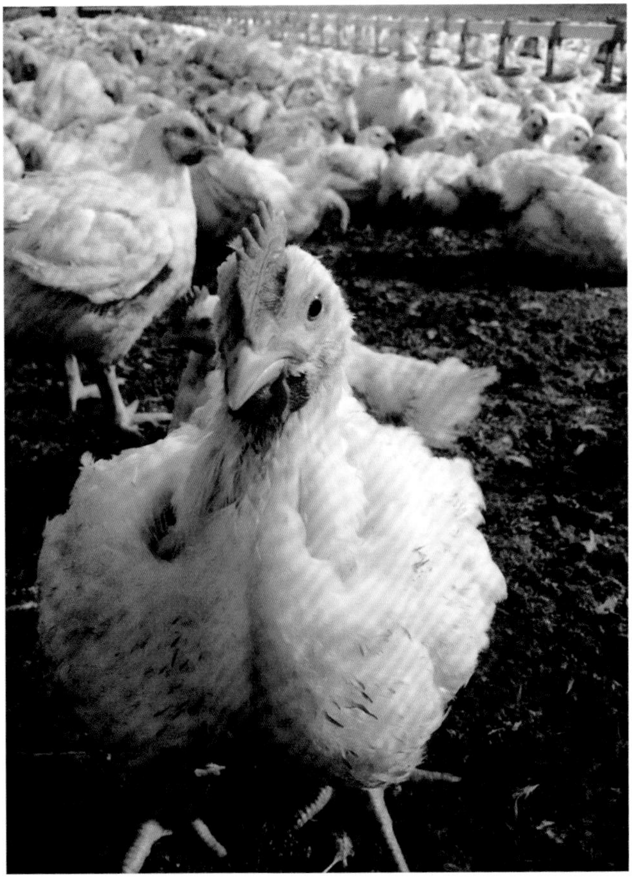

白肉雞的35天，從出生到電宰

目前批號追蹤系統，一般業者僅能提供消費者溯源到電宰廠及生產牧場，大成可溯源至電宰廠、牧場及飼料廠，並可查詢藥殘檢驗報告。

整合一條龍

種雞場
母雞養至約22～25週開始產蛋，約60～65週則淘汰。

孵化雛雞
受精蛋在孵化場經過三週孵化，雛雞注射疫苗後出場。

養雞戶
將雛雞送往契約農戶，白肉雞飼養約35天可出售。

電宰場
通過屠前藥物殘留檢驗，即可將毛雞送往電宰場。

通路
依照肉品銷售通路，送往菜市場、超市、食品加工廠及餐飲業者等。

飼料廠：依照品種與生長階段調配專門飼料。

檢驗單位：每個電宰場都有專業獸醫駐守把關。自主檢驗＋第三方公正單位檢驗。

物流單位：專業物流發展全程低溫配送的冷鏈系統，確保肉質新鮮、衛生、安全無虞。

條龍式的生產管理模式，由大成扮演整合者角色，而養雞農則不須再身兼多職，可以專心於飼養。

過去養雞農需要自行孵蛋，但專業分工之後，雛雞不再由農家自行孵化，而是由專門的種雞場負責，直接將雛雞交由農戶養殖直到上市，而大成也會針對契約牧場提供雛雞，配送由動物營養師設計的飼料，並有獸醫師指導防疫、飼養，協助出雞（屠宰）之前的各項檢驗，確認藥殘檢驗合格，才能送交電宰場處理。

從種雞場、飼料廠、養雞戶、電宰場到通路一條龍式的生產管理模式及「完整溯源」的作法，在食安風暴來襲的年代，更加大幅提升肉品安全與品質。

消費者可以透過大成安心雞產品包裝上的QR Code追蹤雞隻出自於

哪個畜牧場？該畜牧場所使用的飼料是來自哪個飼料廠？以及雞隻在哪裡電宰？同時也可以看到產品的檢驗報告。

白肉雞與土雞的家

台灣養雞禽舍主要有「開放式」、「水簾式」、「負壓式」三種，目前台灣白肉雞養雞場有80％以上是密閉水簾式禽舍，土雞則八成是開放式禽舍；但在禽流感的連年衝擊下，為了避免野鳥侵入造成防疫漏洞，農委會積極提倡業者轉型為非開放禽舍飼養。非開放禽舍可管控生物安全，但隨著全球氣候變遷，台灣酷暑時間漸長，水簾與負壓雞舍漸成主流。

對於土雞飼養來說，能兼顧日光照射與活動空間，統進統出，非開放式水簾負壓禽舍是最佳選擇。

其次，土雞飼養期較長，相較於白肉雞屬於「短跑衝刺型」，土雞可說是「中長程馬拉松」，在飼育期間面臨緊迫的極端氣候、環境污染的風險，相對較低的育成率使得土雞業者的飼養過程相對辛苦許多。

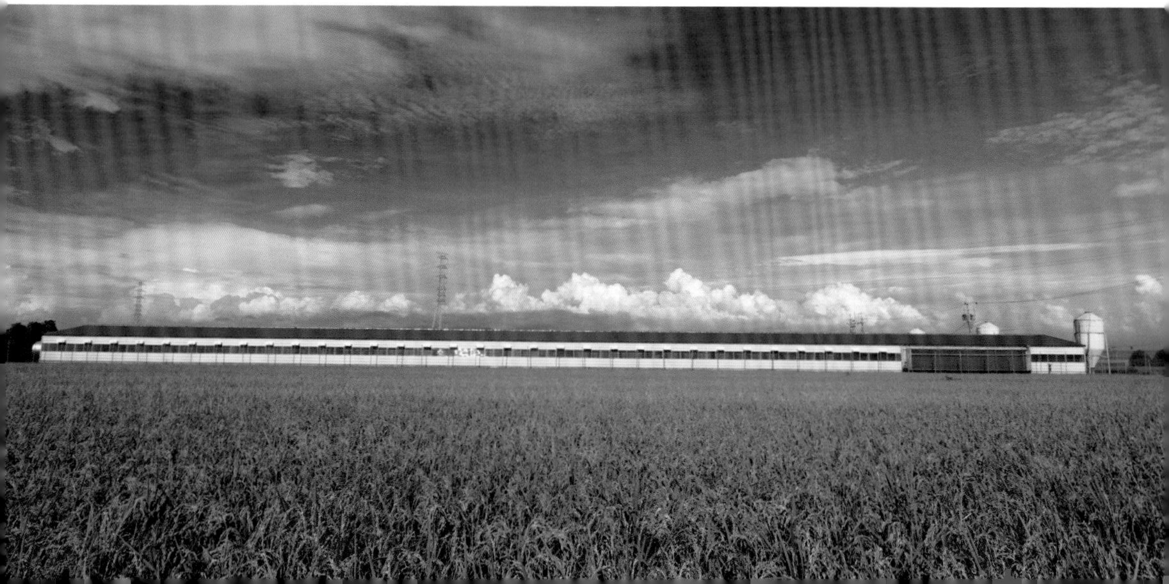

位於嘉南平原上現代化水簾負壓禽舍。

台灣常見養雞禽舍

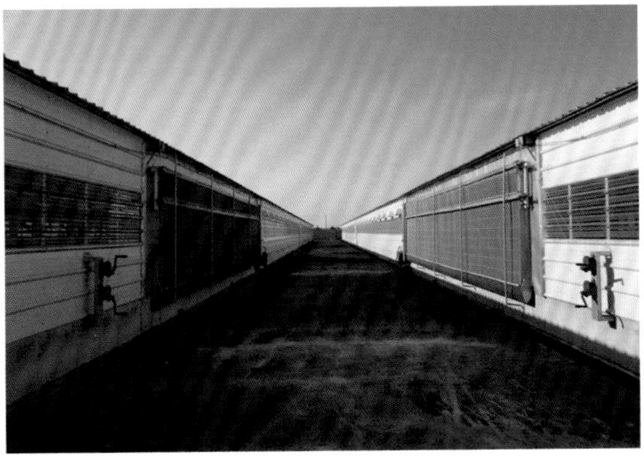

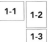

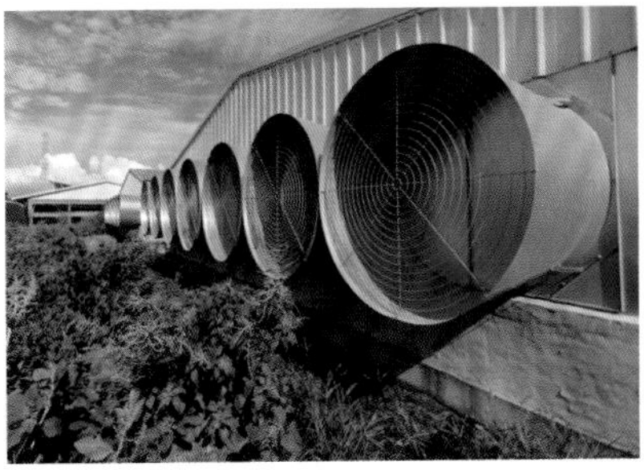

1-1 1-2 1-3

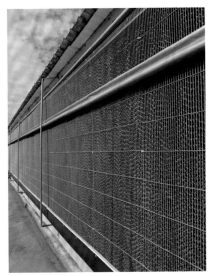

1-1 水簾式外觀 1-2 水簾片 1-3 風扇

1 水簾式禽舍

利用水簾冷卻空氣，使畜舍可有舒適溫度，但通常要搭配強迫通風系統使用（倘若不是使用負壓通風，不一定為密閉環境）。

2 負壓式禽舍

在密閉環境裡，靠抽風機換氣，利用風速帶走熱能，有助調節溫度。

3 開放式（半開放）禽舍

禽場具有露天環境，或沒有遮蔽物或頂棚，家禽有可能接觸外界禽鳥，而野鳥糞便可能會掉落至禽舍內造成污染。

4 雞是吃什麼長大的？

動物營養學

中醫有句名言「醫食同源」，這句話闡述了東方飲食的智慧，也很適合用來形容現代養雞業「防疫（醫）」與「飼料（食）」並重的飼養工藝。

從飼養到餐桌，食物的關鍵還是美味。在專家們層層把關之下，怎麼樣才能飼養出衛生安全又美味的肉呢？為深入研究動物營養學，大成飼料廠與獸醫師、營養師、實驗室組成團隊，在實驗雞場進行養殖試驗，針對雞各生長階段的飲食與生產關係進行透徹調查，開發出專屬雞的飼料配方。

此外，也開發增加免疫力的補給添加物，像是益生菌、維生素、礦物質、類黃酮、纖維素、醱酵營養物、酸化劑等，增加雞隻腸道好菌，有助雞隻調養體質，安然渡過流感高峰期的挑戰。

大成擁有專業飼料廠的背景，投身白肉雞與土雞市場，針對飼養管理發展許多創新策略，其中飼料生產的「空白料」（不含藥物的飼料）、「空白線」（專門生產無添加空白料的生產線）、「空白車」（專門運送空白料的飼料車）、屠前檢驗等，都是針對避免交叉感染與藥物殘留所設計。

有些養雞場使用快篩試劑來檢驗藥物殘留（簡易快篩只能檢查五種左右藥物），大成的白肉雞或土雞在送往屠宰前，必須由專業採樣人員前往養雞場現場剪肉抽樣，經過品檢中心確認藥物殘留檢驗合格才送往屠宰，在高規格把關之下，自然也多一點安心。

比疾病還快一步的防疫計劃

戰勝疾病的關鍵，就是比疾病還快一步。如同人類新生兒需要接種疫苗，剛出生一日齡的雛雞，也必

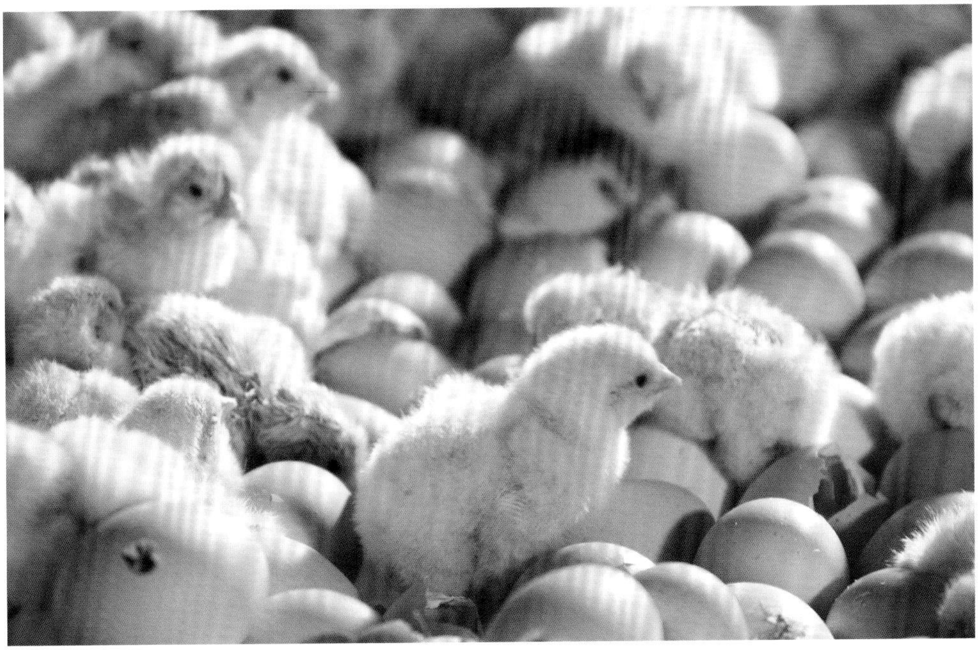

藥殘監控：LC／MS／MS屠前檢查

屠宰前，專業採樣人員會前往牧場抽樣，品保單位進行藥殘檢驗，合格才可電宰。

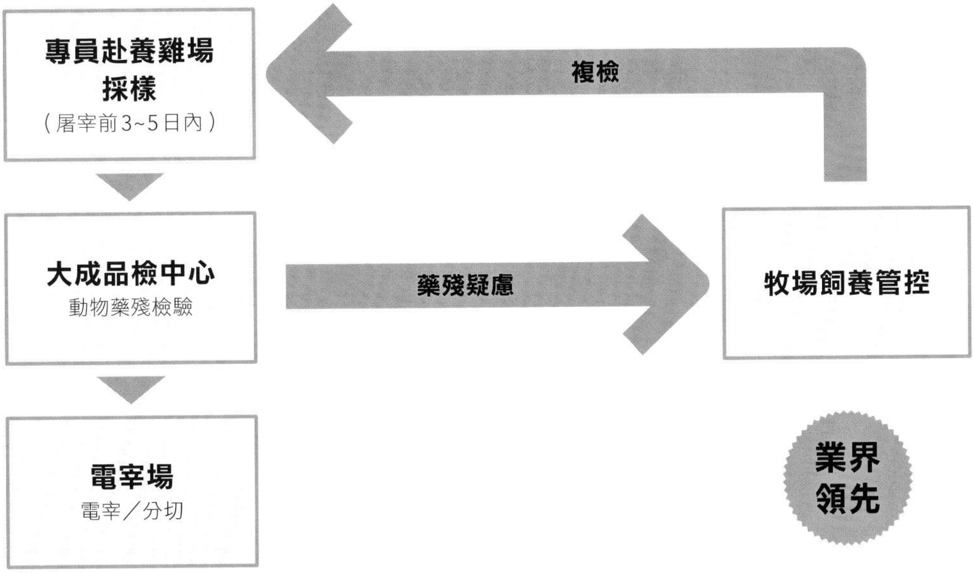

須在獸醫師的指導下，接種注射疫苗，預防雞隻好發的傳染性華氏囊病、新城雞瘟、馬立克氏病等；但如果是沒有疫苗的病毒性疾病，又怎麼預防勝於治療呢？答案就在於生物安全以及對動物保健。

探討養雞業的防疫計畫，最常出現爭議的是「預防性投藥」。所謂預防性投藥主要是在動物有健康疑慮時，可在合格獸醫師協助下，投以低劑量合法動物藥物以預防雞群疫情擴大；而另一種狀況則是在飼養初期，在飼料或水裡添加抗生素，提升雛雞的抗病力。

不過預防性投藥通常只出現在飼養前期，對雞農而言，萬一發生藥物殘留，那可是件相當頭痛的大事。所以到了飼養後期，考量電宰前藥殘檢驗，大部分養雞戶都會遵守安全停藥期。

白肉雞成長階段的防疫照顧

飼養第1期

1-7天

小雞羽毛還未長齊，生長在保暖燈下，餵食特製雛雞飼料，促進骨骼及肌肉發展並施打疫苗，提升疾病抵抗力。

飼養第2期

8-21天

視生長狀況補充營養，可利用飼料配方加強腸道健康。

飼養第3期

22-35天

屠宰前兩週為安全停藥期，不可給予抗生素，屠前3～5天必須進行毛雞抽驗，合格才予以放行。

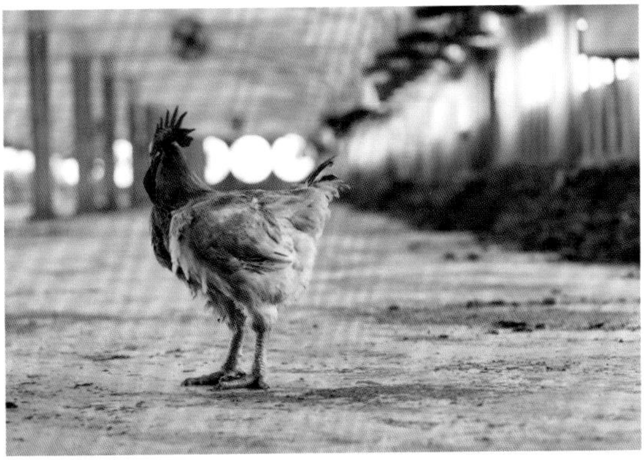

國產雞肉該怎麼挑？

「中華民國養雞協會」把挑選國產雞肉化為簡單易記的九字箴言：「認標示、看骨頭、選胸肉」。

選擇具有CAS認證標章、屠檢合格標章、產銷履歷標章的國產雞肉品牌，確保是經屠宰衛生檢查人員驗證的合格產品，並且要注意保存期限、包裝完整、有無破損或血水橫流現象，而肉質鮮度則可以從雞皮光澤透明、肉質飽滿潤滑、骨髓鮮紅不黑等細節判斷。

至於如何辨別進口冷凍雞肉與國產新鮮雞肉？長期冷凍保存的進口雞肉，關節骨頭呈現暗紅色或暗黑色，而新鮮國產雞肉則是粉紅色。另外進口雞肉95％以上都是雞翅及雞腿分切部位，雞胸肉鮮少進口，大多為國產雞肉。

選購完畢要特別留意，從賣場到回家路上務必注意保鮮，最好使用保冷袋包裝，立刻放入冷藏保存，倘若無法立即料理，必須密封後才冷凍，以免脫水使得肉質變柴。

不存在的荷爾蒙迷思

坊間常謬傳養殖戶會施打賀爾蒙，刺激動物快速生長，換取高報酬的利潤；然而使用荷爾蒙不僅非法，且成本也十分高昂，1c.c.荷爾蒙要價上千元，而一隻白肉雞只賣百元左右，算起來根本不符合經濟效益，這已是每一位雞農聽到耳朵長繭的「老謠言」了。

看懂肉品包裝標示

資料來源：中華民國養雞協會

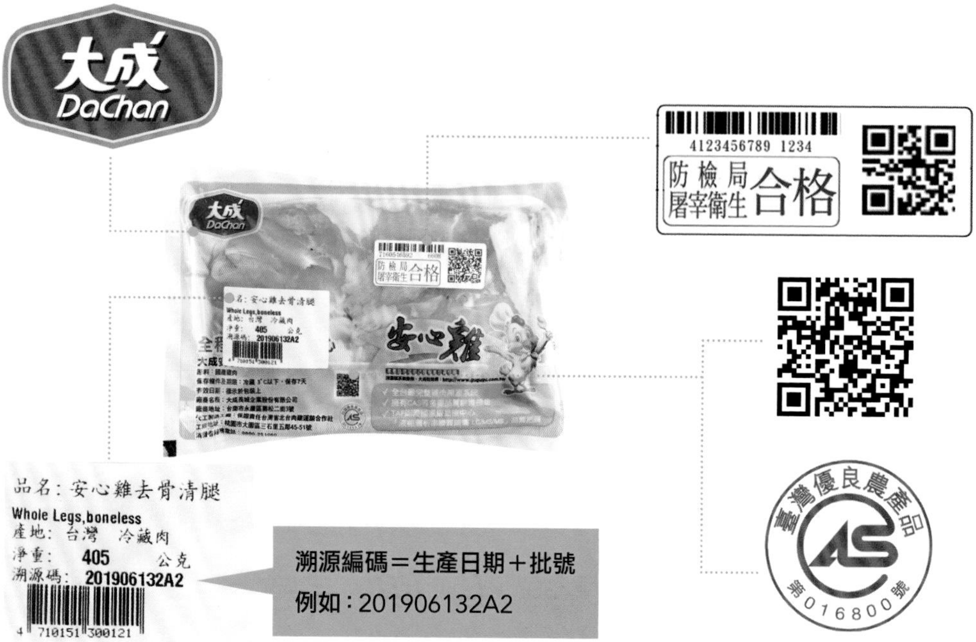

屠宰衛生檢查合格標誌

農委會自102年全面推動傳統市場禁宰活禽政策，國產家禽均應送至合法屠宰場屠宰，經國家聘僱之屠宰衛生檢查獸醫師逐隻檢查，合格之禽肉外包裝上方可黏貼屠宰衛生檢查合格標誌。106年並推動國產生鮮禽肉溯源制度，將溯源二維條碼與屠宰衛生檢查合格標誌結合，揭露生產者資訊，消費者可透過手機掃描QR code，或至國產生鮮禽肉溯源平台（http://www.poultry-trace.org.tw），查詢禽肉屠宰及來源畜牧場相關資訊。

CAS優良農產品標章

通過CAS優良農產品驗證的雞肉，須以合法屠宰場屠宰的國產雞肉為原料，在良好衛生作業環境下，以現代化加工技術，嚴格的製程、品質與衛生監控，再經由妥善包裝，並於低溫下儲運販售，層層把關以確保衛生安全。

5

電宰技術留住新鮮度

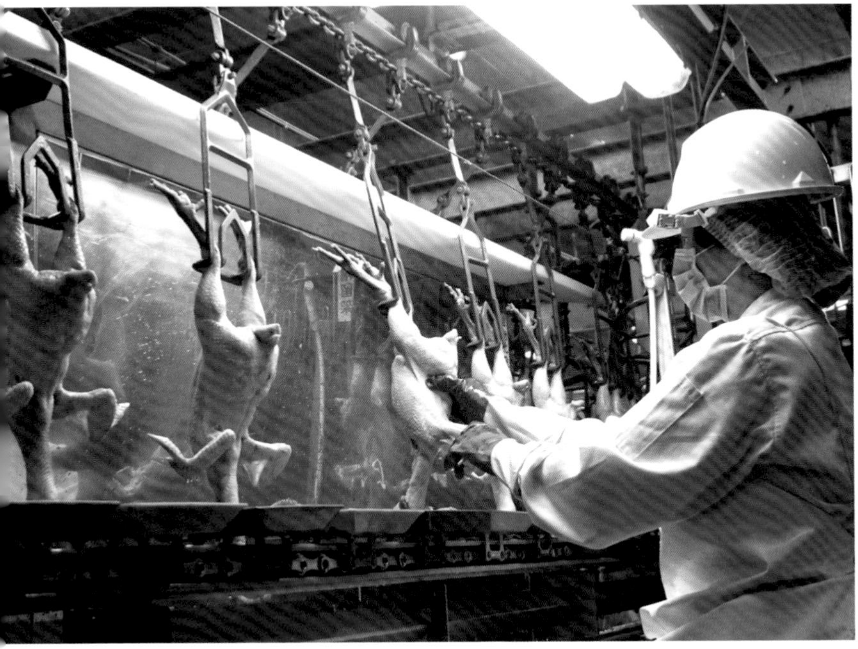

你知道雞肉好不好吃與電宰的技術息息相關嗎？電宰是將雞隻先電擊致昏，接著才進入屠宰程序，可減少動物痛苦掙扎，不影響肉質。

從燙毛、脫毛、去內臟、清洗、降溫、分切、加工、包裝、倉庫、運輸、展售的過程，優良電宰場講究全程溫控與全程不落地，對於清潔度控制相當嚴格，有利於肉品保鮮、避免細菌繁殖滋生，目前傳統市場已經全面禁宰活禽。電宰不僅是相對安心的選擇，也可留住肉的美味。

在電宰場處理完畢之後，配合真空冷凍或冷藏包裝，即時鎖住新鮮度，透過低溫配送到通路或消費者手上，這不僅符合乾淨、衛生、便利，更可延長賞味期限，也成為電宰的一大優勢。

|Q & A|

雞博士來解答

Q 冷凍雞肉如何解凍？

A 肉類建議緩慢解凍，最良好狀態是料理前一日放在冰箱冷藏室慢慢解凍，其次則是在常溫下解凍，或是將整個真空包裝放在流水槽解凍；雞肉解凍後宜儘早食用。

Q 多吃雞會造成性早熟嗎？

A 雞肉含有高蛋白物質，可以促進身體成長，而蛋白質又是荷爾蒙合成的主要物質。隨著現代人飲食良好，高蛋白攝取多，自然而然會有生長快速的趨勢，並非只因為吃雞肉造成。

Q 土雞需要養比較久，是因為不打生長激素？

A 這是坊間流傳已久的謬論！生長激素的成本高昂，也不是合法的用藥，使用起來不敷成本，不管土雞還是白肉雞，沒有雞農會用。至於土雞需要飼養較久，是因為品種所需成熟天數不同，加上消費者喜好的土雞為「性成熟」的成雞，而白肉雞是經過選種生長快速的品種，兩者飼育天數才會差異如此大。

Q 土雞真的比較滋補嗎？

A 養雞協會根據學者的實驗研究發現，白肉雞和土雞的蛋白質與脂肪含量無明顯差異，但土雞腿中的磷絲胺酸比白肉雞多25倍，土雞肉中含有多樣特殊胺基酸，包括磷絲胺酸，磺基丙胺酸及雙肽類的肌與甲肌胜肽，特別是磷絲胺酸與麩西胺與維生素B12複合，可作為一種強壯劑。國人認為土雞肉較補之傳統觀念，得到印証。

Q 傳統市場的溫體雞比較讚？

A 現在已經沒有所謂的「溫體雞」了。過去家禽可在傳統市場活宰，但因為禽流感的疑慮，政府已經於2013/5/17明定市場禁宰活禽，若市場販售「沒有冷藏」的雞，也都是從電宰場冷藏配送過來。

Q 國產雞肉為什麼比進口雞肉好吃？

A 雞肉的美味取決於「嫩度」、「風味」和「多汁性」。進口雞肉在長程運輸與入關檢驗，交到消費者手中至少得花上60天，而過程經過反覆的結凍、解凍、再結凍，造成肉汁流失與組織改變，在嫩度、風味、多汁性都不如每天屠宰配送的國產雞肉，因此進口雞肉往往需倚賴調味料或其他食品添加物來彌補不足。反之，國產雞肉在良好冷藏狀態下，3天內都具有良好的鮮度，簡單烹煮、不需太多調味就很好吃。

雞肉美味圖解

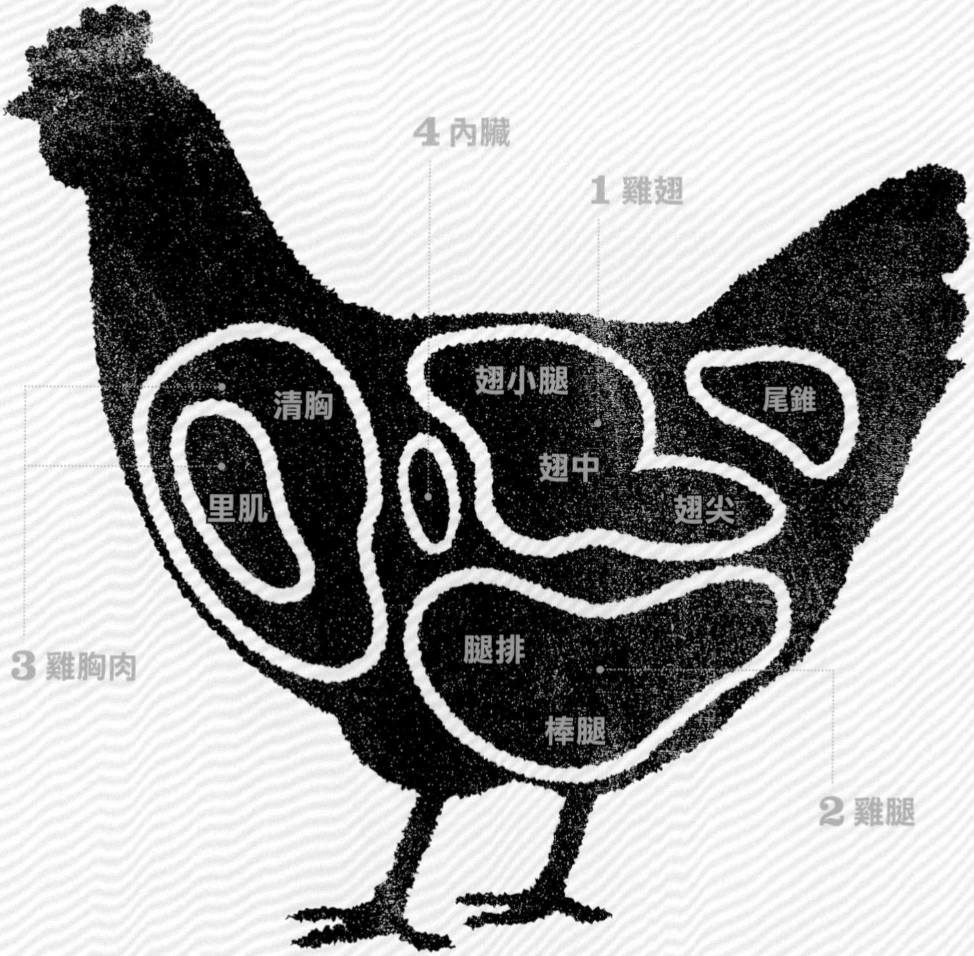

1 雞翅

雞翅部位為翅膀上腕至翅膀尖端全部，常見的分切方式有三節翅、二節翅；三節翅由二節翅和翅小腿組成，二節翅可以再分為翅中和翅尖。

適合料理

雞皮富含油脂，讓雞翅添油香、肉Q彈，滷、烤、炸都好吃。去骨時要切開兩部分，一是翅小腿，二是二節翅，以小刀將一端輕輕順沿著骨頭劃開，慢慢推開，骨頭內側有內骨膜一定要刮除才能讓肉往前推，刮到底即可取出骨頭，而外皮也不會刮破。

2 雞腿

雞腿（骨腿）肉質多汁有咬勁，主要有三種分切方式：棒腿、腿排、清腿。

★棒腿：即雞爪上方的部位，狀似小鼓棒，煎煮烤炸皆宜。

★腿排：為骨腿去除了棒腿，可再分切成去骨的腿肉條、腿肉丁，或是帶骨的腿排肉和腿排丁。

★清腿：是腿仁加上棒腿，市售常見的去骨清腿，用於料理十分方便。

適合料理

因肉質紮實，比較沒有順與逆紋之差異，無論煎炒炸或燉湯都美味。

3 雞胸肉

雞胸肉是從頸部、胸椎及附著在胸椎上之肋骨去除之胸肉部位，肉瘦、低脂且高蛋白質。可再分為里肌、清胸、雞油皮、清胸骨。

★里肌（雞柳）：雞胸肉接近頸背部分。

★清胸肉：為胸肉去除了雞油皮，大家常吃的香雞排即是以去皮的清胸肉，對切後攤平成片狀。

★清胸骨：用刀輕輕沿著Y字型骨頭切下，即可取出兩片雞胸肉，雞柳條也會依附在雞胸肉上面，輕輕拔開即可。雞胸肉取下後的骨頭，為清胸骨（雞架子），是燉湯好物。

適合料理

一隻雞有兩片清胸肉，兩條里肌，因油脂少，較能煮出潤滑口感，料理前以逆紋切，肉質較嫩也會較易入口（從雞胸肉的寬面下刀為逆紋，較長的面下刀為順紋）。

4 內臟與其他

包括雞胗、雞心、雞佛、雞尾椎等，也有專門的喜好者。

Recipe 1

哪一種肉質的土雞適合做白斬？

重視鮮美原味的白斬雞，是一道經典家常菜，因此準備一隻對的好雞很重要；像是鹿野土雞，很薄的黃色雞皮是一特色，且肉質細緻，類似坊間仿土雞的口感，適合燉煮，有著土雞界中「霜降雞肉」的美名。

想要做到不老不柴、鮮嫩有味，全靠火候，精準掌握「小火煮八分熟、關火燜到全熟」的訣竅，千萬別以為一次到位煮至全熟才正確，反而會讓肉質變得乾柴。煮的過程也不能大滾，當水滾、雞肉下鍋後，要立刻轉小火，維持在冒小泡泡的狀態（約80～85度C），最後關火燜泡時，水還是保持一定溫度，全程不掀鍋蓋，利用熱水慢慢浸潤的方式保留雞肉鮮甜！

白斬雞

食材

鹿野土雞…1隻（約3.5斤）

作法

1 燒一鍋水待滾起來後，將雞放入滾水裡，轉小火，蓋上鍋蓋。

2 以小火煮約20分鐘後，關火，不開蓋持續燜50分鐘，將雞撈起。

3 雞的多餘水分瀝去後，雞的表面均勻抹上薄薄一層鹽巴，稍微放涼即可食用。

POINT ❶若只是料理一支大雞腿，大約煮7分鐘、燜4分鐘即可。❷水煮白斬雞不能一開始就加鹽，因鹽會加速雞表皮的蛋白質改變凝固，表皮容易變成一層保護膜，不好熟透，建議在出鍋後，趁熱 鹽入味，待涼時當餐吃最是美味。

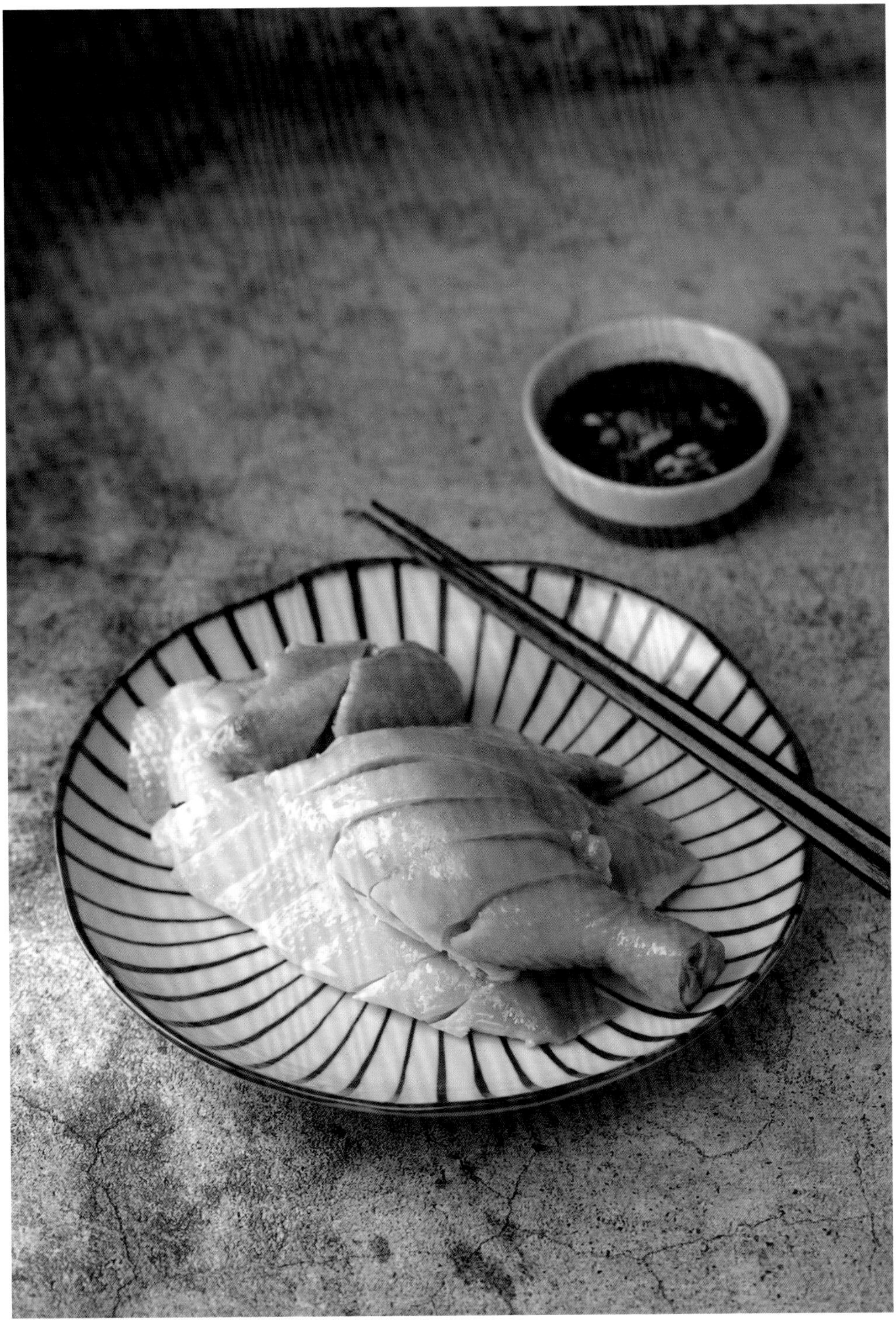

Recipe 2

哪種土雞適合做油雞？

油雞最需要肉質介於白肉雞和土雞之間的口感，皇金雞正是如此，並富含膠原蛋白，更有飽滿有力的大雞腿，很適合拿來做油雞、燻雞、醉雞等料理。

蔥油雞想要柔嫩多汁，就要精準掌控火候，「先煮再燜熟」是重點，因為每個人取得的雞重量不等，大約可以這樣推算：1公斤的雞煮5分鐘、燜25分鐘；2～3公斤的雞煮10分鐘、燜50分鐘。

油雞

食材

皇金雞腿…1支
薑…11g
蔥…10g
水…2000ml
麥芽…適量

【滷包】

醬油…300g
冰糖…10g
甘草…20g
八角…20g
香葉…20g
桂皮…5g
沙薑…20g

【蔥油醬】

蔥花…200g
薑末…30g
鹽…8g
沙拉油…140ml

作法

1 薑蔥先爆香後，放入滷包，加水以中大火煮滾。當滷水煮至滾沸，放入雞腿、轉小火5分鐘即關火，不開蓋浸泡50分鐘撈起。

2 蔥油醬材料中的沙拉油稍微燒熱，加入鹽、薑末、蔥花拌勻，起鍋待涼。

3 雞腿撈起後，均勻抹上麥芽放涼，食用時佐以蔥油醬即可。

POINT 最後抹上麥芽，能讓雞身看來油亮好賣相，也能形成一層保護膜，不因久置而外皮乾掉，肉質也能保持鮮甜多汁。

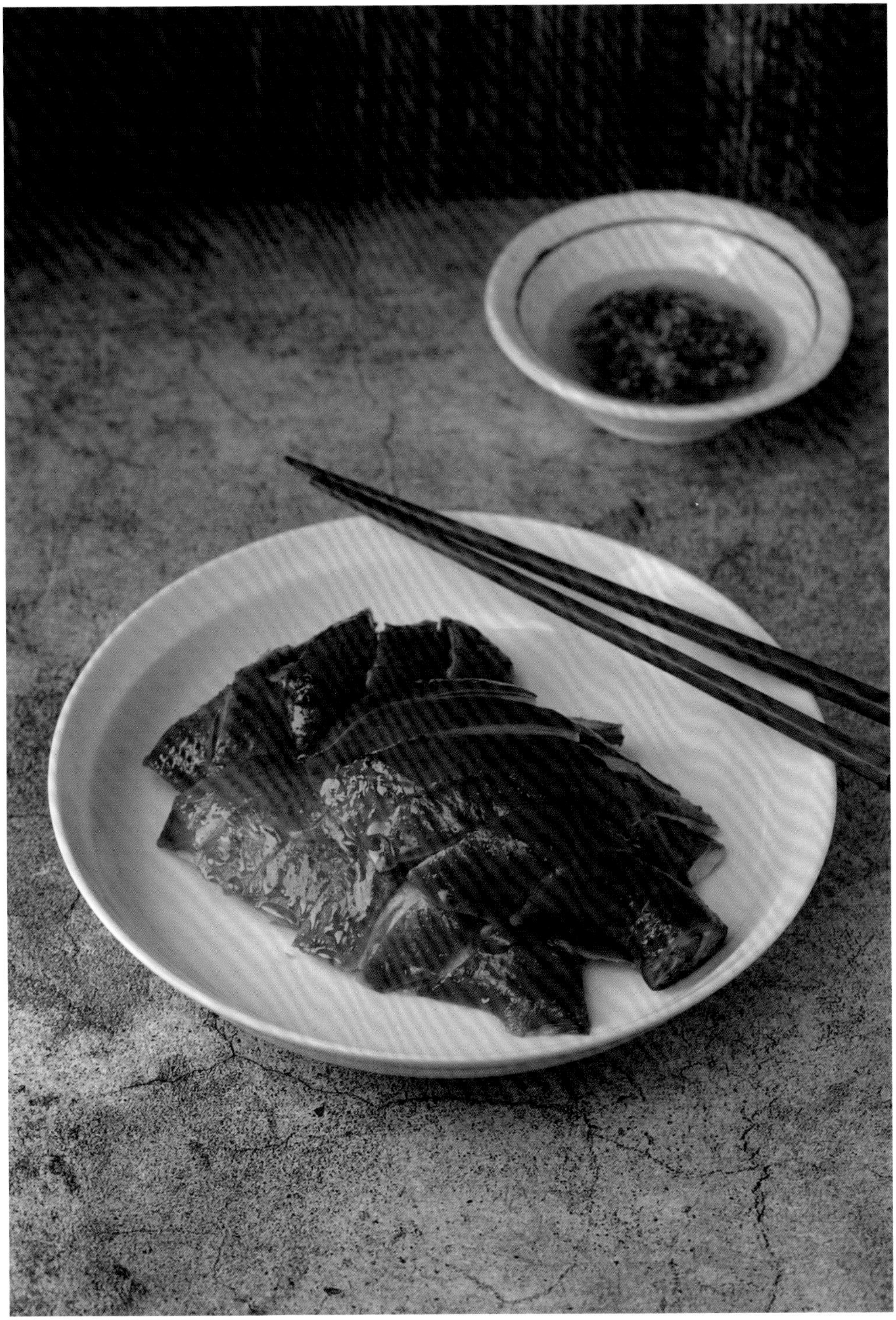

Recipe 3

雞油的各種提鮮用法？

天然的雞油，是很營養又不怕高膽固醇的好油，首先要選好的雞，取用雞皮加上黃色油脂部份，不含雞肉，將雞油脂全剪成小塊，會比較容易煸炸出油脂。黃澄澄的雞油是家常料理的好幫手，除了拌飯拌麵外，炒任何青菜都可添加，炒飯炒麵也能直接以雞油爆香，炒出天然的油脂香味。

自製雞油有用沙拉油做引，因調和了部份植物油，在放涼後不會完全凝固，用玻璃容器盛裝，放在陰涼處保存，只要不碰到水，可以保存很久。

1 雞油拌飯

食材

生雞油脂…120g
洋蔥…30g
紅蔥頭…30g
蔥尾巴…30g
沙拉油…18g
白飯…適量

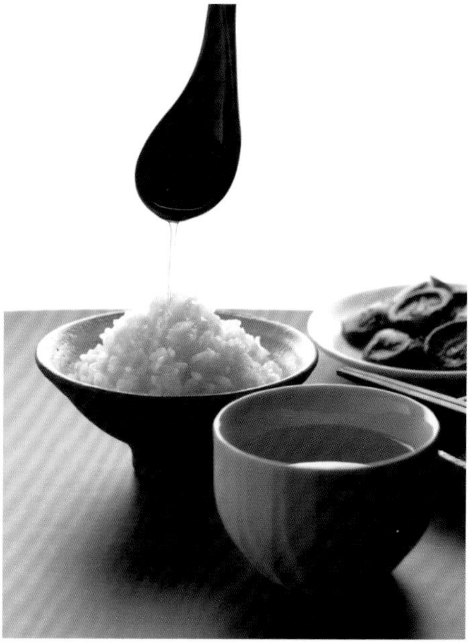

作法

1 將沙拉油倒進鍋子燒熱後，陸續放入生雞油脂、洋蔥、紅蔥頭、蔥尾，以慢火慢慢炸。
2 以中小火炸約20分鐘，至全部材料都炸乾即可過濾，裝罐保存。
3 將一碗熱騰騰的白米飯，淋上少許雞油拌勻即完成。

2 涼拌雞絲

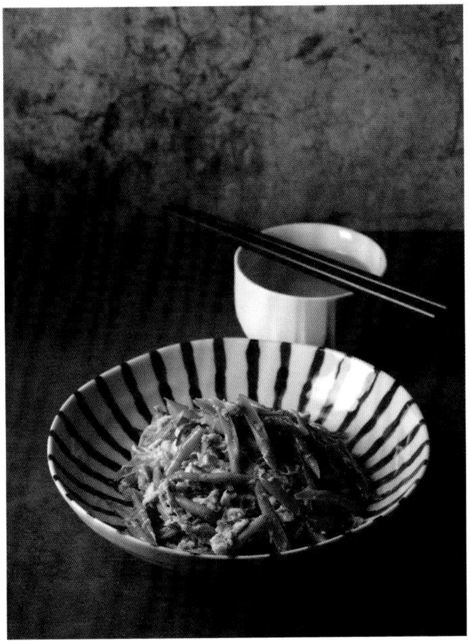

食材

雞胸肉…150g

四季豆…150g

【調味料】

XO醬…10g

蒜蓉…30g

辣椒絲…10g

糖…適量

雞油…適量

作法

1 雞胸肉放入滾水中煮到再次滾水沸時，即關火，蓋上鍋蓋，利用餘溫以浸泡方式約20分鐘至熟。四季豆燙熟備用。

2 撈起雞胸肉瀝乾水分，再以手撕成絲狀，加入四季豆，與所有調味料拌勻即可。

POINT ❶順著雞肉的紋路手撕，容易沾附醬料入味，會比用鋒利的刀切出來的細絲更好吃。❷雞胸肉不柴不老的美味秘訣是「低溫＋長時間烹調」。煮雞的水量一定要淹過肉，才能保證雞肉的熟度均勻，水滾後利用熱水浸泡法，一直泡到胸肉雞熟，就能維持軟嫩多汁囉！

3 涼拌雞油菇

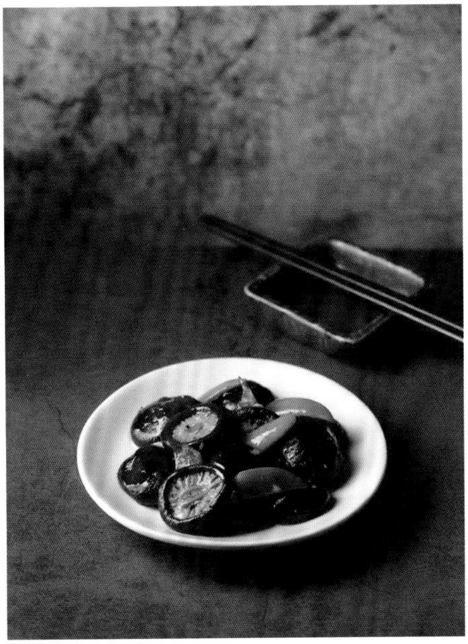

食材

乾香菇…250g

蒜蓉…10g

青紅辣椒片…10g

【調味料】

雞油…適量

雞粉…適量

鹽、糖…適量

作法

1 將乾香菇泡水至軟，再以滾水燙熟，撈起瀝乾。

2 趁熱時將香菇加入所有調味料及蒜蓉、青紅辣椒片拌一拌即可。

POINT 利用香菇撈起的熱度，讓調味及辛香料能好好結合入味，待涼時即為一道好吃的涼菜。

Recipe 4

燉雞湯的美味重點

雞湯營養補身，尤其在冷冷的冬天來上一碗，是最暖心暖胃的一品！可是想煮得清香濃郁並不是燉愈久愈好喔，掌握四個美味重點，讓你下次也能熬出極品雞湯。

step 1．先溫水汆燙

燉湯前，所有的肉骨類一定要先汆燙去血水，煮出來的湯才會清透鮮甜。若在非常滾沸時下鍋，肉質會一下子緊縮，最好是在水開始冒小泡泡，還沒大滾前就下鍋，煮至再次滾沸時起鍋，最後用冷水沖乾淨雜質，沖涼後再入鍋燉煮。

step 2．以冷水下鍋

燉雞湯時，最好讓雞肉和水是相同溫度開始燉煮，讓食材跟著水溫的升高一起慢慢燉煮，完整釋放鮮味物質和香氣。

step 3．火候大轉小

燉雞湯一定要先大火燒開，滾一下後再轉小火慢燉，讓湯汁保持在微滾(一直有小泡並非大滾的狀態)，雖然費時燉煮，但這樣最能讓肉和湯完美融合，燉出濃厚風味。

step 4．鹽最後再放

燉湯時千萬不能第一時間就放鹽，會讓肉類食材的蛋白質被鎖定，變得肉質較柴、較有纖維感，肉香也無法釋放出來，必須在快起鍋前再以鹽調味，酌量即可。

1 人蔘雞湯

食材

黑金鑽土雞腿…200g
蔘鬚…3g
枸杞…1g
紅棗…1g
鹽…少許
料酒…適量
水…600 ～ 800ml

作法

1 黑金鑽土雞腿切大塊，放入滾水中汆燙去血水。
2 將燙好的雞肉稍微用水洗過，加入蔘鬚、料酒、枸杞、紅棗及水，一起放入水已滾的蒸籠中，以大火蒸30 ～ 45分鐘。開蓋加少許鹽調味即可。

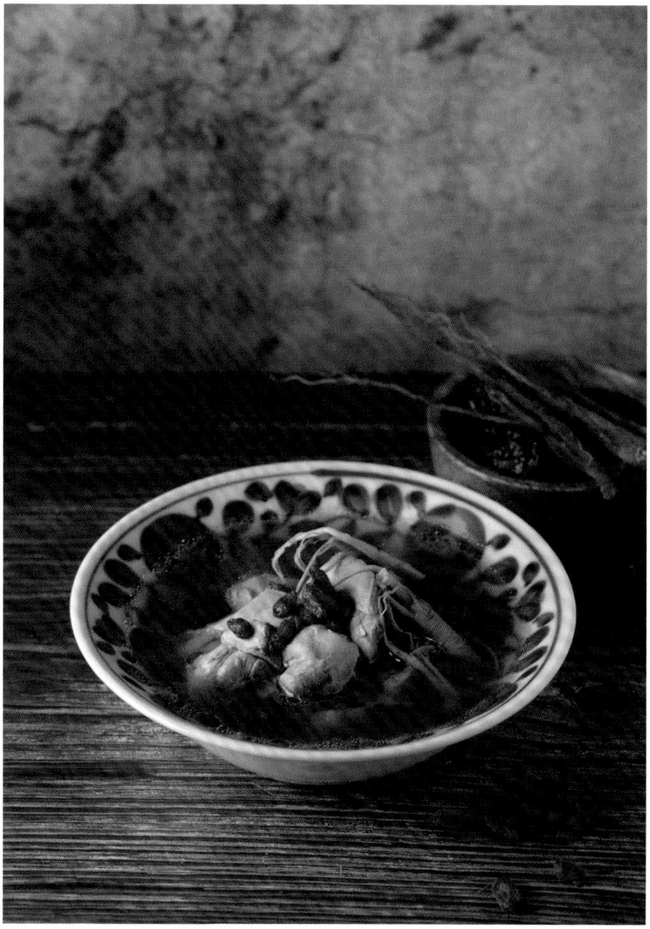

POINT ❶若放入電鍋蒸，外鍋的水為2杯，蒸至開關跳起時先不開蓋，續燜半小時。❷若直接以湯鍋在瓦斯爐上燉煮，等大火煮滾後以中小火慢燉45分鐘，中間可以稍微開蓋留意水分。

Recipe
5

雞腿排怎麼煎不乾柴？

許多人都愛雞腿，去骨雞腿排拿來香煎最是美味，想要煎出外表金黃又能柔嫩多汁，除了挑選口感軟的白肉雞外，需以慢煎方式達到雞肉剛剛好的熟度。

放油燒熱後，以雞皮朝下的方式下鍋，因雞皮油脂豐富、不易黏鍋，還能利用熱將多餘油脂逼出，大約雞皮金黃時就是五分熟的時候，可以翻面續煎，千萬別在肉還未定型時就一直翻面，遇熱不足容易黏鍋破碎，賣相就不好了，全程都是中小火，約15分鐘就能剛好煎熟。

脆嫩雞腿排佐沙拉

食材

安心雞去骨雞腿肉…200g
和風沙拉醬…30g
紅、黃甜椒…適量
玉米筍、生菜…適量

作法

1 生菜、紅甜椒、黃甜椒切菱形；玉米筍切滾刀狀，放入滾水中汆燙約2分鐘熟，撈起泡冰水，備用。

2 將油燒熱，雞皮朝下，以中小火將雞腿煎至金黃色再翻面。

3 雞腿肉切塊，搭配作法1的所有蔬菜，以和風沙拉醬拌勻即可。

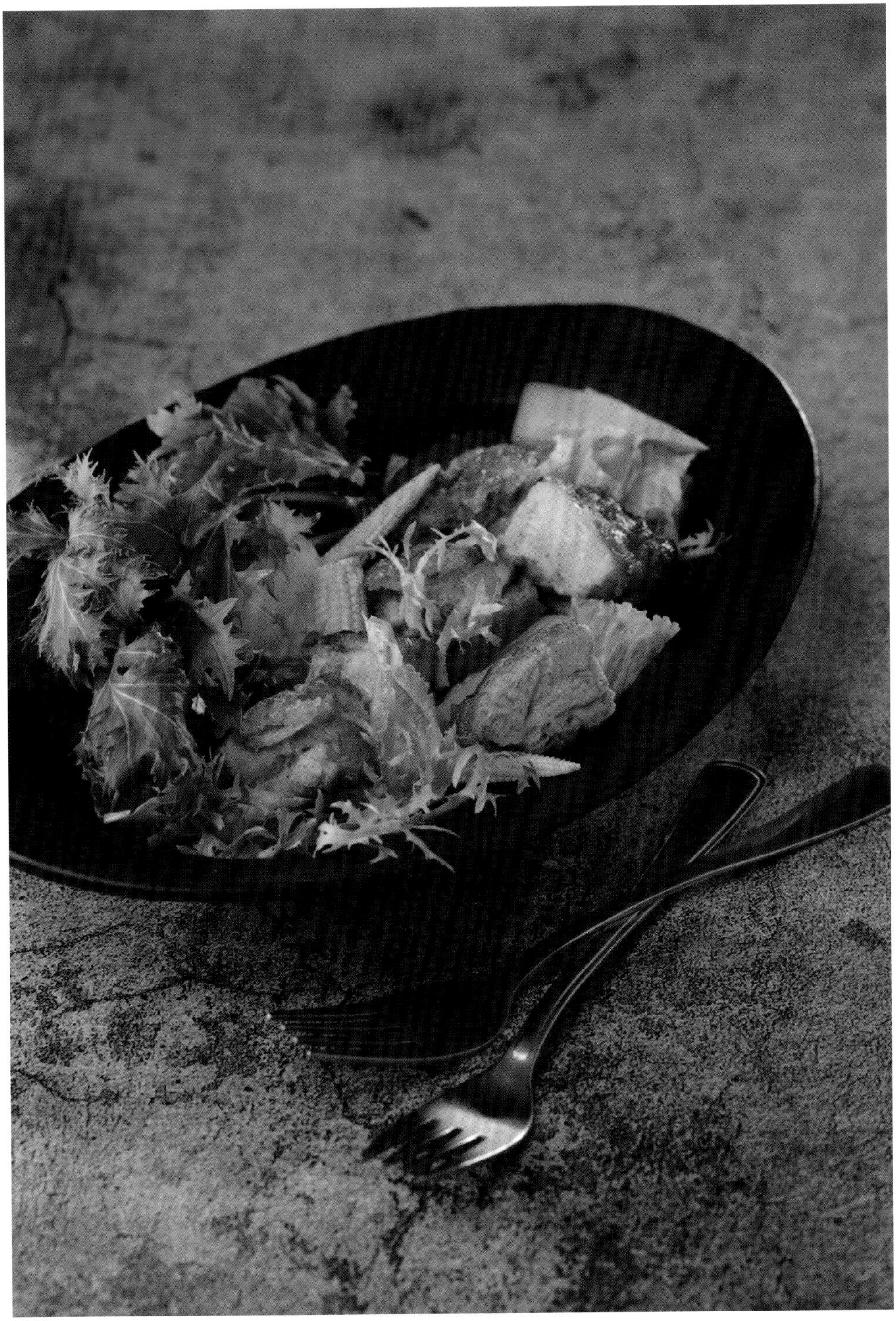

Recipe 6

春雞的簡單烤法

第一次嘗試烤全雞，不妨先選體型較小的春雞來製作，好吃的重點在於調味方法，一定要將醃料均勻抹在肚子裡的每一個角落，雞腿骨要戳洞方便入味，醃肉時間也不能太短，耐心等待味道滲透後，放入烤箱以低溫（130度）烘烤。

檸檬蒜香烤春雞

食材

鹿野春雞…1隻（約1100g）
椒鹽粉…2匙
檸檬蒜香粉…適量

作法

1 將鹿野春雞的內部洗淨，倒乾肚子裡的水分。加入椒鹽粉及檸檬蒜香粉，將調味均勻抹入春雞裡，放進冰箱醃製半天以上。
2 將醃好的春雞放入已預熱的烤箱中，130度烤30～40分鐘上色即可。

POINT 也可將香料粉換成新鮮的檸檬、大蒜，依喜歡的口味調整份量。

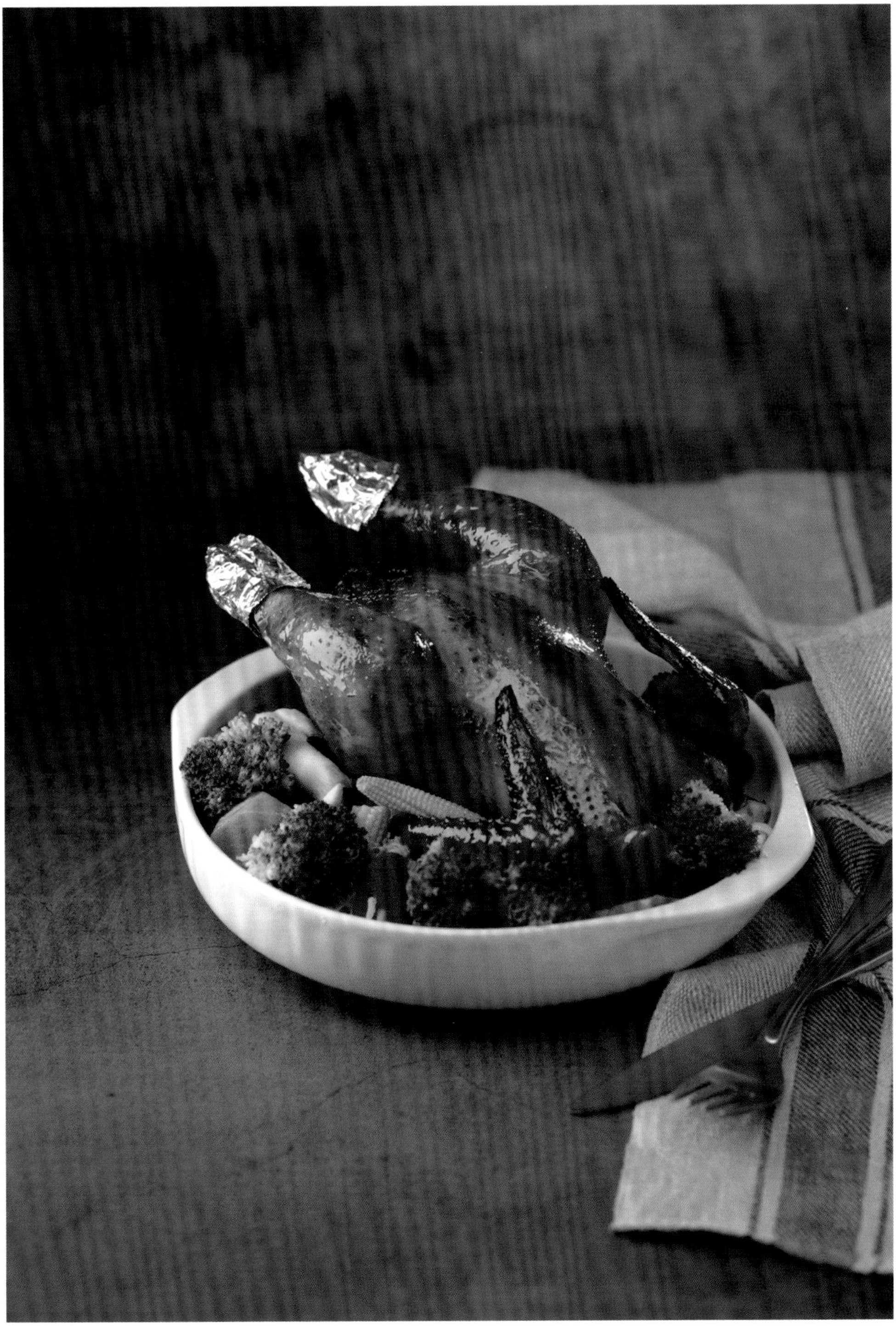

Recipe 7

滷出完整入味又不破皮的雞翅

為什麼外面滷味攤的滷味賣相漂亮又入味？秘訣就在「浸泡入味」。滷雞翅時一定不能大火滾煮，因為滾沸時的滷汁滾動力道，會讓食材一起在鍋內滾動，嬌嫩的雞皮很快就因此動作而破裂，只能小火慢煮，維持在微滾的狀態煮個5分鐘，大約就能八分熟，再利用湯汁餘溫，以浸泡方式慢慢讓滷汁滲透到雞肉內，外表完美內部也能鹹香入味。

滷雞翅

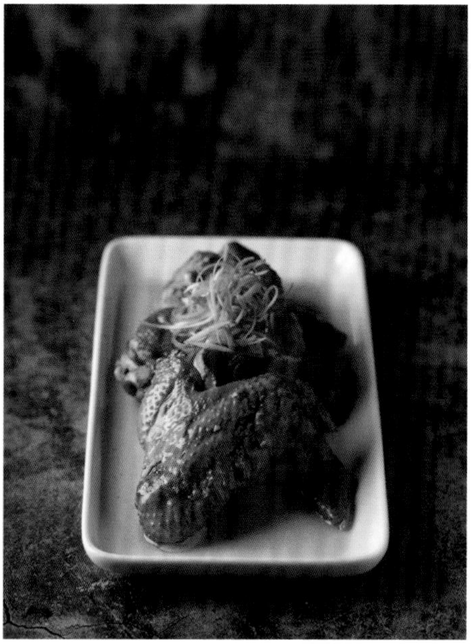

食材

安心雞雞翅…3支
水…1000ml
薑…3g
蔥…3g

【滷包】

醬油…30g
冰糖…50g
甘草…3g
八角…3g
香葉…3g
桂皮…3g

作法

1 薑、蔥先入鍋爆香，加水及滷包。
2 滷水先以大火煮滾，放入雞翅，轉小火5分鐘後關火，泡20分鐘以上撈起。

POINT 滷雞翅可以趁熱食，也能待涼後放入冰箱冷藏，上桌前再以日式淡醬油、香油、辣油及些許蔥蒜香菜一起拌勻，就是一盤美味涼菜。

Recipe 8

雞精還可以這樣用？

大成輕雞精以全雞熬煮，去掉多餘浮油後留下精華湯汁，適合各種年齡層補元氣。輕雞精因無調味純天然，完全就是雞湯濃郁版，可以當成最方便的高湯，做為料理的美味輔助。以輕雞精來做菇蕈燉飯，無需從生米開始燉煮入味，就能料理出雞肉鮮甜，快速增添鮮味與厚實口感，或者用來煮雞肉粥也很棒！

1 菇蕈燉飯

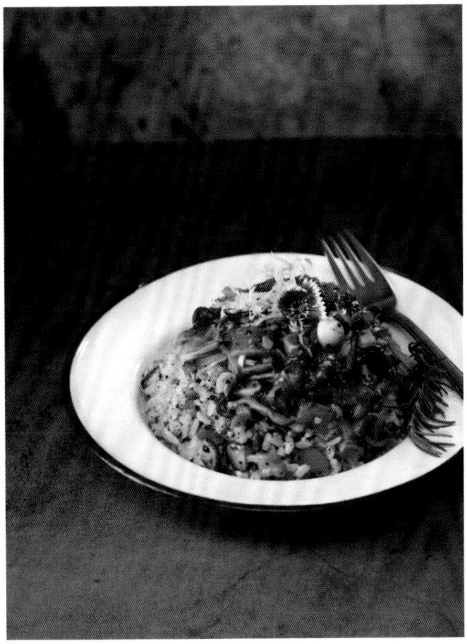

食材

大成輕雞精…1包
安佳奶油…10g
白飯…200g
洋蔥粗碎…30g
蒜碎…10g
鴻喜菇…30g
美白菇…30g
生香菇…30g
杏鮑菇…30g

【調味料】

黑松露醬…2小匙
番茄醬…2小匙
梅林醬…1小匙
A1牛排醬…1小匙
白酒…1小匙
鮮奶…50ml
冰糖、鹽…適量
義大利香料…適量
黑胡椒粉…適量

作法

1 熱鍋，以奶油炒香蒜碎、洋蔥碎，再放入各種菇類，以中小火慢慢煸炒到香氣出來。
2 淋上白酒，加入大成輕雞精及其他調味料，放入白飯小火略煮並拌勻，稍收汁時即可起鍋裝盤。

2 紅棗雞湯

食材

烏骨雞切塊…200g
大成輕雞精…1包
熱水…500ml
鹽…少許
冰糖…少許
大紅棗…3顆
枸杞…3g
淮山片…2片
玉竹…2g
山東蜜棗…1顆
當歸頭…3g
米酒…1小匙

作法

1 烏骨雞氽燙、洗淨備用。
2 將所有材料放入鍋中，加鍋蓋小火燉煮20分鐘，或放入電鍋燉煮20分鐘即可。

POINT 輕雞精除了直接飲用，用於料理即可輕鬆煮出濃厚的底味。紅棗雞湯已有雞肉了，為什麼還要加輕雞精呢？平時想煮出香醇雞湯，需先以雞骨架慢燉出底味，若沒有足夠的時間，這時加一包輕雞精就能20分鐘美味上桌。

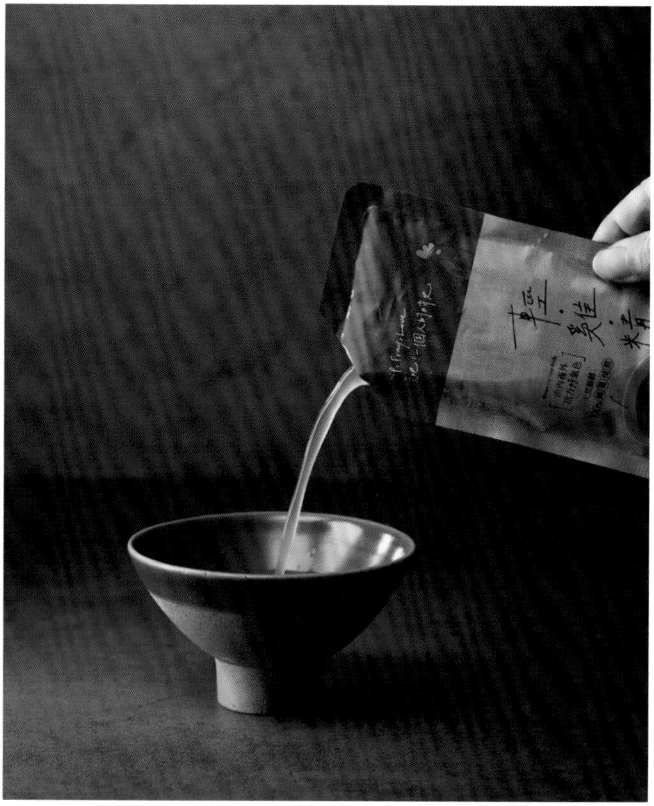

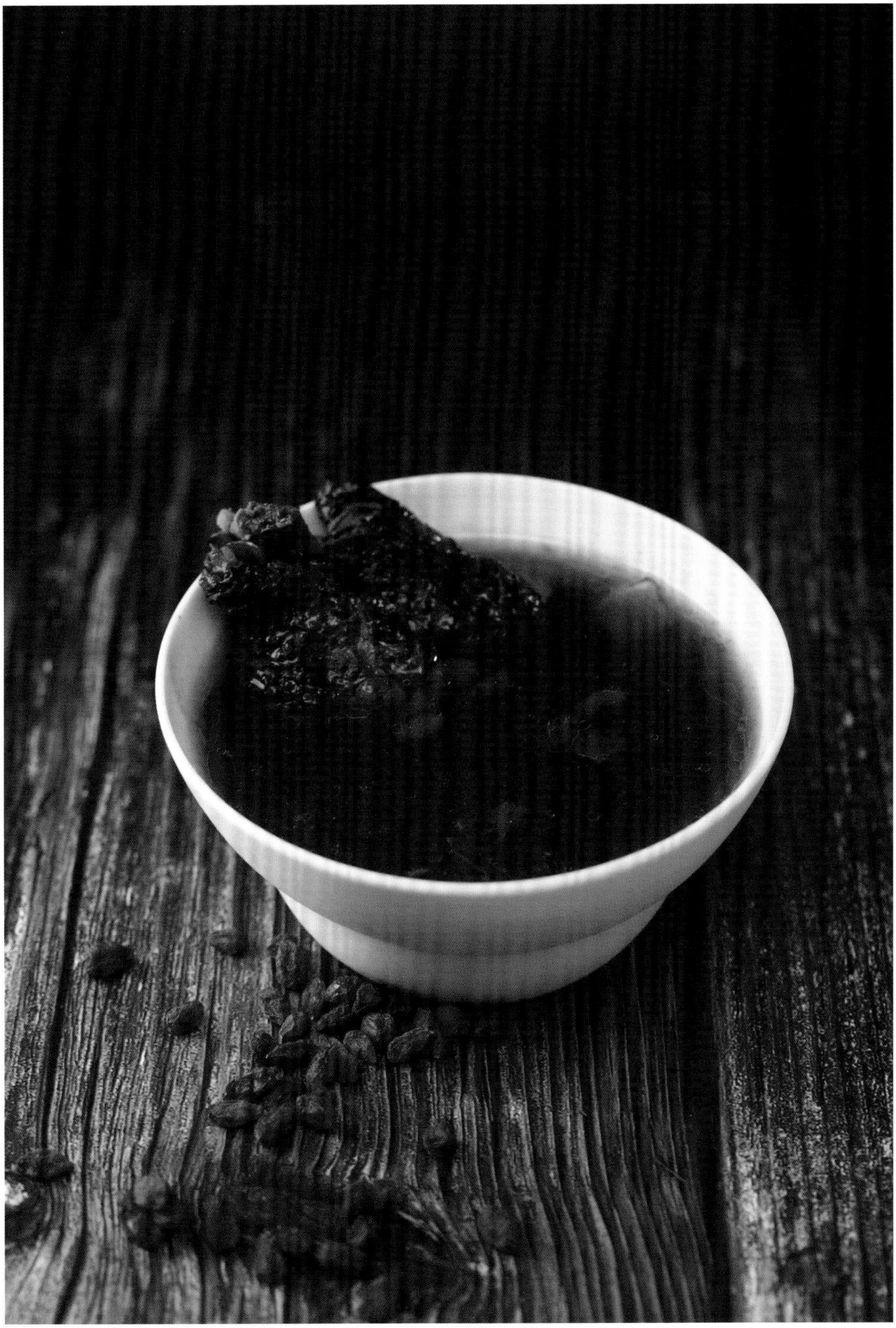

-第2章-

雞蛋

EGG

你知道台灣每日蛋消費量約2100萬顆，但絕大部分都是傳統產銷出品，而所謂「洗選蛋」其實只約900萬顆，盒裝蛋並不等同於洗選蛋，你能分辨自己買到的究竟是哪一種嗎？
大成的蛋博士每日負責全程追蹤檢查100萬顆蛋，將告訴你如何生產一顆合格的雞蛋，在蛋殼下究竟隱藏了什麼樣的竅門。

□ 每朝一蛋

□ 雞蛋原來不只一個樣

□ 蛋的生產旅行

□ 好飼料養好蛋

□ 誰在雞蛋裡挑骨頭？

□ 蛋博士來解答

1 每朝一蛋

雞蛋依照產銷方式主要可分為「散裝蛋」與「洗選蛋」，一般消費者以為散裝蛋與洗選蛋差異不大，以為兩者差別只在包裝不同，但其實洗選蛋的用意不在於賣相，而是考量到消費者最切身的食安問題——你吃的是安全衛生的雞蛋嗎？

散裝蛋的風險

傳統散裝蛋即是不經清洗、挑選、分級即上市的雞蛋，也就是一般我們在菜市場裡看到用塑膠蛋籃裝著販售的雞蛋。可是大家都知道，雞蛋的成形主要是在母雞卵巢產生卵子（蛋黃），再逐漸形成蛋白、殼膜及蛋殼等，最後由泄殖腔產出。母雞的泄殖腔除了產蛋，同時也是排尿排糞的出口，因此母雞在產蛋的時候，雞蛋可能受到雞糞與細菌的污染，其中又以沙門氏菌的威脅最為重大。

什麼是洗選蛋

相較於此，洗選蛋由牧場生產之後，會立即送到洗選廠，先用食用級消毒水清洗過後，再用專門儀器檢測剔除不良品，依照重量分級包裝上市的雞蛋。

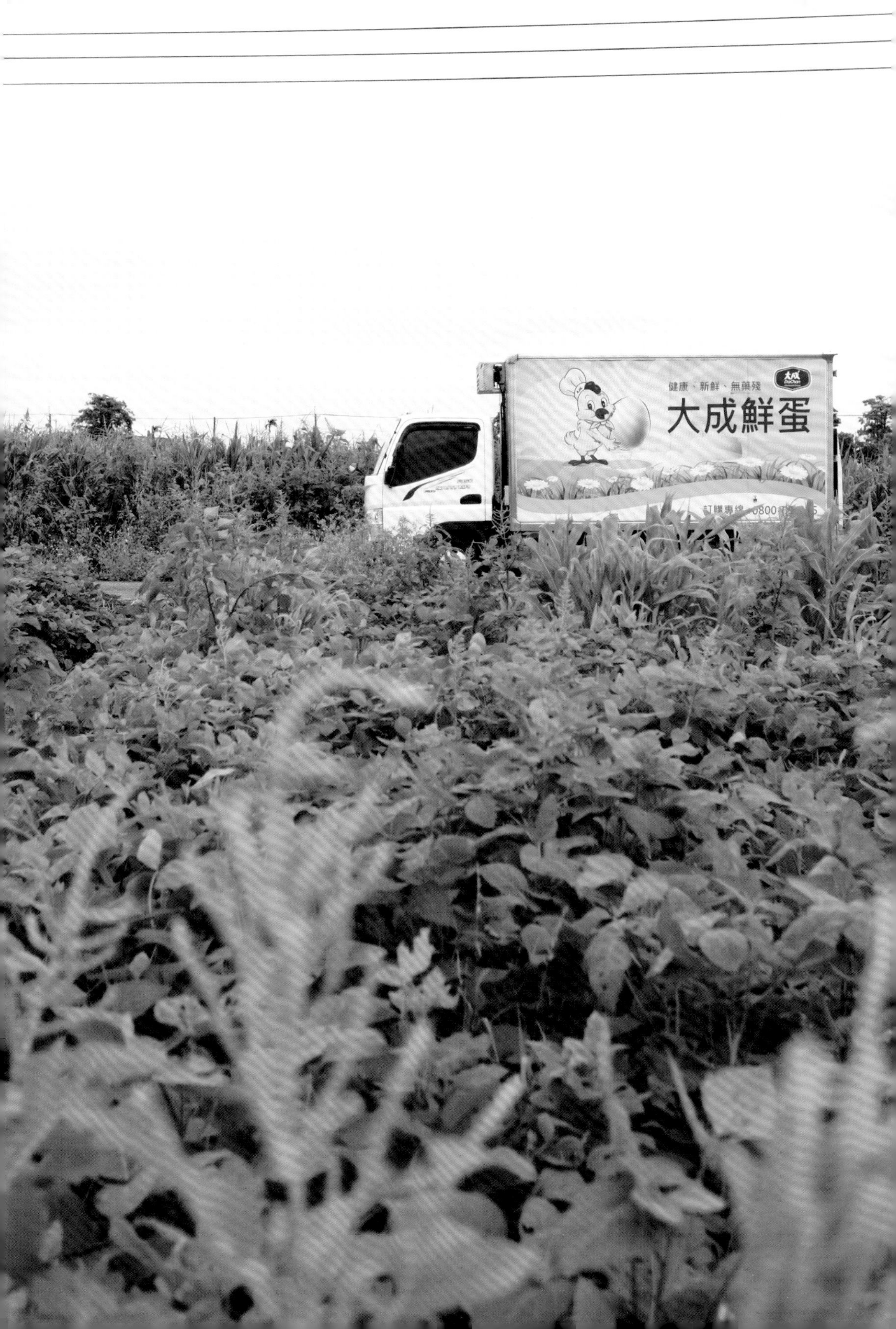
健康、新鮮、無藥殘
大成鮮蛋
訂購專線

洗選的過程中，包含溫水清洗、消毒殺菌、風乾、光照檢查、聲納檢查、秤重分級及自動包裝，層層把關為的就是消除細菌污染的疑慮，確保蛋品的衛生安全。

除了洗選過程，散裝蛋與洗選蛋的另一項差異，即在運銷過程的溫控，尤其是一條龍垂直整合的蛋品廠，從洗選到物流均有專業冷鏈系統把關，更能掌握品質與鮮度。反觀散裝蛋，多使用藍色貨卡改裝的「蛋車」來運載，雞蛋直接暴露在戶外空氣，尤其是台灣夏季高溫炎熱，難保不會有污染或變質的可能。

儘管洗選蛋已是全世界雞蛋業公認的趨勢，但目前台灣共有一千八百家的畜養戶，平均每家飼養兩萬多隻的蛋雞，然而絕大部分都還是依賴傳統產銷方式，在傳統市場、地區性通路、自助餐、早

洗選蛋的流程

洗選蛋從「檢查→洗淨→選別→包裝→貯存」都在嚴格的溫控環境進行，並有光照與聲納檢測蛋殼是否完整無裂痕，以及最後一道紫外線滅菌程序，相較於靠人工檢測的非洗選蛋，在衛生安全與微生物的控管更為嚴實。

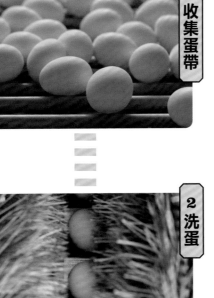

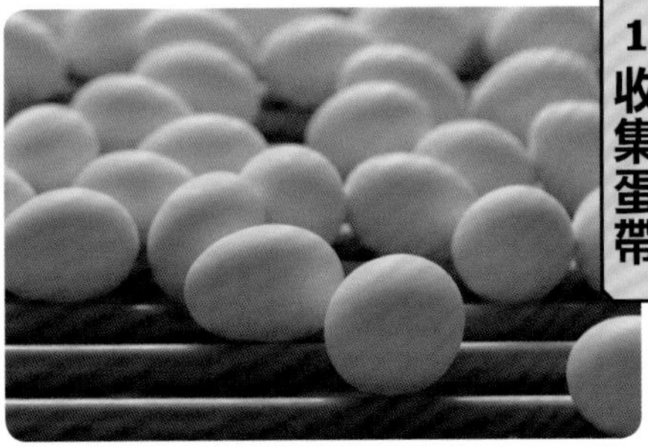
1 收集蛋帶

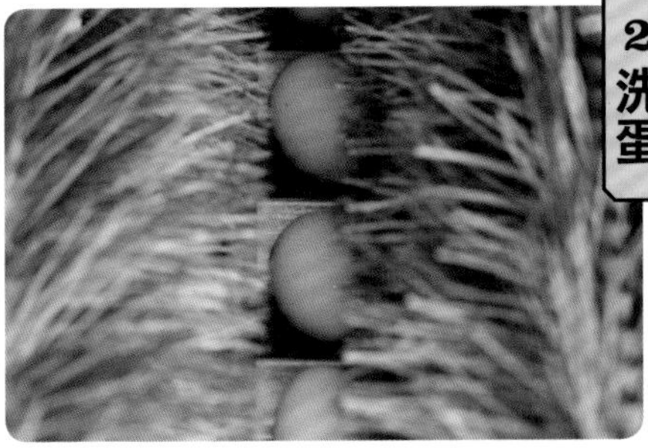
2 洗蛋

餐、材料行等販售的雞蛋，絕大部分都還是散裝蛋。

或許你很難相信，自全台第一盒洗選蛋問世，台灣蛋業已走過30個年頭，迄今卻未建立全面洗選制度，洗選蛋的市場佔有率還未及一半！

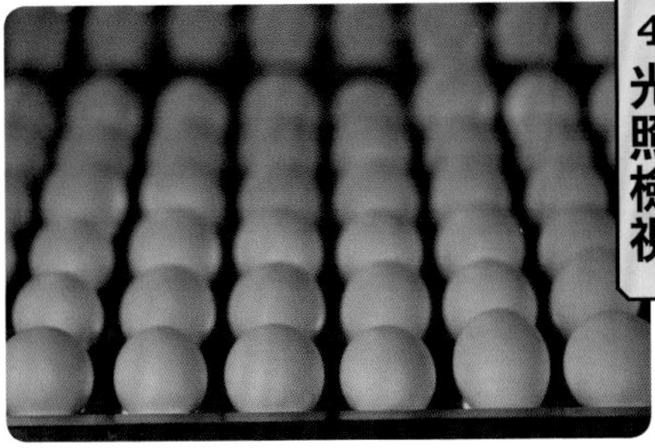

照蛋檢視是否有血斑蛋及破裂蛋。

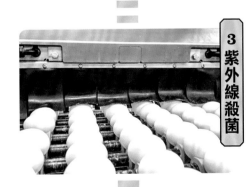

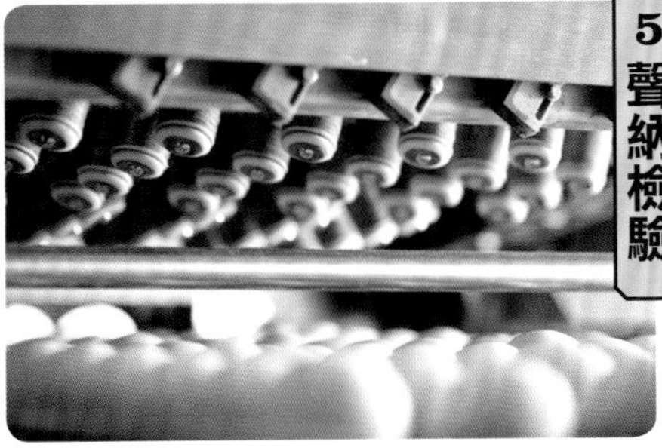

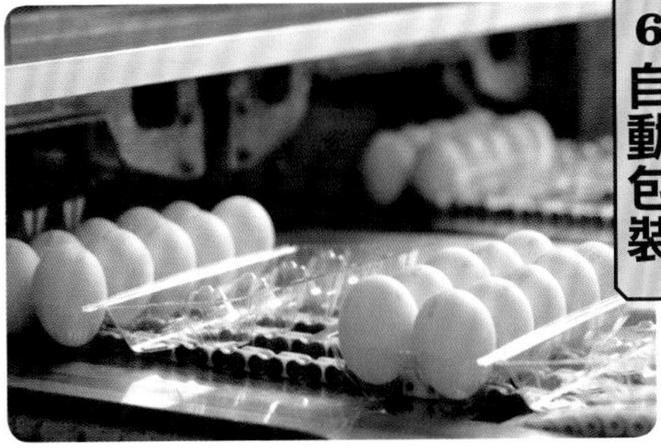

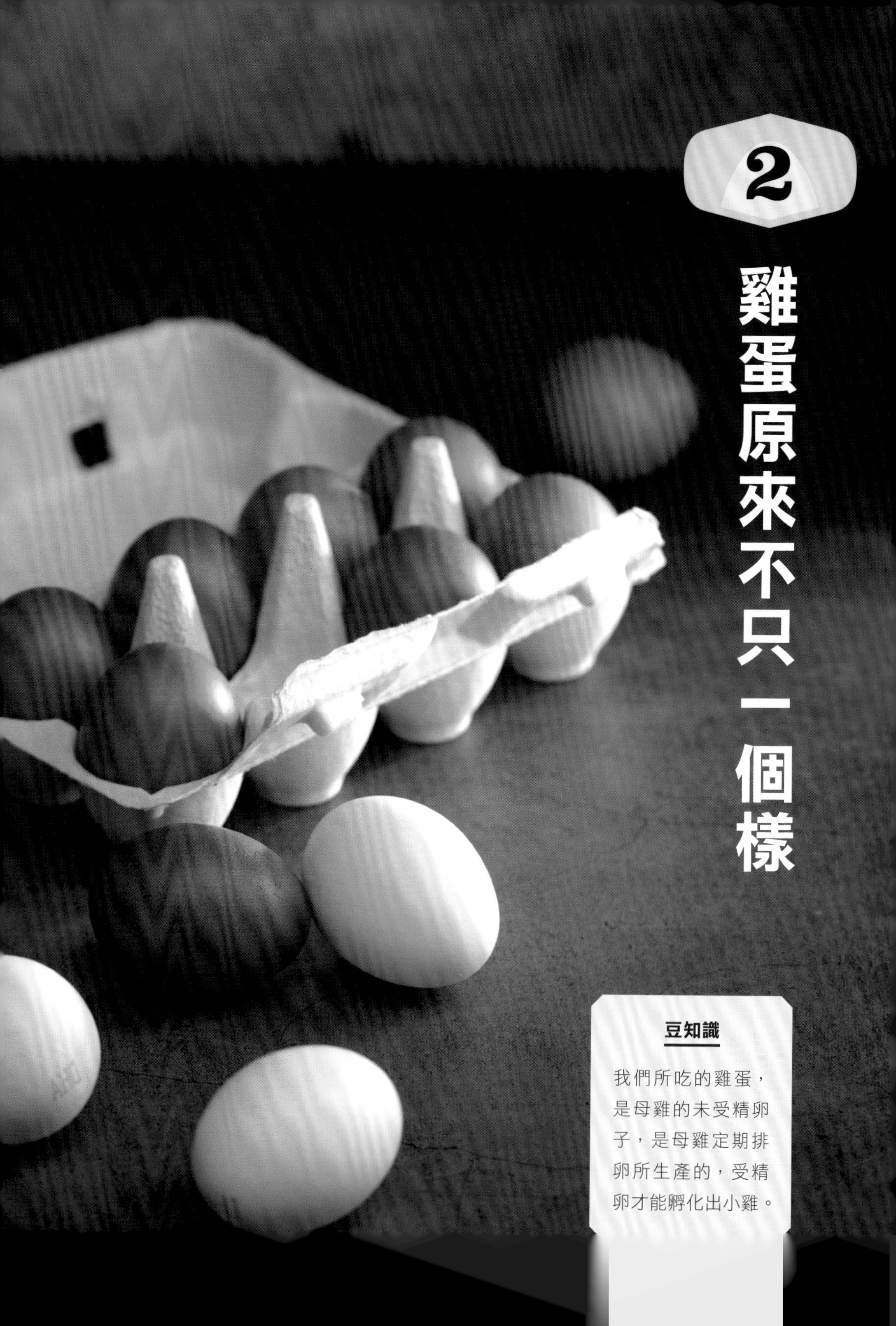

2

雞蛋原來不只一個樣

豆知識

我們所吃的雞蛋，是母雞的未受精卵子，是母雞定期排卵所生產的，受精卵才能孵化出小雞。

你知道嗎？你以為的「土雞蛋」並不是土雞生的，而雞蛋除了白色與褐色之外，還有粉色、青色、紫灰色、綠色……，一顆蛋看似簡單，其實一點兒也不簡單，在蛋殼下的世界，你了解多少？

認為「土雞蛋（褐殼蛋）比較補」是長久以來的消費者迷思，一般以為「白殼蛋」是蛋雞蛋，而土雞蛋是「褐殼蛋」，但其實土雞蛋並非紅殼，色彩反倒是介於褐與白之間的粉殼，而特定品種的蛋雞也可以產下褐殼蛋。

蛋殼之所以有不同顏色，主要原因來自於品種差異，目前全世界蛋雞育種主要來自EW集團與Hendrix集團，這兩大集團旗下具有多種優良的高產蛋雞品種，例如海蘭、羅曼、海碩士、ISA等，台灣最主要引進飼養的品種為海蘭、海碩士、羅曼，而不同品種蛋雞所產之雞蛋，在外殼與尺寸略有差異，蛋殼顏色也有白、褐、粉、青等差別。

大成雞蛋專家指出，受到品種、飼料、技術等影響，無法單單用蛋殼顏色來判斷雞蛋的好壞，但所幸不論是哪種顏色的殼，雞蛋內含的營養成份幾乎都大同小異，不會因為是紅殼蛋的關係就比較營養。

蛋的超完美營養比例

蛋是各種美味料理的根本，也是許多人一天營養活力的開始；蛋是世界上最小且最完整的食物，它蘊含著不可思議的能量，尤其是可被人體充分消化吸收的完全蛋白質（Complete Protein），使得它有著「超完美食材」之稱。

蛋含有打造人體所需的主要蛋白質與胺基酸，特別是維他命A、D、E、K、C、B_6、B_1、B_3、B_2、B_{12}以及葉酸、生物素、磷脂質、卵磷脂、多不飽和脂肪酸等，是許多健康食品經常強調的重要元素，有助保護細胞、活化細胞、促進代謝，凡是身體所需要的營養，幾乎都可從蛋獲得。

至於，有人擔心雞蛋當中的膽固醇，2015年美國臨床營養學雜誌發表研究指出，追蹤兩萬名測試者二十年後發現，每週食用數顆含蛋黃的雞蛋，也不會增加罹患心肌梗塞或中風等心血管疾病的機會。一顆蛋裡約有250毫克的膽固醇，其中又以優良膽固醇（HDL-C）居多，所以吃蛋不必擔心膽固醇喔！

原來一顆蛋是這樣的

一顆蛋裡面，蛋黃占比為32%、蛋白57%、蛋殼11%。除了蛋殼以外，人體吸收率接近100%！

1 蛋殼
2 外層殼膜
3 內層殼膜
4 繫帶
5 稀蛋白
6 濃蛋白
7 卵黃膜
8 胚盤
9 氣室
10 角質層

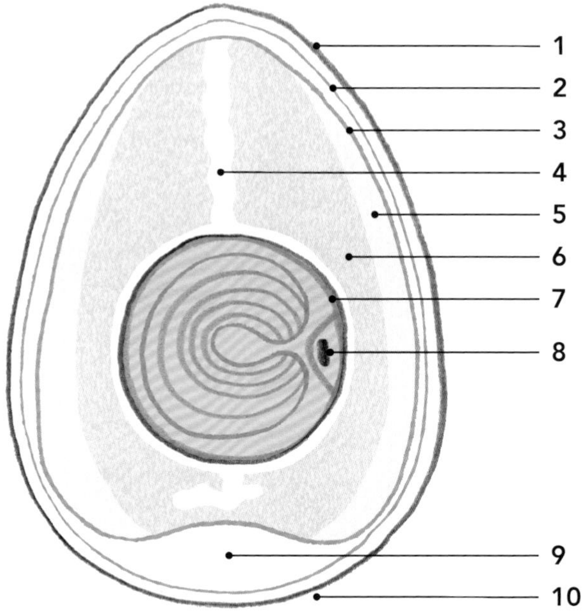

一顆蛋的成分

蛋白質	脂肪	礦物質與磷酸鈣等微量元素與維他命（含蛋殼）	糖	寡糖	水
12%	10%	11%	0.45%	0.38%	66%

選蛋小學堂！

POINT 1 雞蛋殼有薄脆、有厚硬，蛋殼強度和雞品種、雞齡及採食量有關，和營養價值無關。而蛋殼有裂痕表示細菌可能入侵，應避免挑選。

POINT 2 雞蛋放越久，氣室就越大，因為水分會逐漸蒸發而使氣室變大，而氣室的位置通常會在蛋的鈍端。

POINT 3 雞蛋越新鮮，蛋白蛋黃越稠密，拿到耳邊搖晃有震動感，表示新鮮度較不佳。

POINT 4 雞蛋保存時讓氣室朝上會較好，把雞蛋收入冰箱應該圓端朝上、尖端朝下擺放。

POINT 5 蛋殼會吸收異味，保存時最好與其他容易散發味道的食物隔離。

蛋殼

- 約佔全蛋體積的11%～11.5%。
- 蛋殼又可分為角質層、內殼膜、外殼膜、氣室，而雞蛋殼的主要成分是碳酸鈣（calcium carbonate）。
- 角質層：即在蛋殼外面，一層不透明、無結構的膜；作用是防止蛋的水分蒸發。
- 殼膜：在蛋殼裡面的薄膜，共有內殼膜與外殼膜兩層，空氣能自由通過此膜。
- 氣室：二層殼膜之間的空隙；若蛋內氣體散失，氣室會不斷地增大。

蛋白

- 蛋白是殼膜內半流動的膠狀物質，體積約佔全蛋的57～58.5%。
- 蛋白完全凝結的溫度大約在75℃，但在60℃就開始混濁。
- 蛋白又分濃蛋白、稀蛋白。
  濃蛋白：靠近蛋黃的部分蛋白，濃度較高。
  稀蛋白：靠近蛋殼的部分蛋白，濃度較稀。

蛋黃

- 由卵繫帶懸於兩極。蛋黃體積約全蛋的30%～32%，卵黃蛋白主要組成物質：
  球蛋白（globulin）、脂蛋白（lipoproteins）、磷蛋白（phosphoproteins）
- 胚盤：在蛋黃表面的一白點（不是紅色）。
- 蛋黃凝結的溫度大約在65℃。

3 蛋的生產旅行

現代人食蛋的需求量，蛋的生產管理邁向工業化制度，使得飼養型態也逐漸改變。人們所熟知的「蛋雞場」，負責餵雞吃飽下蛋，屬於產業的後端部份，蛋雞一生最開始是從「蛋種雞場」孵化，然後在「中雞育成舍」培育長大，最後產蛋期才到「蛋雞場」生產，若再加入洗選、運銷、通路、實驗室等，雞蛋業的分工細膩更是令人驚訝！

蛋雞屬於長期性的飼養，一隻蛋雞從出生到淘汰至少要飼養75～90週，這意味蛋雞面臨環境挑戰會比肉雞要多，尤其是面對禽流感的風險也較高，使得雞隻需要較強的免疫能力與抗病力。

雞蛋生產在台灣尚屬於傳統產業，但透過企業化的管理導入後，便能促使牧場提供符合標準的雞蛋，因此大成與牧場建立良好的契養關係，讓牧場端能專心提升雞蛋品質及發揮飼養專長，不必再為了銷售而擔憂；同時間也提供牧場改變傳統的飼養方案，透過合作的方案及建議，協助牧場改建為水簾式雞舍，利用高科技及大數據，協助蛋農能更為精確掌握產蛋性能及生物安全管理。

關於牧場的疫病管理，首重在「預防勝於治療」的概念，統進統出

蛋雞的一生旅行

0週

種雞場
專門配種繁殖蛋雞。

孵化場
受精蛋在人工孵化後進行性別分檢。

1～17週齡（育成期）

中雞場
將小雞孵出並餵養到一定體型。

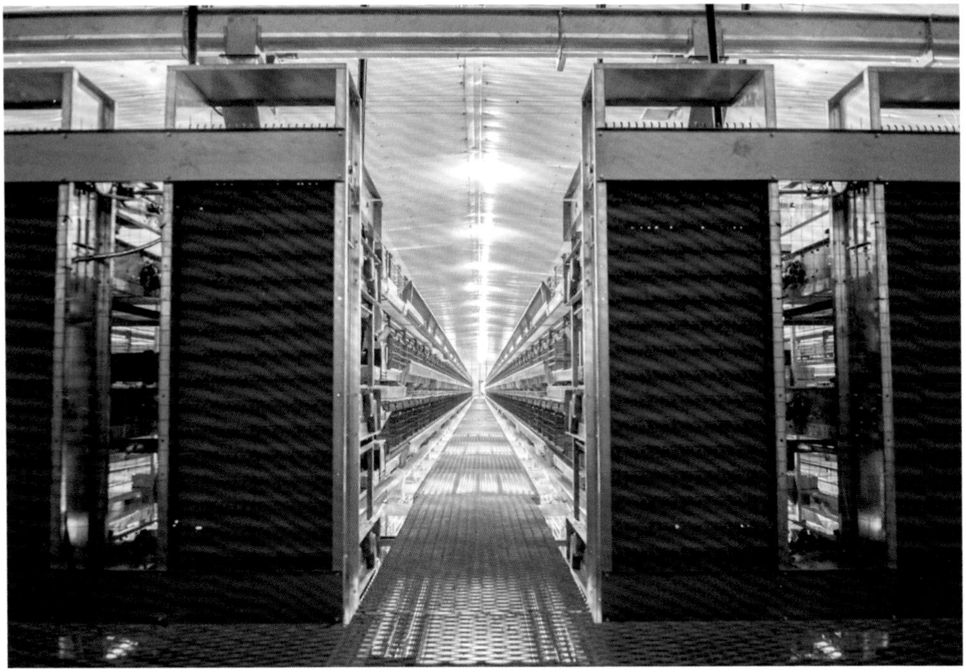

密閉水簾式禽舍。可自動調節溫、濕度，通風好、換氣量足、溫差小，能避免外來生物污染，提供雞隻舒適的飼養環境。

85～90週齡

淘汰

18～85週齡（產蛋期）

蛋雞場
買進小母雞，養大為成熟母雞使之下蛋生產。

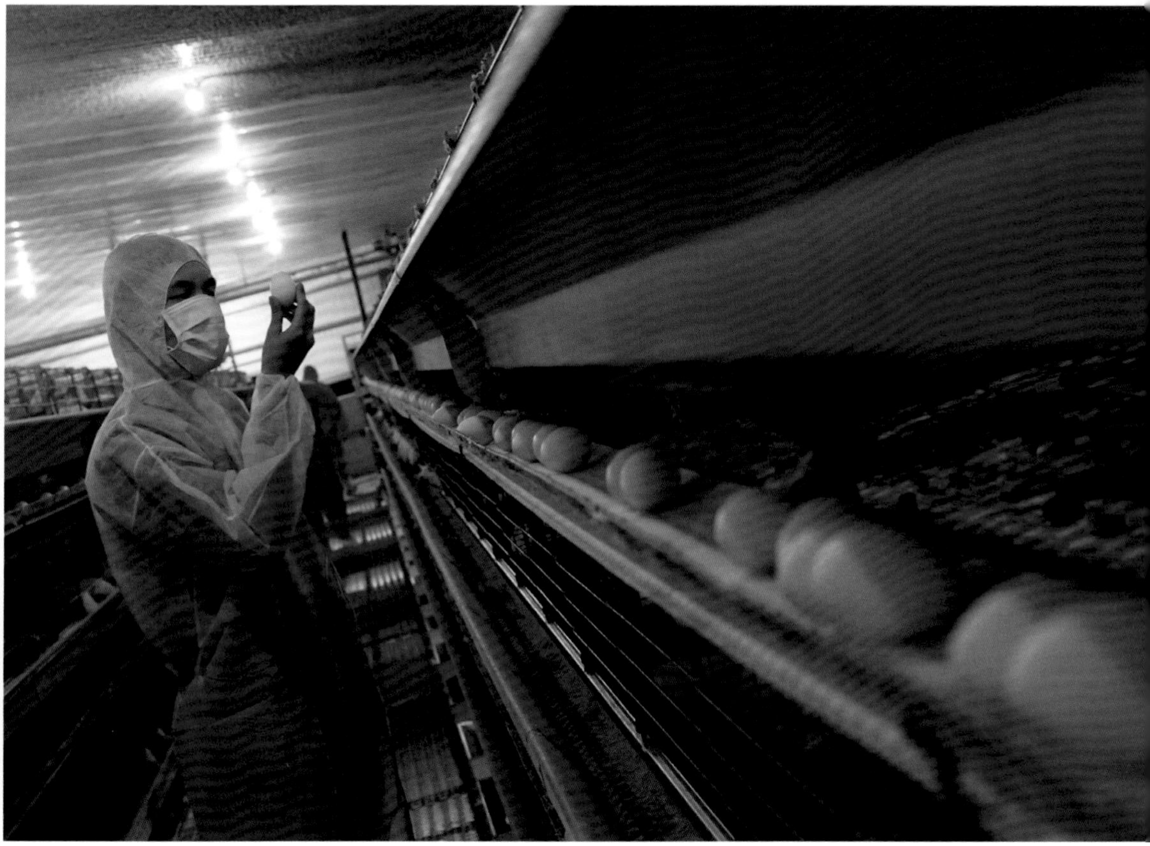

飼養型態改變，善待動物的好蛋

隨著人道飼養受到重視，在傳統格子籠飼養之外，還有更多符合動物福利的飼養方式可選擇。

「豐富籠」

又稱為大籠飼，使用較大的籠子，一籠大約飼養50隻，提供雞隻活動與產蛋的基礎設施，符合歐盟人道飼養的最低標準。

「室內平飼」

使用禽舍飼養，設計有產蛋箱與棲架，供母雞築巢產蛋，利用雞隻歸巢性習性固定點產蛋，但母雞僅能在禽舍內活動。

「自然放牧」

設有室內禽舍，提供母雞產蛋與休憩，更提供室外活動空間，讓雞可自由進出到室內外，滿足自然行為與需求。

（簡稱「AIAO」，All in-All out）飼養模式的特色在於當一批雞群產蛋完畢，禽舍便徹底淨空消毒，並且休養一段時間後，才再飼養新一批雞群。統進統出不讓新雞與舊雞混養，可以避免疾病交互傳染，對於生物安全更能嚴格管控。

此外，大成也會定期及不定期將畜牧場的雞蛋送至所屬的品檢中心，檢驗多重動物用藥殘留，檢驗內容包含：磺胺劑、抗生素、球蟲及抗原蟲藥、氯黴素、四環素類等，大幅降低藥物殘留的疑慮，為食品安全層層把關。

蛋雞生病了怎麼辦？

關於蛋雞飼養管理，坊間最常聽到的謠言就是「禽流感好發期間不要吃雞蛋」，主要質疑會有預防性投

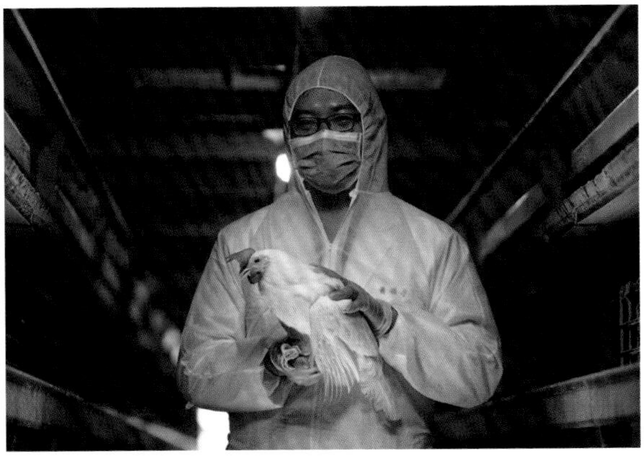

藥，導致雞蛋藥物殘留，這樣的說法在蛋雞產業是不可能存在的。

任何一家有管理的蛋品廠，面對雞蛋的品管態度，就如同畜牧場出品雞肉或豬肉一樣，都必須經過藥殘檢驗合格才能上市。針對蛋雞防疫，倘若是在飼料或水裡預防性投藥，也必須要通過停藥期，蛋雞才可上線生產，如此才能避免藥物殘留的疑慮。對蛋雞農來說，一旦藥物抽檢不通過，導致整批雞蛋無法上市，那損失更為慘重。

為了生產安全好蛋，大成蛋雞場飼養管理，僅在蛋雞育成階段（18週齡前）給予預防性投藥，而當蛋雞一旦開始上線生產，就不再使用任何藥物，倘若雞隻因為氣候異常、抵抗力下降生病，最好照顧方式就是給予雞隻適當營養，讓牠恢復體力、充足休息。

4

好飼料養好蛋

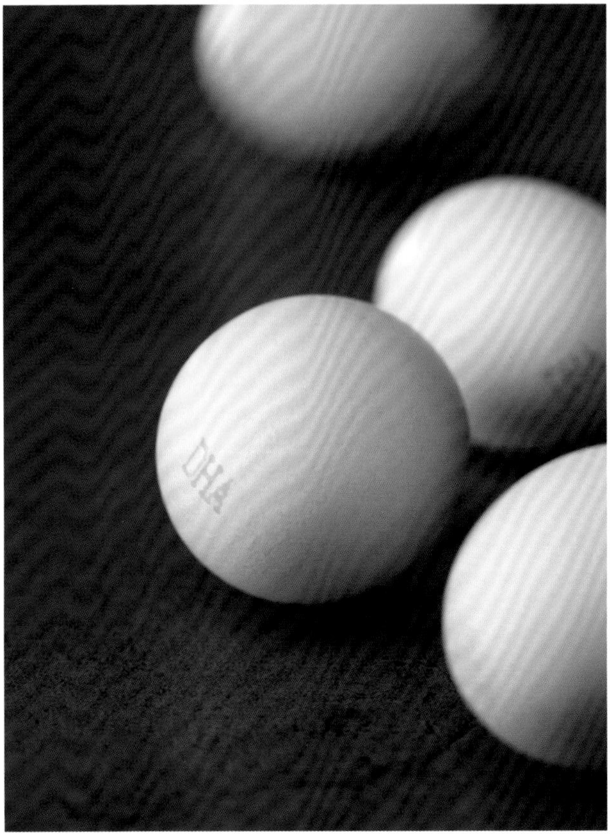

市面上常見三種類別的蛋：認證蛋、動物福利蛋、機能蛋。前兩者分別指的是具有可溯源之認證標章，或是人道飼養所生產的蛋；「機能蛋」則是指在飼料裡面特別添加營養成份，使雞蛋更具營養價值或風味。

由於雞與生俱來的獨特能力，可以吸收飼料營養物質，並將成分轉移到蛋，我們在超市常見的機能蛋，有DHA蛋、葉黃素蛋、EIYO蛋、草本養生蛋、Omega-3蛋等。如Omega-3機能蛋是在飼料裡面特別添加亞麻仁（考慮到素食者與腥味問題，並不會使用魚油）；而葉黃素蛋則是添加天然的金盞菊萃取物（金盞花又名金盞菊，花葉含有大量葉黃素、玉米黃質以及β-胡蘿蔔素等）。

這類蛋品的差異化特色並非出自先天品種，而是後天人工飼養的結果。

機能蛋最常見的，是在飼料裡添加天然色素，例如：類胡蘿蔔素、玉米黃素、金盞黃（菊花與辣椒萃取的色素）等。

這些成分除了有助增加蛋黃色澤的濃豔度，使產品的賣相更好之外，在大成的研究報告也顯示，飼料添加類胡蘿蔔素的雞蛋，所含粗蛋白、鮮味胺基酸、粗脂肪、亞麻油酸、次亞麻油酸皆比未添加的雞蛋數值略高，在風味表現也略勝一籌。

雞飼料的好壞會影響雞蛋品質。蛋雞飼料的原料主要有：玉米、豆粕、麵粉副產物（麩皮）、礦物類（蠔殼、碳酸鈣、磷酸鈣）等，選用重點在於原料必須經檢驗合格，其次則是要針對蛋雞成長階段設計適合的飼料，藉由精確的胺基酸及能量平衡，確保蛋雞可以得到產蛋所需的充足營養。

此外，飼料也關係到蛋雞的健康，在雞飼料添加酵素、益生菌及有機酸等成份，可促進腸道健康、提高營養利用率，且有助降低糞便裡的氨，改善飼養環境品質，避免微生物污染，提升雞蛋的風味。

強調營養配方的蛋真的比較好嗎？

雞蛋所含營養確實可藉由飼料配方調整加以強化，例如飼料中添加高量維生素A或維生素E、葉黃素、Omega-3 脂肪酸等，可提高雞蛋中這些成分的含量。不過，雞蛋本身就是營養平衡的食品了，強化某些特定營養含量是否有必要，還是要看消費者需求而定。

老饕瘋愛的「初卵」是什麼？

所謂「初卵」即是母雞初產階段（約18～28週齡）產下的雞蛋，初卵的特色在於個頭通常較小，重量在42～53克之間，濃蛋白多，稀蛋白少，而蛋黃也較小、顏色較深，口感上會比普通雞蛋來得Q，因此深受老饕喜愛。不過在營養價值上，初卵蛋與一般雞蛋差不多。

5 誰在雞蛋裡挑骨頭？

你知道自己買的是產下第1天的蛋，還是產下第28天的蛋嗎？雞蛋新鮮與否，是影響口感風味的主因，而一般人常忽略蛋品的保鮮—其實蛋品也如同肉品，是需要冷藏的。

依照CAS台灣優良農產品標章規範，雞蛋的安全保存期限為攝氏14℃／28天，不過只要冷藏的溫度與濕度恰當，雞蛋在35天內的新鮮度仍可維持；可若是在室溫下保存的話，狀況就大不同了。一般來說，在室溫下的雞蛋最長可保存21天，但若是在高濕炎熱的台灣氣候，很可能在第3天或第4天就開始變化。

雞蛋的鮮度單位——HU值

在實驗室裡，雞蛋鮮度是以霍氏單位（Haugh unit，簡稱HU值）來判斷。所謂HU值又稱為「雞蛋綜合數值」，主要測量蛋黃與周圍濃厚蛋白的高度與重量，而「蛋黃挺」、「蛋白稠」則是新鮮度判別的關鍵；HU值愈高、代表雞蛋就愈新鮮，通常都在72分以上才出廠。

農場直送蛋最新鮮？

農場直送的雞蛋比較新鮮嗎？其實並不見得。雞蛋新鮮程度取決於

HU值

敲開雞蛋於水平托盤上，測量濃厚蛋白的中央位置，高度（H）數值越高代表越新鮮。由於隨著時間流逝，蛋黃膜會失去強度，逐漸變得鬆散，所以也可依蛋黃係數（Yolk Index）：蛋黃高度除以蛋黃直徑所得出數值，判斷雞蛋內部品質。

霍氏單位

將蛋打破於水平的測定台上，測其濃厚蛋白中間高度，套入Haugh_（1937）公式得出霍氏單位。

$HU = 100 \cdot \mathrm{Log}(H - 1.7W^{0.37} + 7.6)$

H＝濃厚蛋白高度（mm）　W＝蛋重（g）

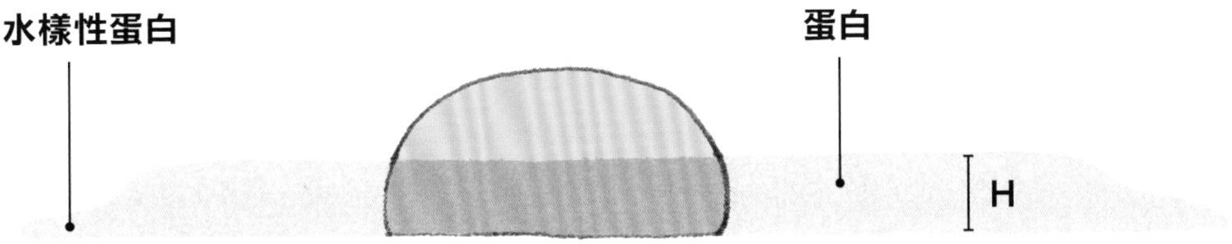

美國USDA標準分為三級

AA	H.U.在72以上
A	H.U.在72-60之間
B	低於60

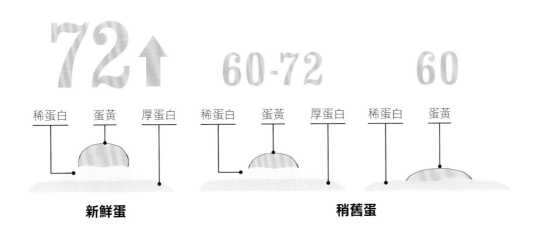

新鮮蛋　　**稍舊蛋**

冷藏好？常溫好？

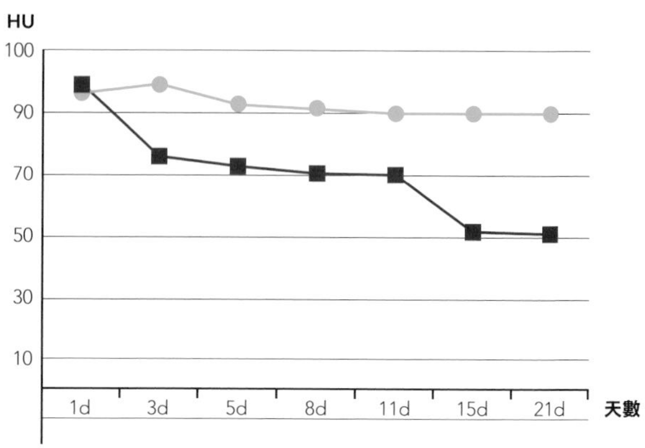

從產下到上架過程的處理時間，其次則為生產到通路的儲存條件是否可以維持鮮度，意思就是處理時間越快、越早送到通路、以及全程在冷藏溫控環境下作業的雞蛋，最能保障新鮮度。

根據大成研究，冷藏蛋的ＨＵ值下降比較緩慢，良好冷藏可使雞蛋保存期限比常溫蛋長。為了掌握「時間」與「溫度」，大成建立一套冷鏈產銷系統，蛋品從生產、加工、貯藏、運輸、銷售到消費前的各個環節，控制在低溫環境，全台配置１００台低溫車配送，並建置溫度即時監控系統，避免蛋品失溫，確保產品新鮮度及安全性。另外，洗選蛋通常是今天送來、今天洗完、明天或後天配送，蛋盒所印的日期是出廠日期，較少有混淆問題。

怎麼選購新鮮雞蛋？

採購雞蛋的要則首先要認明標章，是否有CAS、TAP、HACCP等標章或驗證，確保通過檢驗合格。最重要是，挑選雞蛋要看「出廠日期」，而不是「截止日期」，由於每家廠商從洗選到上市的效率不同，依照出產日期較能判斷新鮮度。

其次是確認購買的生產日期以及購買通路是否用冷藏貯存，雞蛋在常溫可保存15天，而在冷藏則可以到30天，而消費者買回家後應立即放入冰箱保存，才能確保鮮度不流失。

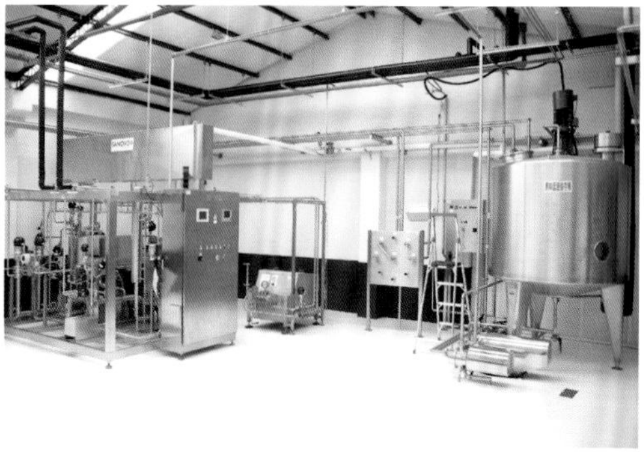

巴斯德低溫殺菌機＋低溫原料儲存桶

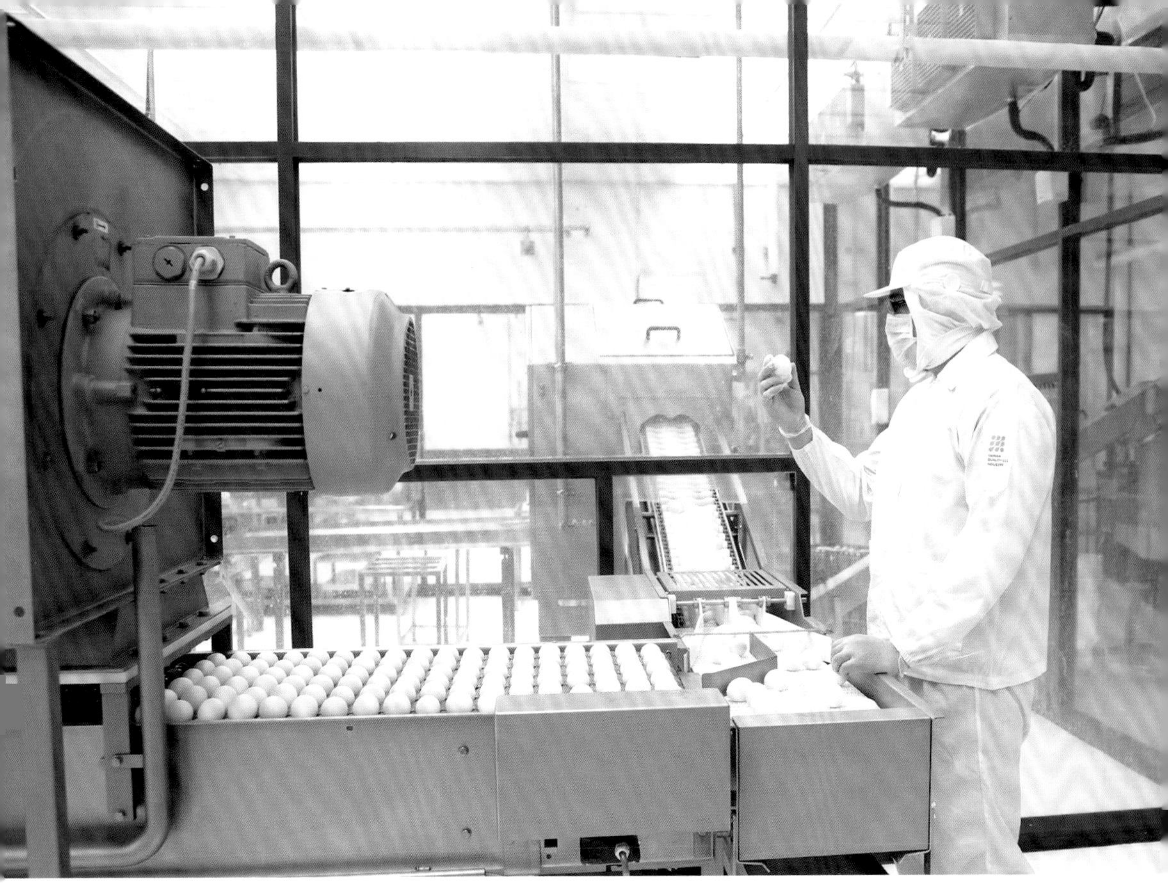

分級淘汰

什麼是液蛋？

烘焙、餐飲、食品加工、團膳常用的液蛋，生產程序是將原料雞蛋，經由洗淨消毒、風乾、檢測剔除不良蛋後，利用現代化技術，將雞蛋經由打蛋去殼，分離、殺菌、包裝後，貯藏處於7℃以下低溫環境，保證蛋品質量，全程使用全自動化機械，降低人工作業汙染。

液蛋可分為全蛋液、蛋白液和蛋黃液等多樣化產品，殺菌蛋液使用巴士德殺菌法，利用較低的溫度既可殺死病菌、又能保持雞蛋的風味不變，在正確儲存方式下，液蛋幾乎與新鮮雞蛋無差別，同時也確保無沙門氏菌和其他細菌的汙染，保障產品新鮮度及安全性。為符合食品安全最高標準，大成選用全球最大蛋品加工設備商SANOVO之自動化機械，搭配自有低溫車全程7℃以下保鮮配送，溫度即時監控。

高品質的液蛋愈來愈受到烘焙食品業界重視。精準的重量，可確保配方的一致性。液蛋的儲存空間相較於帶殼雞蛋可減少一倍以上，可節省業者打蛋的時間及人力、減少蛋殼污染，也不用處理蛋殼等廢棄物。

看懂標章挑好蛋

市售優質蛋品通常具有驗證標章，你知道這些標章的檢驗標準，以及所代表的意義嗎？

CAS（優良農產品認證）
國產洗選分級新鮮蛋品或以其為原料適當加工的優良產品，必須出自經專家評鑑合格的生產場（廠），且蛋品及生產場之飼料亦經中央畜產會檢驗合格，產品無藥物殘留與病原菌，並採用洗選分級包裝，確保大小均一且品質優良。

HALAL
伊斯蘭教對食物有明確的規定，合乎教法規定的食物，我們稱為合法（HALAL）食品。因為在處理的過程中，非常注意清潔衛生，在中國亦被稱為「清真」食品。

TAP（產銷履歷農產品）
結合了驗證與履歷追溯系統，蛋品生產過程需符合「台灣良好農業規範」，針對生產場逐批產品提供溯源生產紀錄，標籤上要有品名、追溯碼、驗證機構名稱。

「人道監控」標章
「人道監控」標章內容依據「人道畜產品生產規範」，係由畜產專家廖震元博士於2007年制訂，主要以台灣畜產業與消費者現況，盡量滿足動物之五種自由（Five freedoms）之精神為目的，著重於人道管理系統與人道操作。
為強化人道與友善生產硬體設施規範，「台灣友善畜產」標章內容係依據「台灣友善畜產品生產規範」，由「社團法人台灣農業標準學會」於2012年制訂。與「人道監控」標章合併，對人道產品以雙標章方式予以授證。除了要求盡量滿足動物之五種自由（Five freedoms）外，也特別強調在地生產、食品安全與追溯功能。

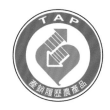

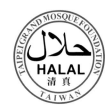

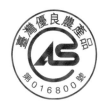

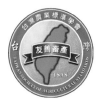

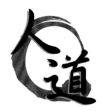

一分鐘挑好蛋

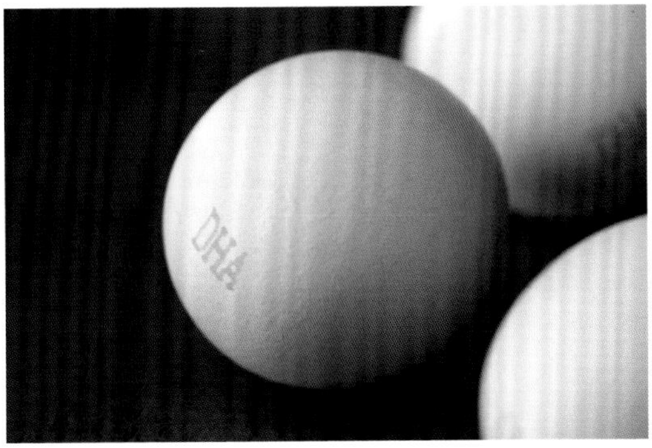

在傳統市場

① 看大小，大小適中。大蛋是飼齡較高的母雞所生，小蛋多半是初卵蛋。

② 看蛋殼，蛋殼平滑，沒有破裂，厚薄適中。蛋殼和母雞的飼齡與健康狀態有關，蛋殼粗糙或太薄都要注意。

③ 看氣室，照光看蛋的鈍端氣室，氣室愈小愈新鮮。

在超市

全部是洗選蛋，在超市，大家很容易被花花綠綠的雞蛋品牌影響，但是，學到這幾招就會可避開壞蛋，選對好蛋。

① 檢查生產日期。

② 看認証標章，像是CAS（優良農產品認証）、HACCP（危害分析重點管制）、TAP（產銷履歷農產品）等，這些標章比花俏的行銷語言實在。

③ 冷藏儲存，冷藏比常溫更能保持雞蛋的新鮮和延長保存期，密閉式冷藏櫃又比開放式冷藏櫃好。

④ 選對品牌，可以從飼料、生產、洗選全程溯源，還可以冷藏配送儲存的雞蛋品牌就對了。

|Q & A|

蛋博士來解答

Q 蛋殼上有黑斑點是正常的嗎？

A 網路謠傳蛋殼上的黑斑點是因為雞蛋感染了細菌？這訊息大錯特錯！蛋殼上有黑斑點，就像人會長痣一樣，都是個體差異所產生。

Q 土雞蛋比較補嗎？

A 土雞蛋營養成分與一般雞蛋差異不大。由於土雞的產蛋率很低，不適合當蛋雞，所以台灣真正土雞蛋很少，通常不建議購買市場上來路不明的土雞蛋，發生藥殘問題的機率較高。

Q 雞蛋到底能不能生食？

A 理論上來說，雞蛋裡面是不會有細菌的，但考量到蛋雞本身是否帶有遺傳性疾病，生食雞蛋仍有風險存在。生食雞蛋最主要的擔心，來自於沙門氏菌與大腸桿菌的污染，尤其是沙門氏菌，並非透過飼養管理就可避免，日本的雞蛋之所以可以生食，是因為在育種與洗選階段都有相當徹底的滅菌工程。不過，沙門氏菌與大腸桿菌在65~75℃度加熱3分鐘就可以達到滅菌，若要享受雞蛋的新鮮原味，又想避免細菌污染問題，建議可試試半熟蛋的料理。

國內養雞場發生禽流感疫情時，食用雞蛋是否安全無虞？

根據世界衛生組織建議，禽流感病毒不耐高溫，雞蛋經70℃以上高溫煮熟後食用即安全無虞。在烹煮蛋品時，應先清洗蛋殼，尤其是散裝未經洗選的雞蛋，有可能受到雞糞便的污染，因此先清洗蛋殼後再烹煮，以符合衛生條件。

雞蛋有雙蛋黃是因為生長激素造成的嗎？

答案是錯！雙蛋黃主要發生在母雞18週齡產蛋初期的訓練階段，由於生產間隔尚未規律穩定，大約會有2～3%的機率產下雙蛋黃的蛋，只要經過一段時間訓練之後，建立一天一顆蛋的規律模式，就可避免此現象了。

水煮蛋的蛋黃與蛋白接觸面呈現灰綠色，會不會影響食用安全？

雞蛋水煮去殼後，偶而會發現蛋黃和蛋白接觸面呈現灰綠色，這是因為蛋在加熱時，蛋白中蛋白質的含硫胺基酸生成硫化物（主要是H_2S），與蛋黃的鐵（Fe）反應生成硫化亞鐵，這是正常現象，並不影響食蛋的安全。

蛋黃中有血點，這是正常的嗎？

褐色蛋的品種特性之一，蛋黃容易出現血點，這是正常的。但是如果蛋黃或蛋白出現血絲，代表蛋雞可能產道受傷才會出血，就要小心。良好管理的洗選蛋廠，會有儀器逐顆偵測，並且淘汰有血絲的不良蛋，所以消費者購買洗選蛋會相對放心。

Recipe 1

如何做出完美的溫泉蛋？

完美的溫泉蛋必是蛋白凝固，而蛋黃還會流動，要做到這樣的狀態，必須非常在意「水溫」，烹調時的水溫和浸泡時的水溫同等重要。

冰過的蛋最好先放在室溫半小時回溫，放入溫熱水（約攝氏72.5～73度）中，以極小火慢煮13分鐘，全程的水都不能滾，以免蛋太快熟透。時間一到即刻撈起泡冰塊水，如果水不夠冰，無法立刻降溫，蛋黃被包覆在裡面就會繼續變熟。兩個水溫的掌控都要精準，才能做出蛋白如豆花般滑嫩，蛋黃汁液滑動的溫泉蛋。

溫泉蛋

食材

EIYO葉黃素蛋

作法

1 燒一鍋水（水量要能蓋過蛋），當水開始冒小泡時以溫度計測量，約攝氏72.5～73度時，放入常溫蛋，轉小火開始計時煮13分鐘。

2 準備一盆冰塊水（冰7：水3），烹煮時間到後，立即把蛋撈起放入冰水中降溫，至少浸泡15～20分鐘，食用前敲破蛋殼，輕輕打入容器裡即可。

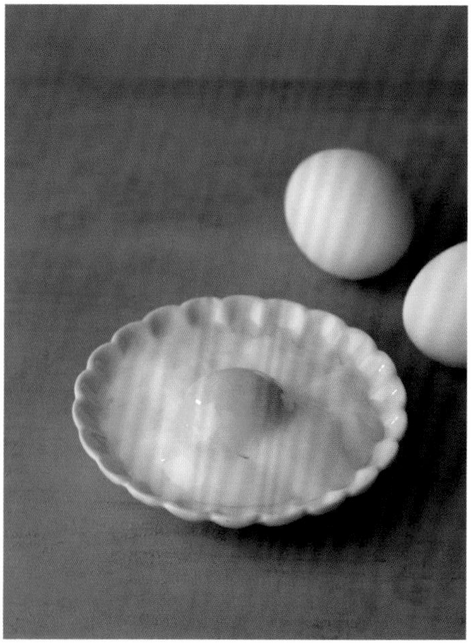

Recipe 2

水波蛋的成功技巧

水波蛋想做出圓圓鼓鼓的漂亮外型，第一需「足夠的水量」，無論鍋子的大小，盛裝的水量一定要蓋過蛋超過1公分以上；第二是水滾後加的「醋」，醋能加速蛋白凝固；第三要製造強力旋渦，利用旋轉的離心力讓蛋白好好的把蛋黃包覆住。三者兼顧就能在短時間內煮出剛好凝結的滑嫩蛋白，同時蛋黃保持在滑動狀態。

水波蛋

食材

大成椈森人道飼養紅雞蛋
水…2000ml
白醋…30ml
鹽…6g

作法

1 將蛋打入碗中備用。選擇適當容器，盛裝讓水能蓋過蛋的水量，待水煮至滾沸時加入白醋和鹽。
2 先用湯匙在滾沸水的鍋內，以順時針快速攪拌畫圈，將蛋靠近水面漩渦的中心點，再慢慢放入蛋，之後將火力調小至能使煮蛋水產生微微水泡就好的火力，以慢火煮6分鐘即可撈出。

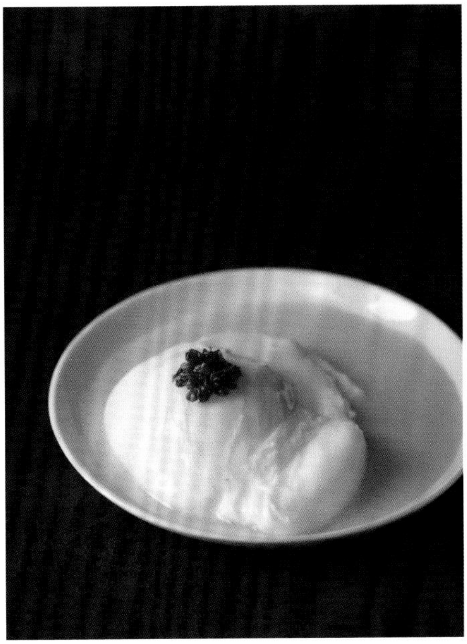

POINT 除了米醋外，還可以用壽司醋、無色的果醋。

Recipe 3

做出光滑柔嫩的蒸蛋

想做出光滑如鏡又柔嫩的蒸蛋，「水2：蛋1」是完美比例！千萬別以為水多就成蛋花湯，大膽放就是了。

第二個重點是「蛋液一定要先過篩」，而篩網愈細愈好，做出來的蒸蛋質地會愈細膩，之後再以高湯調味，才不會因為過篩這個動作將調味中的粗粒篩去，影響味道。

蒸蛋

食材

蛋…4顆
水…475ml
味醂…10ml
日式鰹魚醬油…15ml
鹽…2g
根島蝦仁…適量
乾香菇、魚板…適量

作法

1 乾香菇泡水後切條，魚板切片，備用。
2 製作調味高湯：將水、鰹魚醬油、味醂、鹽一起充分攪拌均勻後，備用。
3 製作蒸蛋蛋液：將蛋打入調理盆內，打勻成蛋液，以過篩網過篩後，再加入調味高湯拌勻。
4 在蒸蛋容器內先放入蝦仁、香菇、魚板，注入蛋液至7分滿，放入水滾的蒸鍋中，蒸約12～13分鐘。

POINT 若用電鍋蒸蛋，外鍋約放1杯水，注意水氣不要滴入蛋中。

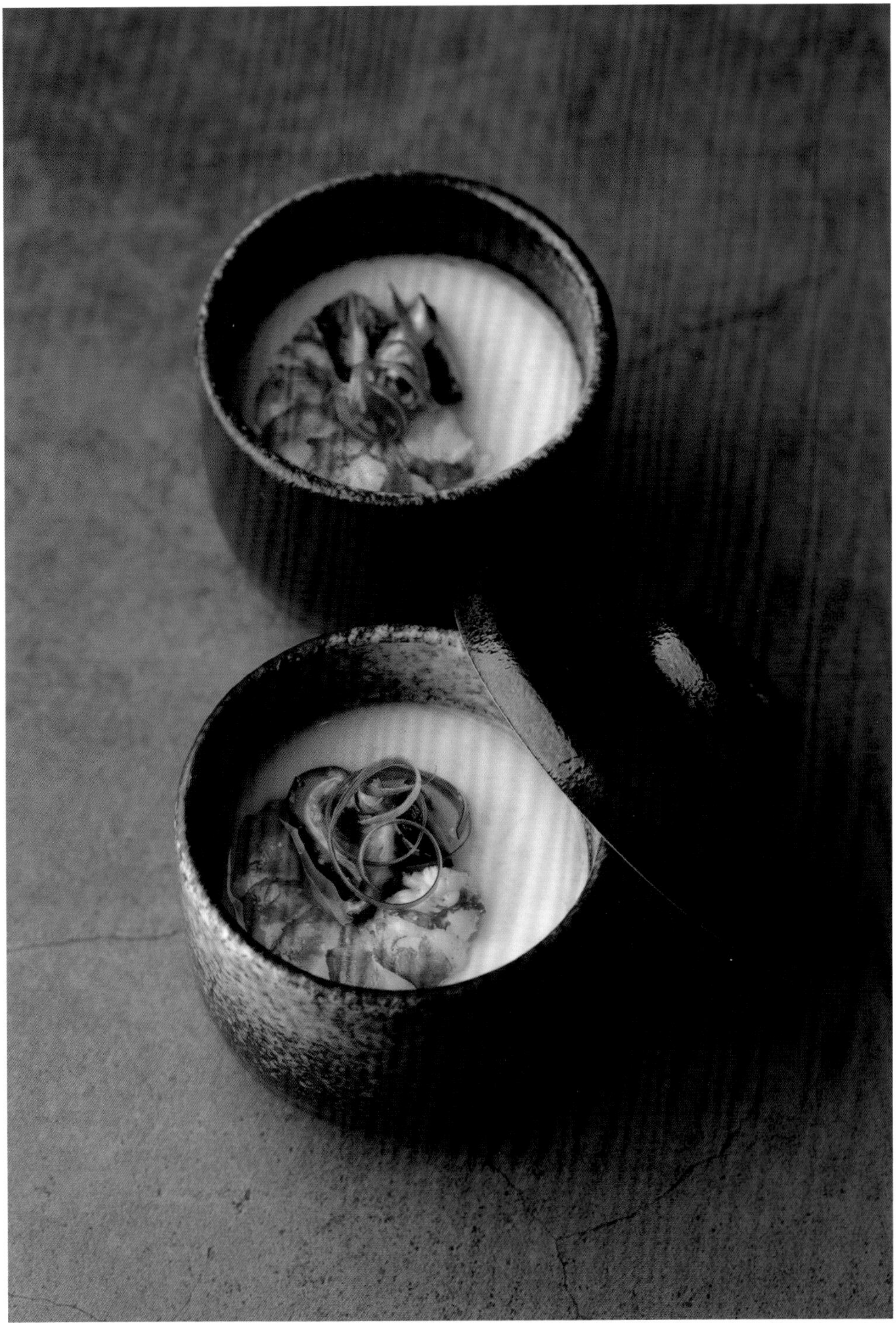

Recipe 4

如何煎出漂亮不破碎的蛋捲？

想煎出漂亮不破碎的蛋捲，除了需要一把好鍋，還得注意兩件事。

! 全蛋遇熱熟成口感會太硬，最完美的滑嫩比例是「蛋4：水1」，且蛋液先過篩再調味。

! 下鍋時間點很重要，溫度高蛋才澎得起來，口感鬆軟，但溫度太高一下鍋就焦了，只有在油燒熱到稍微有紋路時（如果等到油煙冒出就表示溫度過高囉），可先將鍋子離火再倒入蛋液，用意在稍降溫，輕輕晃動鍋子讓蛋液流動在整個鍋面定型後再回到爐灶上。

玉子燒

食材

蛋…3顆

水…40ml

日式魚醬油…6ml

鹽…2g

作法

1 準備好日式小方鍋（玉子燒鍋）、廚房紙巾、一小碗沙拉油，過篩好調勻蛋液，備用。

2 熱鍋，以中大火倒入少許油，用廚房紙巾塗抹均勻鍋面，轉中小火，倒入1/3蛋液，使蛋液均勻的在鍋中凝固約4～5分熟，用鏟子將蛋液折三折，推至鍋子前邊緣。

3 用同張紙巾在鍋中將油抹均勻，在鍋子後半部繼續補上1/3的蛋液，一樣均勻的搖晃鍋子使蛋液凝固，用鏟子將蛋液折三折，推至鍋子前邊緣。

4 再用同張紙巾在鍋中抹油，反覆此步驟直到蛋液用完，以鍋邊塑形即可起鍋。

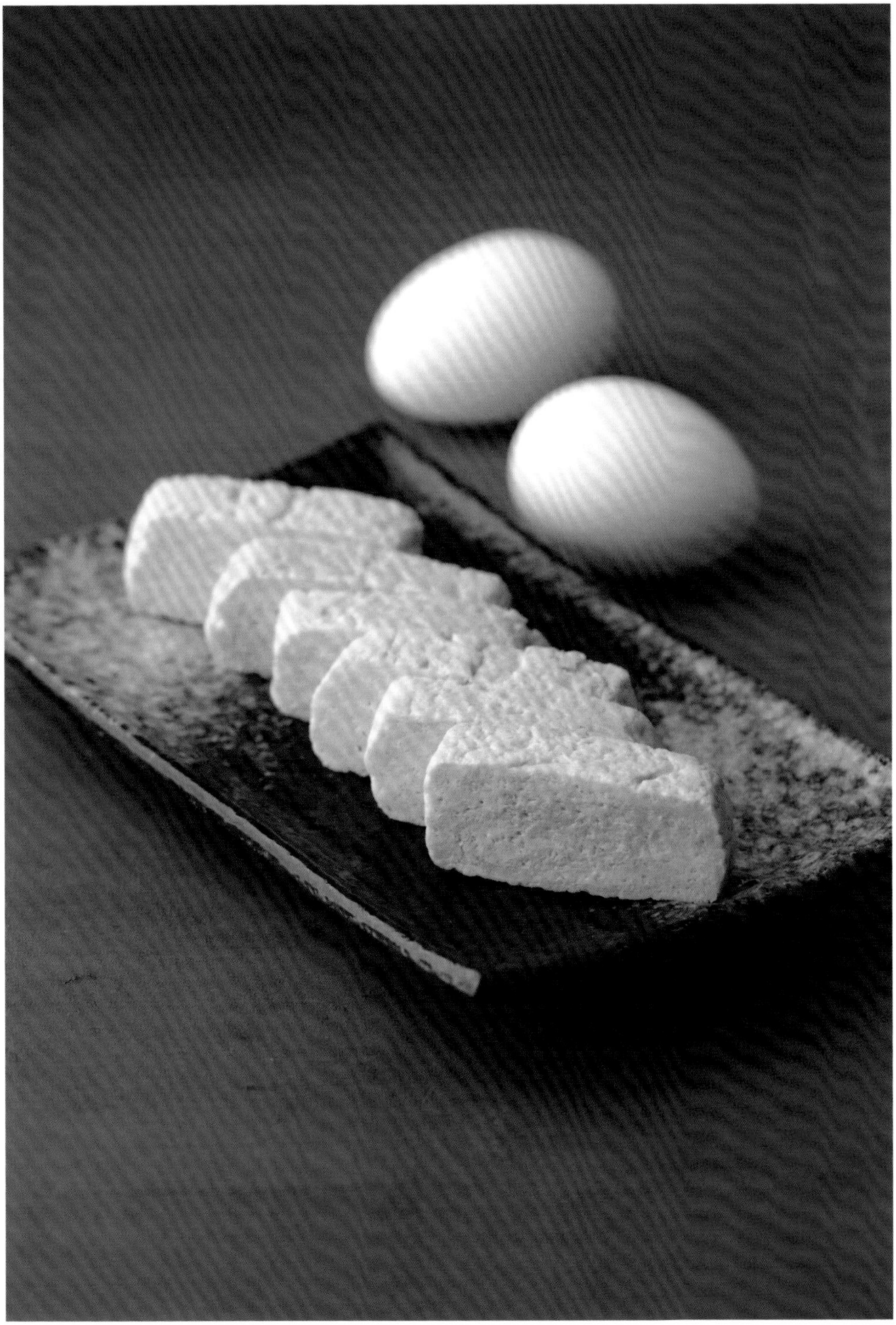

-第 3 章-

豬肉

PORK

你知道台灣人最愛的肉是什麼嗎？答案是豬肉。每人每年豬肉消費量高居第一，是肉類的消費主力。究竟台灣人有多愛吃豬肉？翻開台灣人飲食流行史，從中式的排骨便當到小吃攤的滷肉飯，以及日式餐廳的炸豬排飯、韓式燒肉的肥五花等，各種美味豬肉料理店一家接著一家，可見豬肉深受歡迎的程度！但是好吃的豬肉怎麼來的？要如何才能吃到健康安心的豬肉，這背後需要有嚴謹完整的養豬產業來支持。

- □ 豬事大吉！
- □ 什麼是「核心淨化種豬場」？
- □ 養出愛乾淨的健康豬
- □ 新一代養豬觀念
- □ 白豬？黑豬？只要美味都是好豬
- □ 台灣常見商用豬種
- □ 美味的豬是吃什麼長大的？
- □ 電宰運銷影響肉的美味
- □ 豬肉的美味如何檢測？
- □ 豬博士來解答

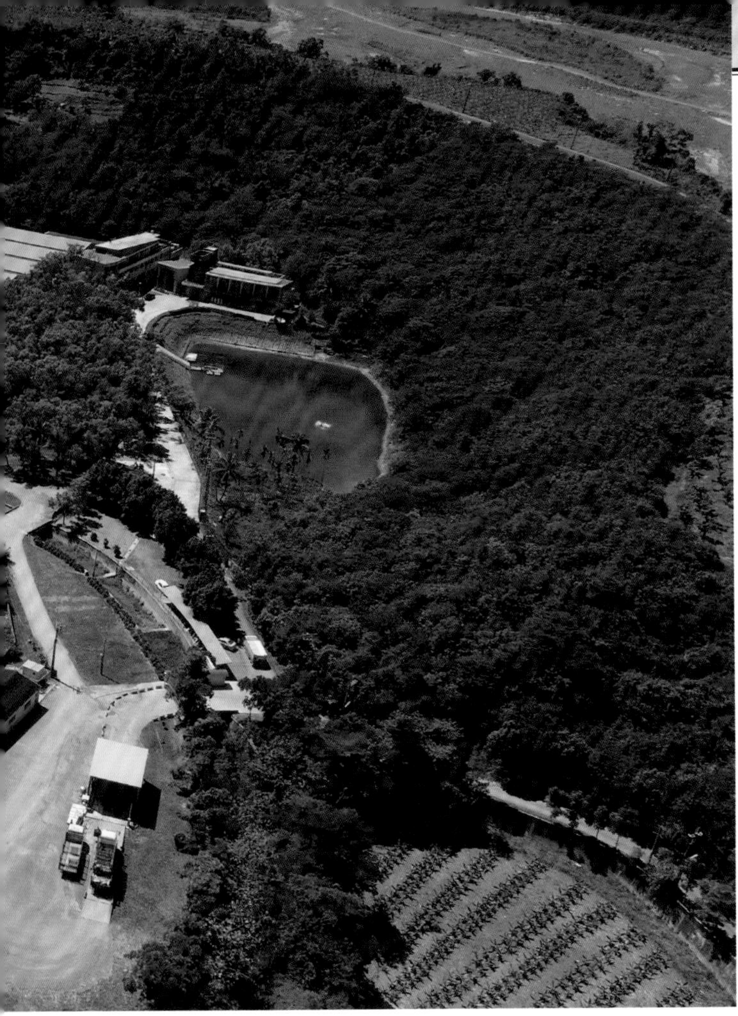

1 豬事大吉！

你對於養豬的觀念還停留在從前嗎？來到大成位在屏東的桐德牧場，設在自然山谷裡的豬舍，配備高科技環保設施與三段式汙水處理系統，猶如公園般的優美環境，徹底顛覆豬舍刻板的印象。

當全球養豬場朝著低汙染、低排放、公園化之環保淨化豬場方向邁進時，大成早在多年前就開始籌劃這座符合國際環保要求的「核心淨化種豬場」。2008年，大成委由台灣養豬先驅余如桐博士協助規劃桐德牧場，於台灣屏東縣新埤鄉的獨立山谷內，比照世界水準的規格與等級，規劃佔地約8公頃的現代化種豬場。

桐德牧場創立的目的，是為了選育出台灣最優良的種豬，從源頭育種開始，全面提高國內養豬的成績。這座牧場集合了生物科技、畜牧管理、動物防疫的頂尖人才，研

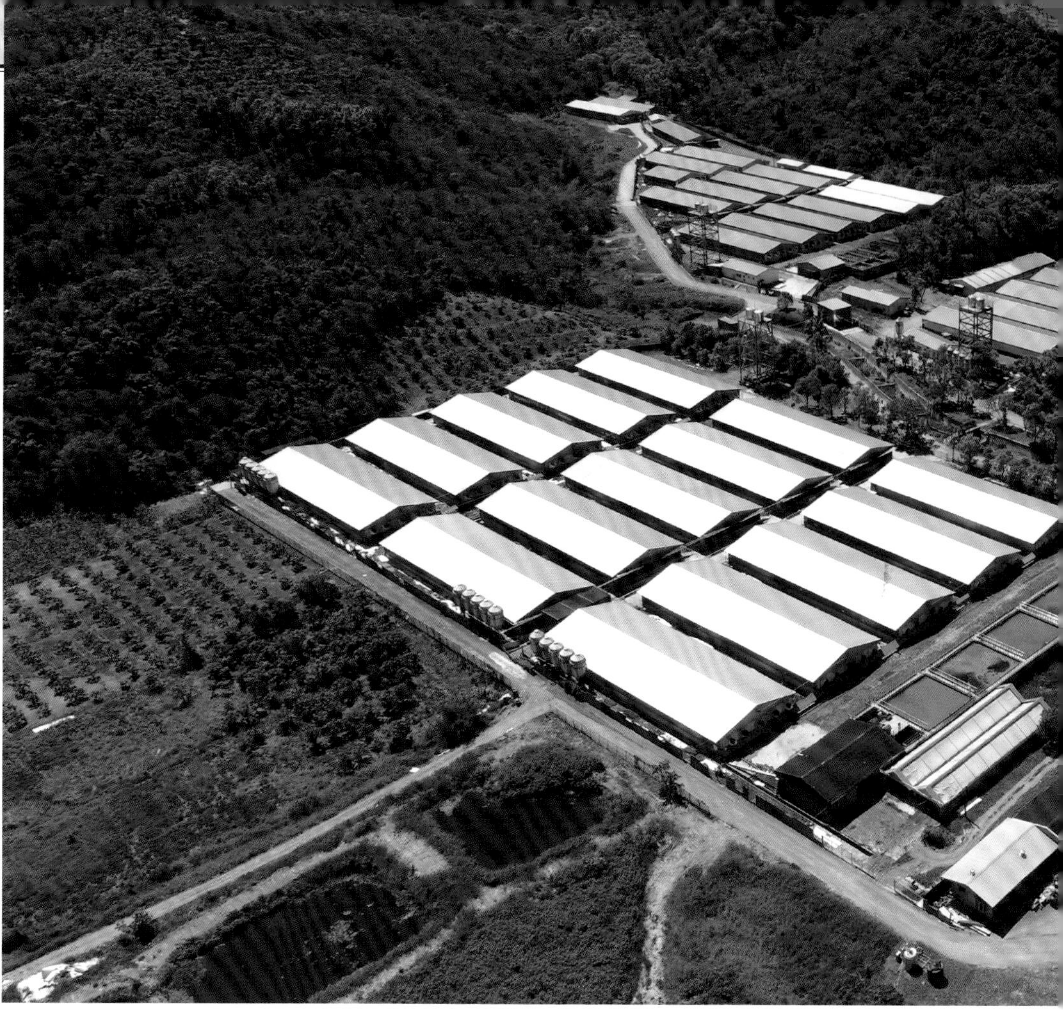

屏東桐德牧場

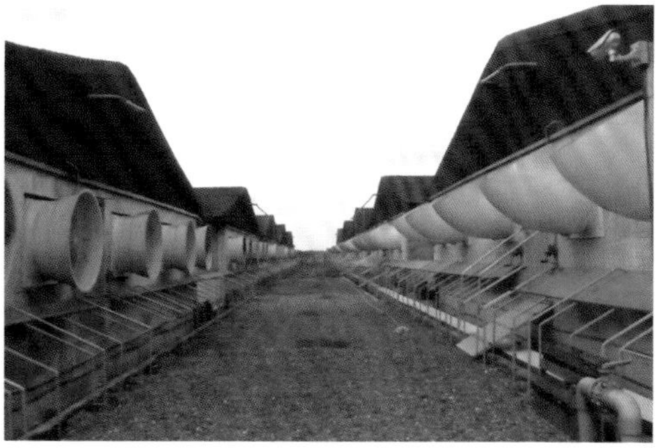

究透過科學育種培育出的高品質豬種，進行技術改善，提高產仔數育成率與豬肉品質，提升台灣養豬業在世界的競爭力。

同時，先進的畜舍設計結合了永續環保的科技配備，在疫病引爆即迅速蔓延全球的年代，桐德牧場探討畜牧業的防疫課題，摸索建立出一套屬於現代化的養豬術。

2 什麼是「核心淨化種豬場」！

台灣的肉豬產業發展迄今，從育種到肉豬，已經建立完整的上中下游產業鏈，可以分成核心種豬場（GGP），種豬場（GP），繁殖豬場（PS），肉豬場；最重要的根源是——核心種豬場。

核心種豬場主要的目的是培育出健康優秀的純種豬，定期從國外引進穩定的種源，追蹤飼養成效，以科學方式篩選出最適合當地飼養並繁殖的種豬，再交棒給種豬場和母豬場。大成桐德牧場就是屬於核心種豬場。

為了生產健康的種豬，大成桐德牧場多管齊下，在環境隔離良好的屏東新埤，建立營養遺傳防疫等現代化的管理方式，例如根據動物習性設計的豬廁所，不僅維護種豬的健康，也兼顧環保與生態，因此又稱為核心淨化種豬場。

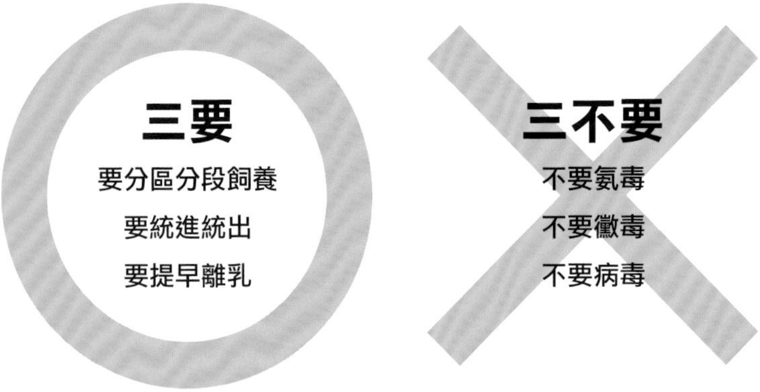
三要
要分區分段飼養
要統進統出
要提早離乳
三不要
不要氨毒
不要黴毒
不要病毒

桐德牧場是東南亞地區第一個核心淨化種豬場，堅守落實「三要」：要分區分段飼養、要統進統出、要提早離乳，與「三不要」：不要氨毒、不要黴毒、不要病毒。

大成建立自有的核心種豬場、種豬場到肉豬場。桐德牧場是核心種豬場（GGP）位於屏東新埤，固定每2～3年從國外引進血統優良之純種種豬，回台灣進行選拔改良，

豬隻生產系統

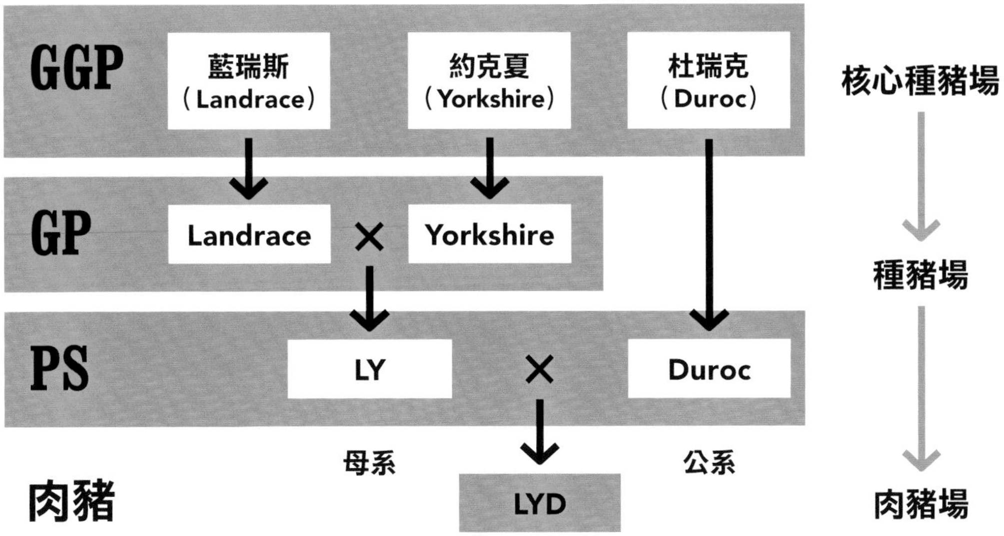

GGP：核心種豬場——主要繁殖出純種種豬之豬場，純種藍瑞斯（Landrace）、純種約克夏（Yorkshire）、純種杜瑞克（Duroc）。

GP：種豬場——主要繁殖出兩品種雜交種豬之豬場。

PS：繁殖豬場——兩品種雜交母豬與杜洛克公豬繁殖出三品種雜交肉豬。

培育適合台灣在地繁殖性能和生長效率較佳的優良種豬。

桐德場培育出的優良種豬再提供給下游PS繁殖豬場（有關廟、里港、六甲等場），生產三品種雜交肉豬（LYD），再交由契約代養戶飼養直至出售上市。

分區分段飼養

傳統一貫式飼養，是將母豬、哺乳豬、保育豬、生長豬、肥育豬等，不同生長階段的豬隻飼養在同一豬場內，雖圈養在不同畜舍中，但畜舍之間沒有隔離設施，工作人員互通，容易傳播疾病，疾病一旦發生難以根除。台灣多數的養豬場屬於一貫式飼養。

「分區分段飼養」（也稱異地飼養），是將不同生長階段的豬分開在不同的豬場飼養，豬場間距離兩公里以上，人員車輛不互通，便可有效降低疾病傳播。因為不同生長階段的豬對疾病的抵抗力不同，對生長肥育期的豬較無害的疾病，對哺乳仔豬可能有致命性的危險。

大成肉豬採取三點式生產，仔豬會在母豬場待18～28日，待離乳之後，將離乳豬自母豬場移到保育場，保育豬長到15～30公斤，再移到另一肥育場，飼養至出售。

統進統出

分段分區飼養還需要搭配統進統出，意即一棟畜舍內的豬群需同時間移入，並於同時間移出，以便進行畜舍清空，且徹底清潔與消毒。傳統一貫式連續飼養，同一畜舍可能會有不同日齡的豬，容易交互傳染疾病，需要格外注意。

淨化牧場的革新設計

桐德牧場的豬舍興建面積約只佔牧場總面積1/4，四周亦無其他豬場設置，良好隔離性有助防疫工作推展，並有負壓水簾隔離畜舍、自動豬糞運輸系統、三段式汙水處理設施等，不似傳統養豬場臭氣薰天。在南洋杉與白樟木的擁抱下，桐德牧場以善待土地的精神，使養豬人可以快樂工作，豬仔可以健康長大，在畜牧業裡找到人與動物的和諧美好。

桐德牧場位於屏東新埤鄉箕湖村，擁有絕佳地勢，東南邊山脈缺口，有來自太平洋的季風吹拂，牧場地勢略向西走低，中間力里溪上游支流小溪將牧場隔成兩區，牧場東面擁有愛蓮池，雨季時場區雨水溝與小溪的溪水可匯集至此，有助排水，保持兩區豬舍乾燥。

桐德核心淨化種豬場

3 分娩舍

以人工方式將種公豬與種母豬配種，受孕母豬育產前七天移至分娩舍待產，在仔豬產下的18-28天內都是採「母嬰同室」，由豬媽媽親自哺乳照顧。

2 種母豬舍

飼育原種年輕母豬，必須兼具外貌與生產力，還要有喜歡照顧孩子的母性，才能成為一頭好豬媽。

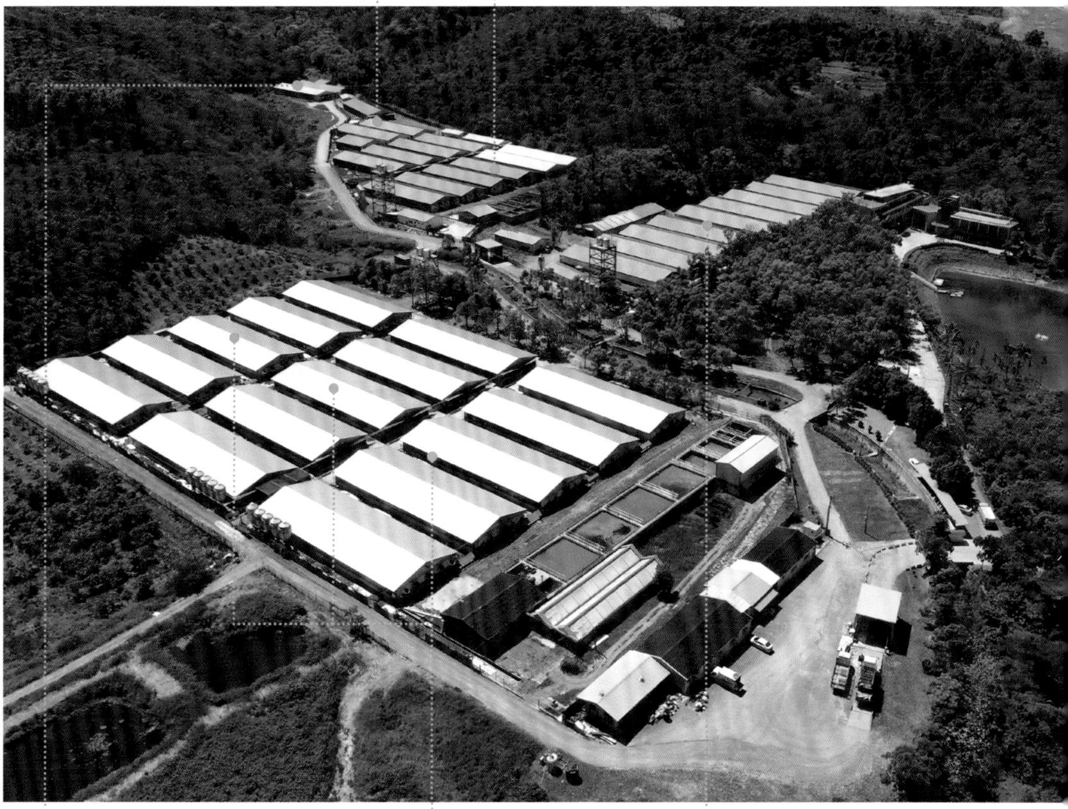

1 種公豬舍

飼育原種公豬，只有活力強、體型好、成長快、無遺傳缺陷的豬帥，才能成為優秀的豬爸爸。

4 育成舍

又稱仔豬舍，離乳後小豬在育成舍裡面托嬰訓練，長到25公斤以上就可以參加選拔，符合優生條件的就會成為種豬。

3

養出愛乾淨的健康豬

你看過豬的家嗎？若以為豬舍一定是又髒又臭，那可就大錯特錯！豬其實是相當愛乾淨的動物，只要配合豬隻習性設計環境，再由專業人員從出生就訓練小豬，豬也可以懂得上廁所喔。

在大成的桐德牧場裡，為了防止口蹄疫威脅，採用「密閉式負壓水簾畜舍」可降低室內溫度、吸附粉塵、隔離外界病原，有利於疾病與生物控管，讓豬隻在舒適環境成長。

另外，畜舍專家也研究豬的社會行為學，加入專屬「豬廁所」與「自動豬糞運輸系統」兩大創新設計，排泄物集中且尿糞分離，可常保豬舍乾淨衛生，而運輸系統能自動排除糞便，降低排泄物產生的氨氣，避免產生異味污染空氣，影響飼養品質。

豬舍全能大改造！五星豬舍大公開

① 豬場全場密閉水簾養殖

前端水簾設備搭配後端抽風設備，能將經過前端水簾降低溫度的空氣帶入畜舍中，降低環境溫度，並抽出豬隻呼出的二氧化碳，使畜舍溫度控制在攝氏26～28度，豬隻

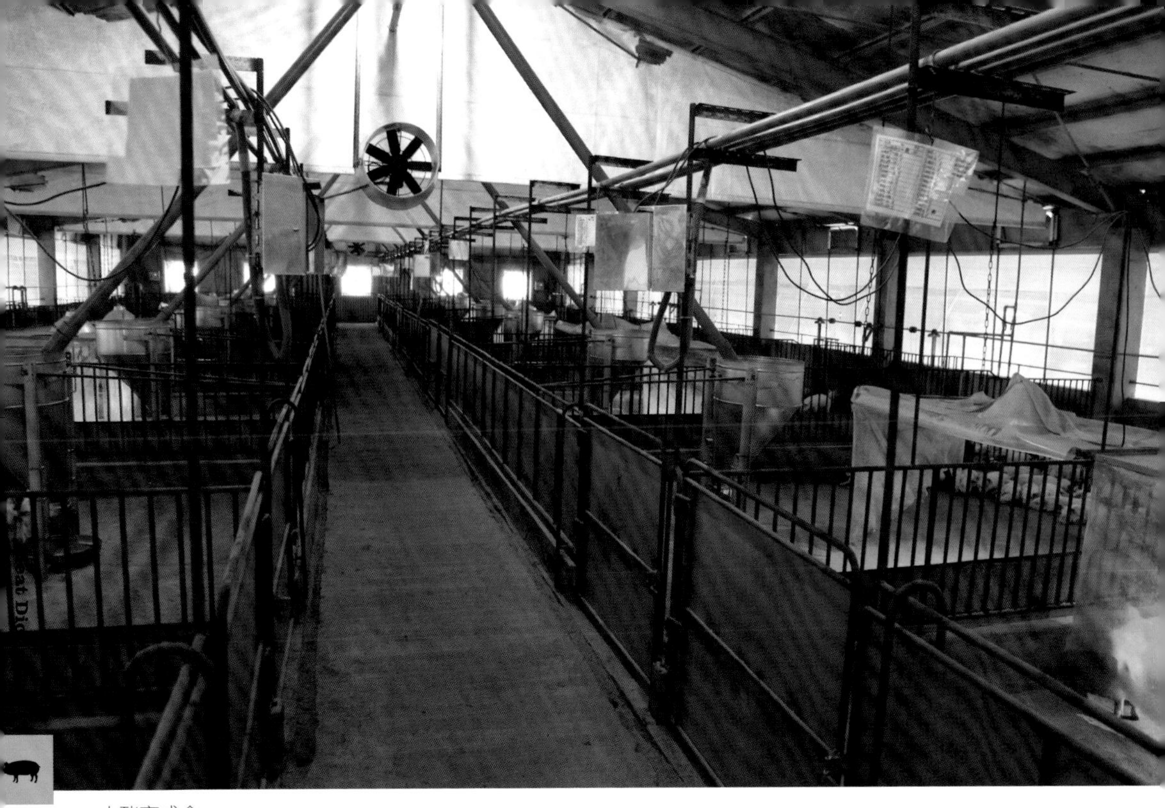

小豬育成舍

什麼是口蹄疫？

口蹄疫是豬隻的傳染性疾病。口蹄疫病毒主要靠空氣和口沫傳播，其病毒雖不會感染人體，卻可以在人體咽喉存活48小時，為了避免人成為傳染病源的媒介，豬場通常會設有隔離消毒措施，工作人員進出豬場都要消毒，同時避免閒雜人等進出豬場，以免交叉感染。

108年台灣正式成為口蹄疫非疫區！口蹄疫拔針（不施打疫苗）滿一年，農委會將向世界動物衛生組織（OIE）申請台灣成為口蹄疫不施打疫苗非疫區，持續同步把關，讓台灣豬肉重新回到國際市場！

非洲豬瘟是什麼？

非洲豬瘟是豬隻的傳染性疾病，不會感染人體。目前台灣尚未出現感染非洲豬瘟的病例，但因為非洲豬瘟的病毒可以存活很久（冷藏肉100天，冷凍肉1000天，豬舍30天），也可能透過進口肉品傳播，所以相關單位祭出罰則，呼籲消費者不要從國外帶肉類產品返國，台灣各大豬場也小心防範。

非洲豬瘟目前尚無有效的疫苗可以防治，主要的衝擊是會造成豬隻大量死亡，嚴重影響養豬相關產業的生計。

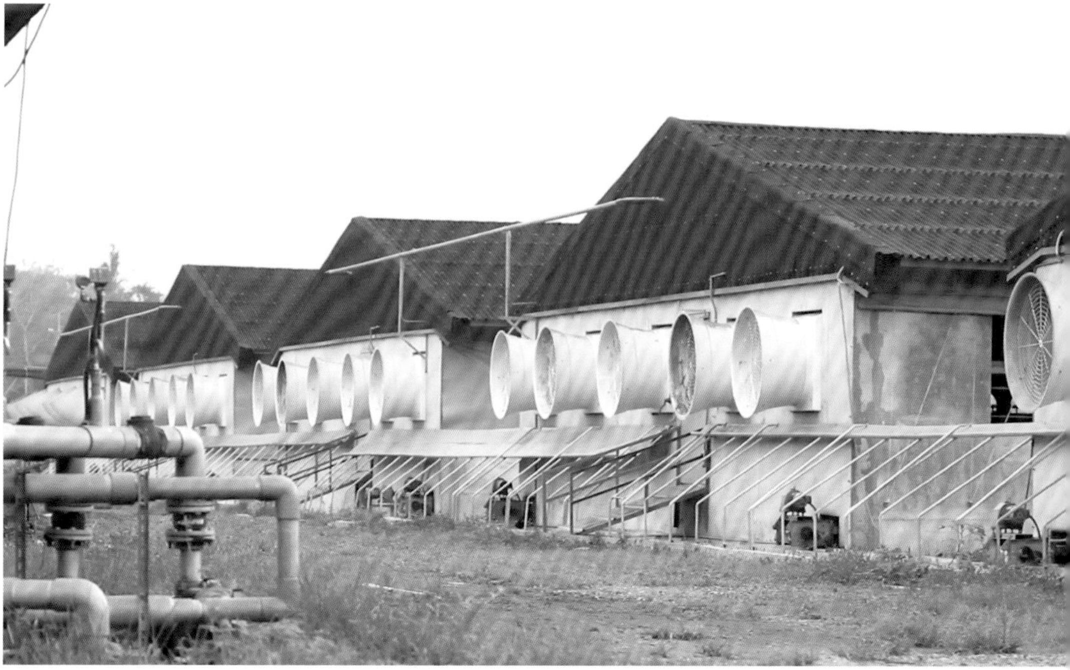

大成桐德牧場是現代化密閉水簾溫控種豬場。

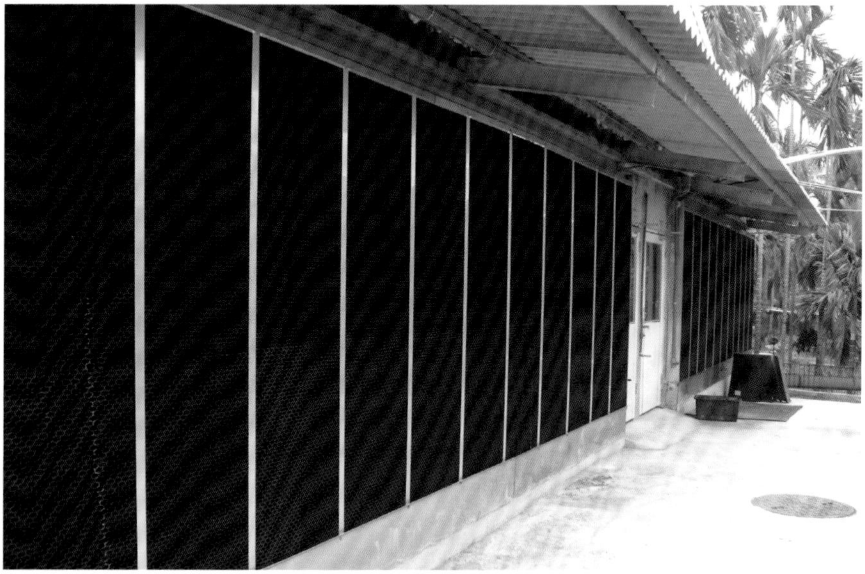

水簾溫控設計讓豬隻生活在舒適的環境。

在不同階段都有舒適的生活環境，才能發揮應有的遺傳表現能力。

② 豬廁所

是由鐵條焊接而成的矩形柵欄，平放在畜舍，略高於地面。利用豬隻會於有熟悉味道、潮濕通風的角落大小便的習性，設置在畜舍內地勢較低窪的角落，離乳小豬經過專家訓練後，多半能在特定區域排糞，讓豬舍更容易清潔。

③ 糞尿分離運輸系統

糞尿分離處理可維護豬隻健康，使豬舍內不產生氨氣，原理是讓尿先流走之後，再運用半自動刮糞機，將豬糞刮至輸送帶，豬糞由輸送帶集中至堆肥舍發酵，再處理成有機肥。

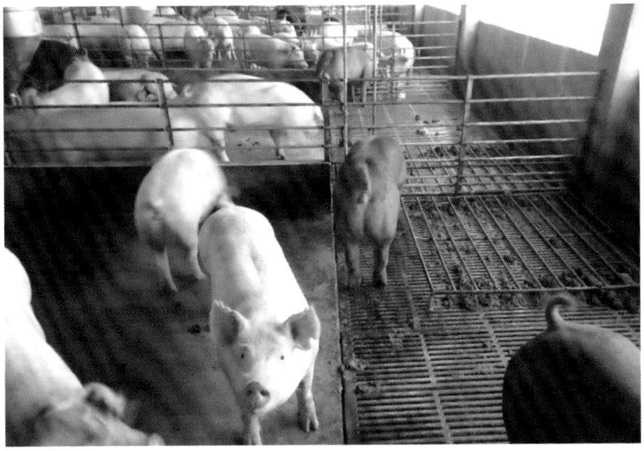

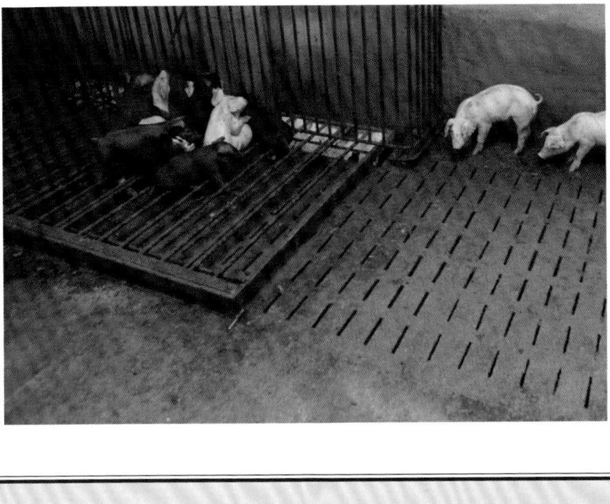

豬廁所。

4 新一代養豬觀念

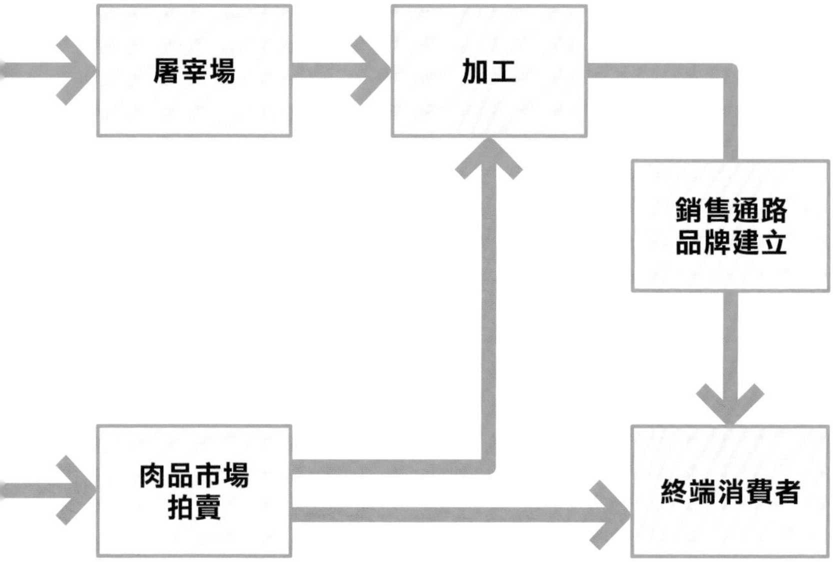

台灣養豬業者，有八成以上是「一貫場」，一成多是「分區分段飼養」，隨著養豬產業走向專業分工，人們對於食品安全的要求日漸提高，養豬業也逐漸從「一貫場」走向「分區分段飼養」模式，究竟這兩者有何不同呢？

所謂一貫場，指的是小豬、中豬、母豬都飼養於一處，農戶一手包辦從配種至銷售。這種飼養模式雖然較節省成本，但卻有相當致命的缺點，就是不同生長階段的豬隻都飼養於一處，防疫控管不易，導致育成率較低。

不過，年輕一代的養豬業者不再如此，轉與種豬場或飼料廠合作，直接購買出身良好種源的仔豬或中豬，使用專業飼料廠出品，營養均衡的飼料配方，可以降低不可控因素，大大提升品質與育成率。

豬肉從哪裡來（豬肉產業鏈）

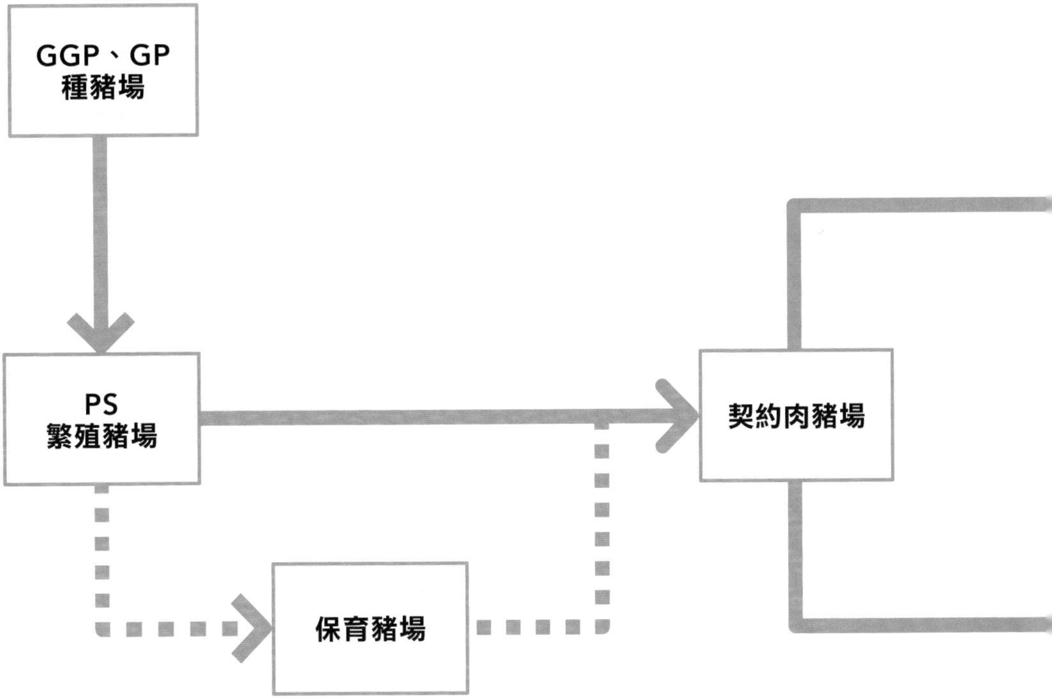

以種豬場或飼料廠為首的契約飼養，好處是把專業知識交給專業分工，種豬場或飼料廠具有的技術人員、營養配方人員、獸醫師等，可以幫助飼養者解決生產問題，再者，不再飼以家庭廚餘，可以避免疫病傳播，而整場豬隻的營養攝取均衡，成長速度一致，沒有良莠不齊的落差，出豬品質好。

此外，契約養殖容易做到「統進統出」管理，母豬批次配種與分娩，讓同批豬仔生長整齊度較高，且離乳後的豬仔會與母豬分離，不在同一個畜舍飼養；「異地飼養」可使傳染疾病能有「斷點」，不易循環或交叉感染。此種共生的產業團體在企業的整合之下，也逐漸發展出一條龍的契約養殖模式。

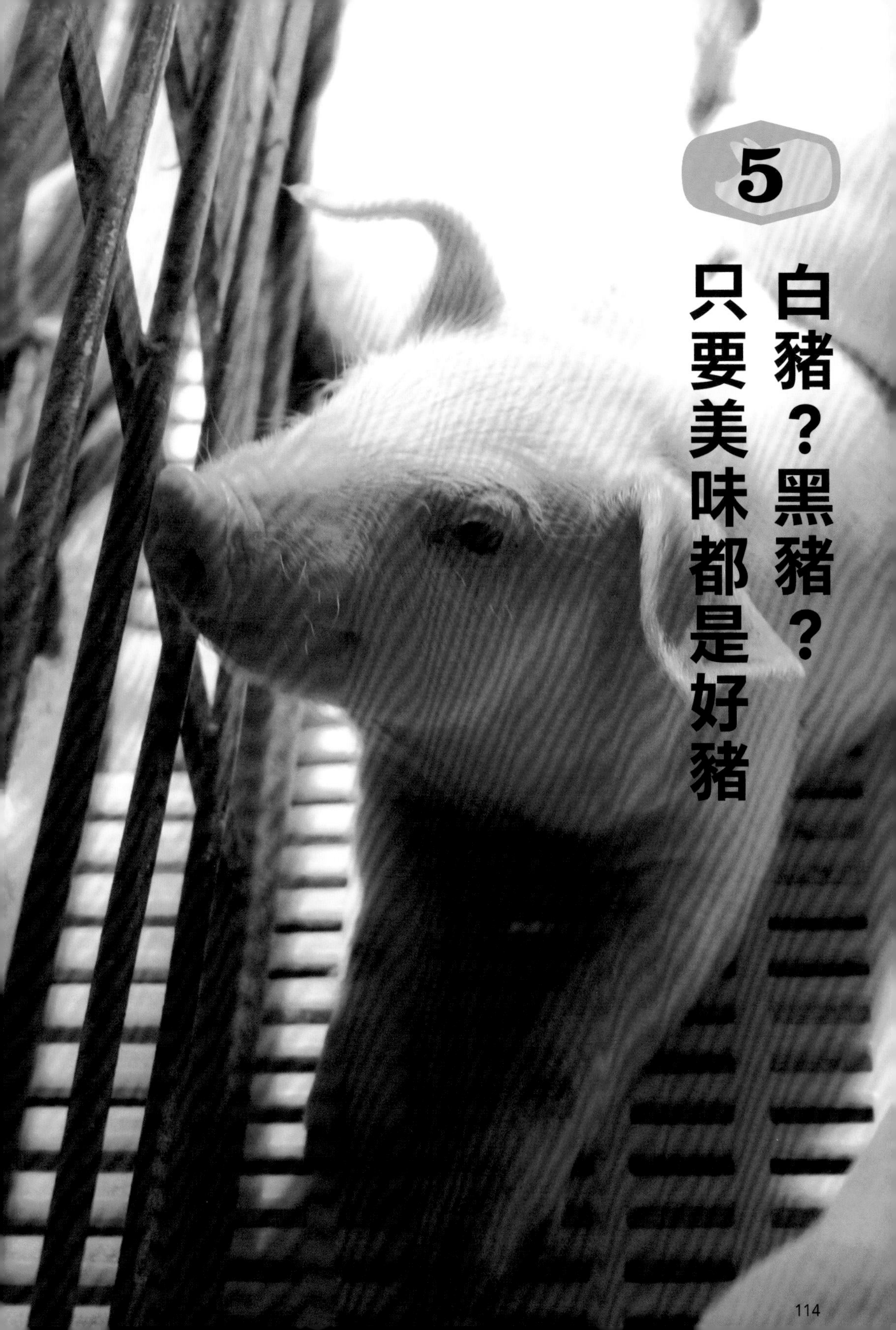

5 白豬？黑豬？只要美味都是好豬

大成的豬飼養垂直整合

整合價值鏈
▼
豬隻品種
▼
獸醫防疫
▼
飼料營養
▼
飼養管理
▼
畜舍設備
▼
屠宰加工
▼
通路品牌

人類飼養豬的歷史悠久，所謂「家豬」指的是當地野豬馴化雜交而生的亞種（Sus scrofa domestica），而全世界各地都有不同品種，例如美國的海福特豬、西班牙的伊比利豬、英國的巴克夏豬、中國的西北八眉豬等，再加上後世不斷選育配種，目前全世界有超過四百個豬種，毛色有白、黑、棕、紅、花等。

至於現代人常吃的三元白豬，起源可追溯至十八世紀末期的英國，引進中國豬與地方品系雜交，換肉率表現特別良好，而此一品系，也可說是奠定了今日商用豬種的基礎。

台灣飼養家豬的品種也隨著外來文化，在每個世代都有不同的轉變。從最早原住民飼養的小耳豬、小型長鼻豬、大型長鼻豬，到後來有泉漳移民以及日治時代引入的品系，少數本地品種如蘭嶼豬與桃園豬，而常見品種為藍瑞斯、杜洛克、約克夏、夏克盤。民國四十七年農復會（農委會前身）率先進口的品種雜交肉豬LYD，並與台糖公司合作，於民國五十七年正式確立育種模式，使得LYD三品種豬成為國內商用肉豬的主要品系。

2010年大成在台灣養豬專家余如桐博士的協助下，從美國引進優良健康種豬群，於環境隔離良好的屏東新埤的桐德牧場進行選拔改良，完整記錄不同品種豬隻生長性能及繁殖性能資料，期望經過長時間挑選後育種，開發出適合台灣的在地優良豬種。

桐德牧場的主要任務是在開發台灣獨特優良種源，場內目前飼養四個純種品系豬種，都是所謂「GGP」的祖母級種源，有美國、加拿大與丹麥進口的藍瑞斯、約克夏、杜洛克、盤克夏等。

為了研發專屬品種，桐德牧場平均二至四年，育種專家就會到國外挑選種豬、尋找優良的品系，進口種公豬與種母豬繁衍，希望透過科學育種培育出台灣高品質豬種，改良改善豬肉品質，提高生產效率。配合大成引以為傲的專業飼料技術，希望可使契約畜牧戶的育成率都能超過九成。

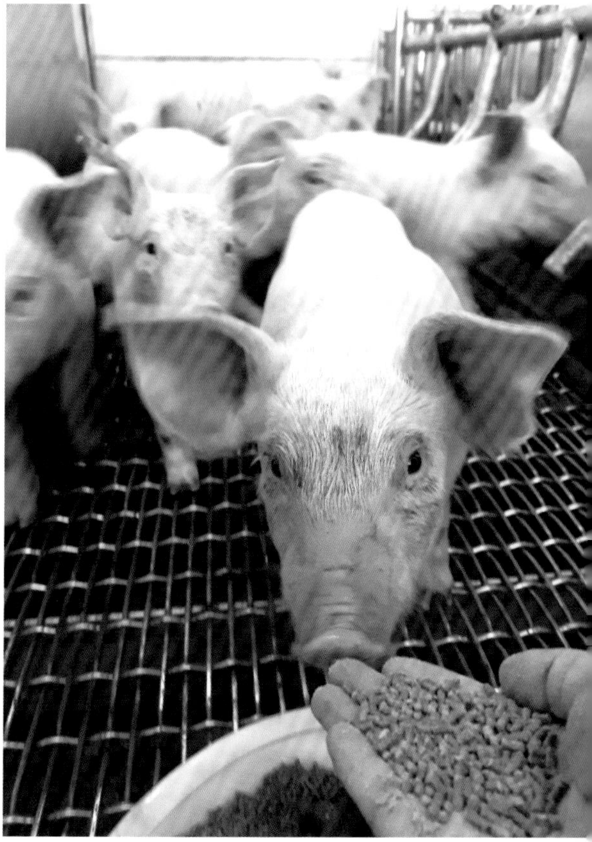

三元白豬LYD

基本資料

- **品種特徵：**外型類似大白豬，但具有藍瑞斯、約克夏、杜洛克的混血特徵。
- **上市體重：**100~130公斤
- **生長天數：**180 ～ 210天
- **肉質風味：**軟嫩適中，風味清淡，是市場接受度最高的品種。

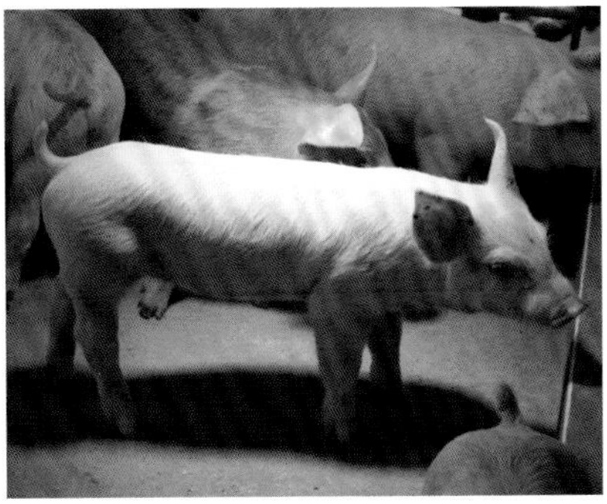

台灣商用肉豬的最大宗——三元白豬LYD

1960年代台灣從美國、瑞典、英國等地引進藍瑞斯（Landrace），由於藍瑞斯具有體型優美的基因優點，加上產量多、飼料轉換率高等特性，常被作為母系種豬，再配以約克夏（Yorkshire）公豬，生產出的雜交母豬，再與杜洛克公豬配種成為LYD三元白豬。

LYD三元白豬的母系種藍瑞斯，背脊深長，且有一對下垂的大耳朵。藍瑞斯雖然是大型豬，卻屬精壯型，皮下脂肪薄、瘦肉多，加上身形長，里肌肉相對較多，價格也較好，因此

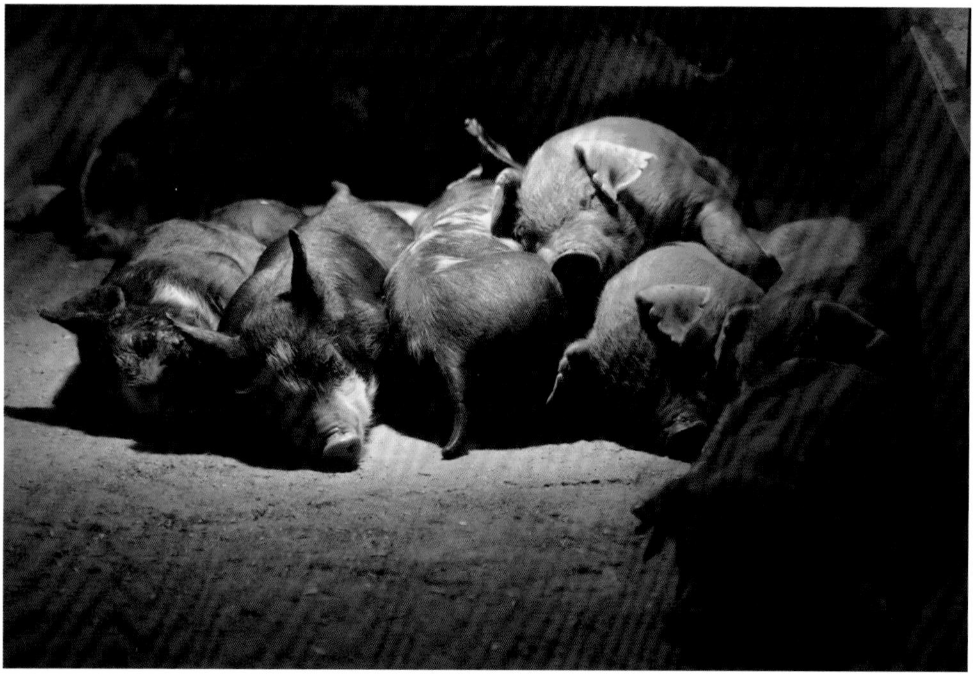

桐德牧場的盤克夏黑豬以及杜洛克紅豬。

成為養豬戶偏好的配種選擇，也是如今最被廣為繁殖的白豬品種之一，在各國亦逐漸發展出不同特色的藍瑞斯品種。

約克夏長相和藍瑞斯猶如雙胞胎，以純白毛色著名，皮膚光澤平滑，辨別的秘訣就在約克夏有一對向上直立的耳朵。約克夏的身世出自英國北部約克夏及周邊鄰地，以絕佳的繁殖力出名，肉質好且產量更高。

擁有夢幻霜降的黑豚——盤克夏Berkshire

盤克夏在台灣約是1898年從日本引進，期間歷經二戰與光復物資匱乏時期，繁殖效率不及其他品種，一度面臨種原散失危機，直到1995年由行政院畜產試驗所改以美國引種，以及各家畜產企業積極深入飼養研究，才漸漸趨於穩定。

盤克夏擁有部分中國豬的血統，因鼻頭、四肢和尾巴等六處白毛，外貌特殊又被稱為「六點白」。盤克夏豬生長速度較其他種豬慢，加上繁殖率偏低（離乳頂多育成七、八頭），飼育成本相對較高，不過由於其特殊風味，深受饕客擁戴，而其傳至鹿兒島後，日人靠著精心飼育、維持品種純化，發展出「鹿兒島黑豬」，打響了盤克夏品牌名號，在台灣則有大成集團與養豬教父余如桐博士從美國進口盤克夏種豬到台灣，於屏東新埤鄉育種繁殖，創立「桐德黑豬」品牌。

盤克夏Berkshire

基本資料

- **品種特徵：**鼻端、尾端及四肢末端均為白色，又稱六白豬。
- **上市體重：**110~130公斤
- **生長天數：**240天
- **肉質風味：**肌間脂肪多，肉色紅白鮮明，油花分布均勻，口感多汁綿密口感，柔嫩Q彈、入口易咬斷。

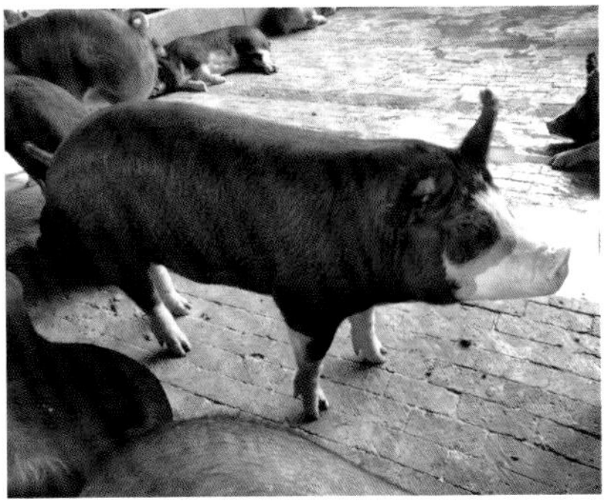

新一代台灣黑豬——高畜黑豬

台灣人對黑豬肉產品普遍有特殊偏好，台灣加入世界貿易組織之後，進口豬肉備增，台灣畜產試驗所積極開發黑豬種豬群以區隔市場，在1997年引進高繁殖力的梅山黑豬，和高產肉性能的杜洛克豬進行品種雜交改良，歷經 七個世代，耗費十一年進行基因鑑定，選育出高競爭力的「高畜黑豬」。

屬中等體型豬種，但飼養期較長，非一般肉豬養至5～6個月，高畜黑豬需養至接近8個月才能出售，加上大成採用專業飼料養育，不同於一般小農戶餵飼廚餘，取得的肉質更加細緻柔嫩。

大成也和台灣畜試所合作，引進高畜黑豬和桐德黑豬進行選育改良，簡稱BK黑豬，以期培育出更適合台灣人口味的高品質黑豬肉。

高畜黑豬

基本資料

- **品種特徵：**耳大下垂，蹄黑，捲尾或垂尾。
- **上市體重：**116公斤
- **生長天數：**224~240天
- **肉質風味：**肉質細緻、柔嫩、多汁。

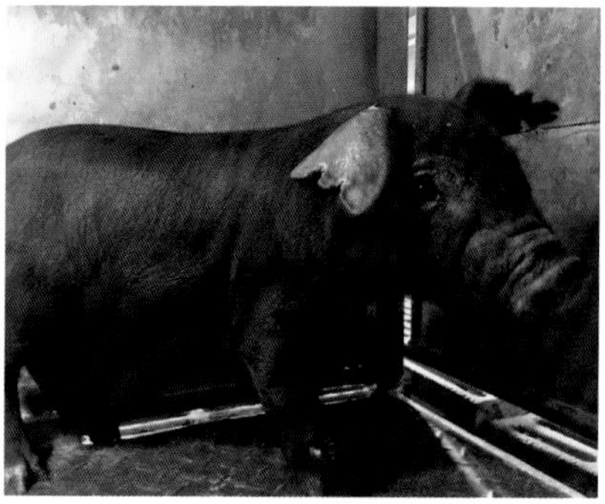

杜洛克 Duroc

基本資料

- **品種特徵**：皮膚平滑具有紅棕色毛，兩耳間隔廣闊，耳朵大小適中，根部向上直立，而耳端則前傾。
- **上市體重**：120~140公斤
- **生長天數**：240天
- **肉質風味**：紅豬的特色在於瘦肉精實，肌間脂肪多，滋味相對清甜，口感也較為清脆。

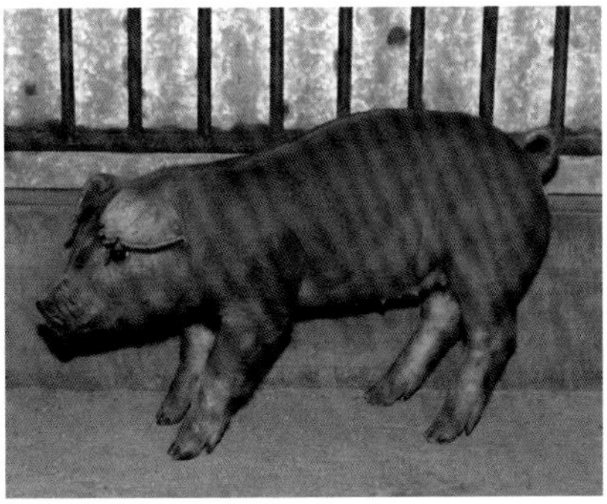

一身狂野紅毛的美國隊長——杜洛克 Duroc

杜洛克是由美國紐澤西州的澤西紅豬與紐約州的紐約紅豬交配而成的混合種，於1812年在紐澤西開始大量繁育，擁有全身紅毛與垂耳的特色外觀，也是美國年產排名前三的豬種。

杜洛克體格健壯，抗病力強，還有生長速度快，瘦肉率與飼料轉化率高等特徵，且能耐亞熱帶及熱帶型氣候，因此分佈廣泛，於1960年被引進台灣。

杜洛克歷經早期美國農村變遷時期，因應肉品市場需求變化育種，由脂肪型豬改良成精瘦的肉用豬。飼育期間或以高碳水化合物飼料餵養，可提高肌間脂肪，使得肉色呈現美麗的大理石紋霜降油花，瘦肉獨有的緊實度，淡淡清甜讓人口齒留香。

7 美味的豬是吃什麼長大的？

關於「風味豬」，人們最耳熟能詳的，就是西班牙伊比利豬。伊比利豬被譽為世界上最美味的豬肉，主要來自放牧飼養於森林，輔以餵食大量橡樹果實，使得肉質脂肪帶有特殊迷人的清甜香氣，而所製成的火腿更有著「火腿界勞斯萊斯」的美讚。由此可知，飼料與風味之間存在密切的關係。

坊間有派說詞認為，豬吃與人一樣的食物（廚餘），養出的豬肉會比較美味。事實果真是如此嗎？或許，豬飼以廚餘可養成獨特風味，但問題在於廚餘經常保存不佳，豬吃了變質的食物，脂肪氧化酸敗產

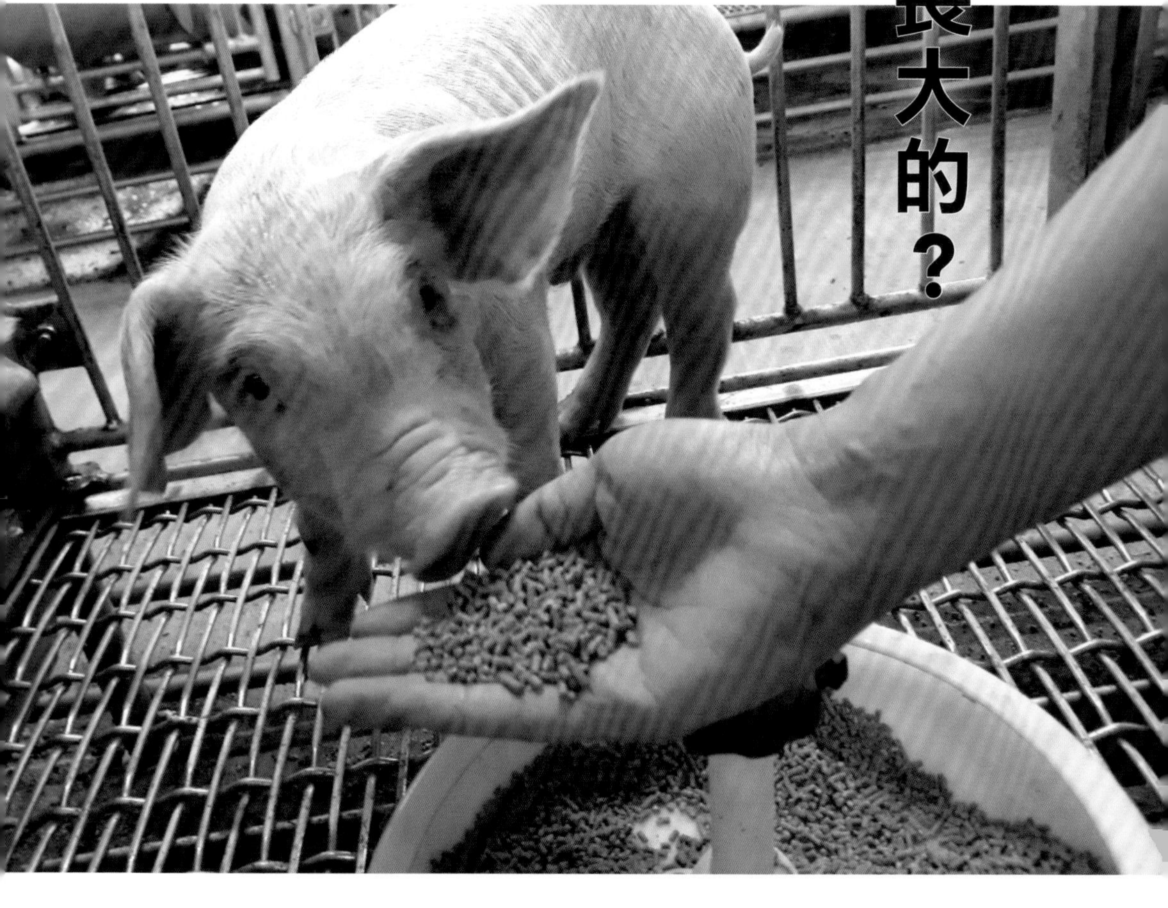

生異味，恐怕也難以掌控品質。為了飼養出深具獨特性的風味豬，現代養豬戶大部分會與專業飼料廠配合，針對生長階段，給予不同的特殊飼料或營養保健品，尤其是在生長後期添增的特殊食材，像是胡蘿蔔、橄欖渣、優格等，增添豬肉的風味。

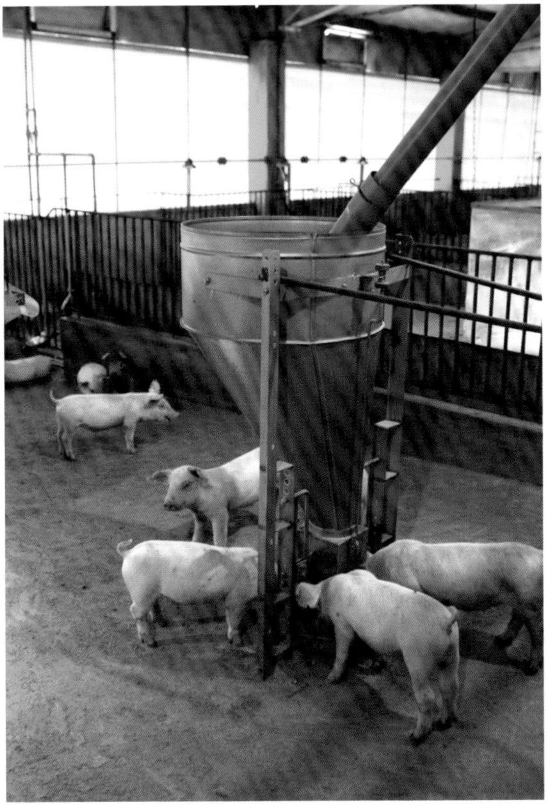

豬每天所吃的飼料主要為玉米與黃豆粉，另外再輔以胺基酸、鈣、磷、鹽、綜合維他命與礦物質，使豬隻可以長得快、長得壯。為了讓豬更健康，大成會使用有機酸與益生菌來促進豬隻腸道健康，提昇免疫力。

影響豬肉品質最重要的是品種，選對品種之後，大成會針對該品種的特色搭配適合的營養。例如在豬隻30～70公斤重的黃金長肉階段，會提供足量蛋白質與胺基酸食材來讓豬隻的瘦肉增長；而70公斤之後長肉趨緩，開始長油，針對肌間脂肪含量比較高的品種，提供適當比例的蛋白質與脂肪食材，可以養出深受消費者喜愛的「霜降肉」口感。

此外，如同人類的食物都需要經過烹調，現代飼料配方多講究「熟化」手續。所謂熟化飼料，意即原料利用瞬間高溫處理過，就猶如將生米煮成熟飯，可以達到殺菌消毒作用，減少原料上的有害物質，且經過烹煮的穀物也更易被消化吸收。

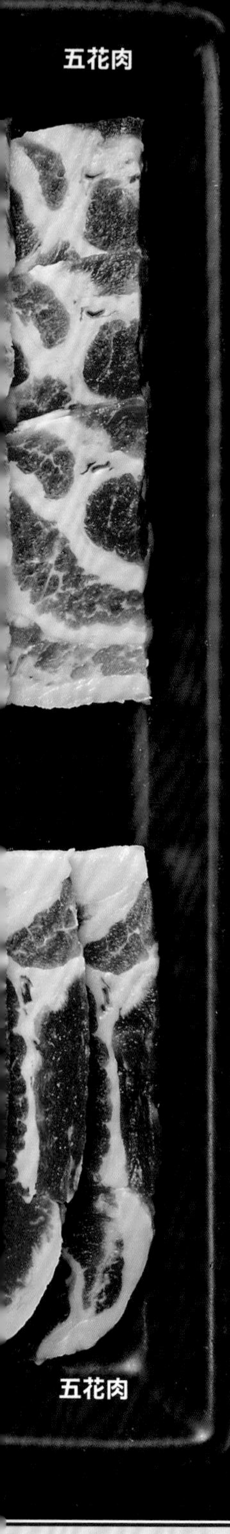

8 電宰運銷影響肉的美味

你是否買過看起來沒有血色，肉質纖維鬆垮，看起來水水的豬肉？或是看起來呈現暗紅色，煮起來又乾又柴的豬肉？這都不是標準的豬肉，要減少發生異常豬肉，除了從品種、養殖改良，也要在豬隻運輸、繫留及屠宰時盡量降低豬隻的緊迫程度，既能符合動物福祉，讓消費者能夠擁有品質更好的豬肉！

顏色蒼白（pale）、組織鬆軟無彈性（soft）以及肉的表面會有滲水情形發生（exudative），被簡稱為水漾肉，或稱PSE肉（pale soft exudative pork）。主要是豬隻若在屠宰前，以不當的方式進行致昏，而產生急性的、短暫性的緊迫，會使肌肉內的肝醣快速分解，產生大量乳酸，造成屠後肌肉的pH值在短時間內快速下降，會使肉的保水性變差、質地鬆軟、顏色蒼白及缺乏風味。

若是豬隻在屠宰前受到長期性的

標準的豬肉，因不同部位、肉色有差異，可做為選購參考。

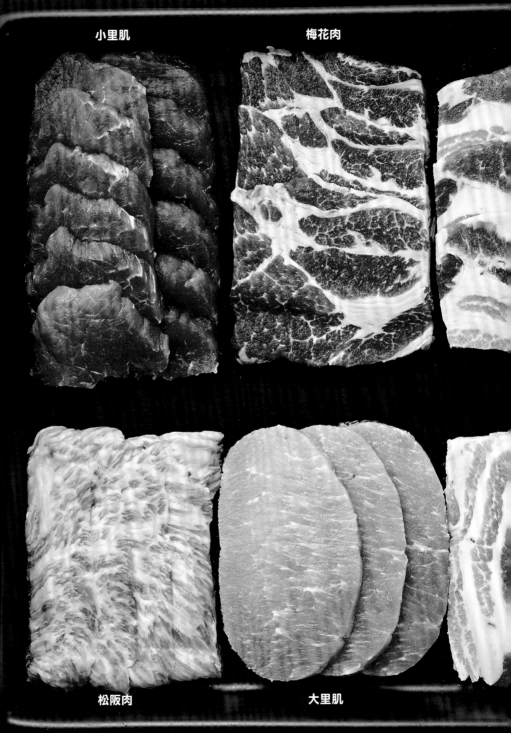

緊迫，而使得肌肉中的肝醣消耗殆盡，無法在屠宰後產生適量乳酸，將肌肉的pH值降至正常值，就會產生色澤深暗、肉質偏硬及表面乾燥的豬肉，被簡稱為DFD肉，又稱為暗乾肉（dark firm dry pork）。

你知道豬肉也需要熟成嗎？

豬隻電宰之後，部分經過熟成期，這段時間豬肉保存在良好溫度與溼度的空間內，讓豬肉的纖維軟化、增加風味。

常見「低溫真空熟成」，是將豬肉置於攝氏0度恆溫與80～90% R.H.的高濕度環境約3～5天。不同品種的豬肉，熟成期略有不同；盤克夏黑豬需要10天，杜洛克紅豬需要14天。不同部位的熟成期也不盡相同，電宰場會依照餐廳或通路需求進行熟成。

傳統市場的豬肉，多半未經過熟成階段，所以豬肉相對會比較結實，適合長時間紅燒或滷煮，較不適合直接製成日式炸豬排。只要懂得豬肉的特性，加以烹飪，都可以品嚐到最美味的豬肉。

豬肉熟成的好處

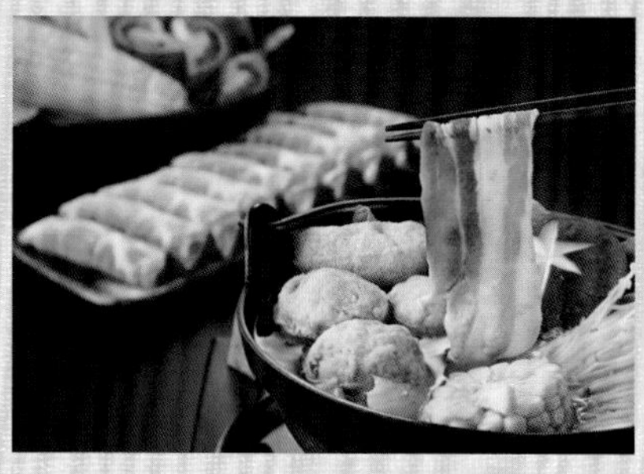

① 嫩化

豬臀肉或五花肉部位因有豐富結締組織，透過熟成使豬肉產生蛋白水解酶，可分解豬肉的肌纖維，增加豬肉的柔嫩度。

② 改變風味

熟成可將豬肉的蛋白質轉換成胺基酸。以「穀胺酸」為例，熟成豬肉比沒有熟成的豬肉多了一倍，而胺基酸在150～180℃高溫燒烤的過程，可因梅納反應產生肉香味，增加豬肉的濃郁層次風味。

③ 多汁性

熟成也會改善豬肉吸水量，因此熟成豬肉在嘴裡咀嚼時會感覺較多汁。

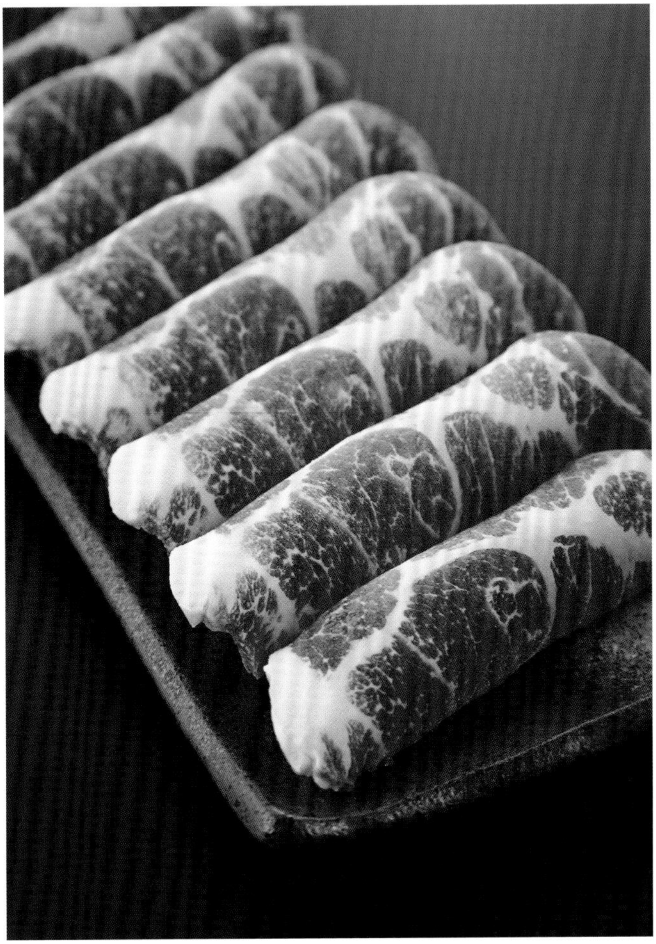

9 豬肉的美味如何檢測？

一般人都知道，新鮮的豬肉顏色會呈現淡紅或鮮紅色，不新鮮的豬肉常常肉色暗淡缺乏光澤。不過這種判斷法只是普通原則，不同品種與部位的豬肉，色澤也會明顯不同。

為了瞭解豬肉的美味秘密，大成在品檢中心的實驗室內，利用物性測定儀檢測生鮮豬肉的軟嫩度，用色差儀與肉色標準板檢驗肉的大理石紋，PH值則是用酸鹼度測定計，並測定保水性含量，以及針對核苷酸、胺基酸、脂肪等重要呈味物質的含量進行檢測，找出品種、養殖與美味的關係。

除了制定豬肉的美味標準，實驗室也會將所得的科學數據回饋給種豬場，期待藉由育種、飼養等來改善缺失，達到提升美味的目標！

桐德黑豚

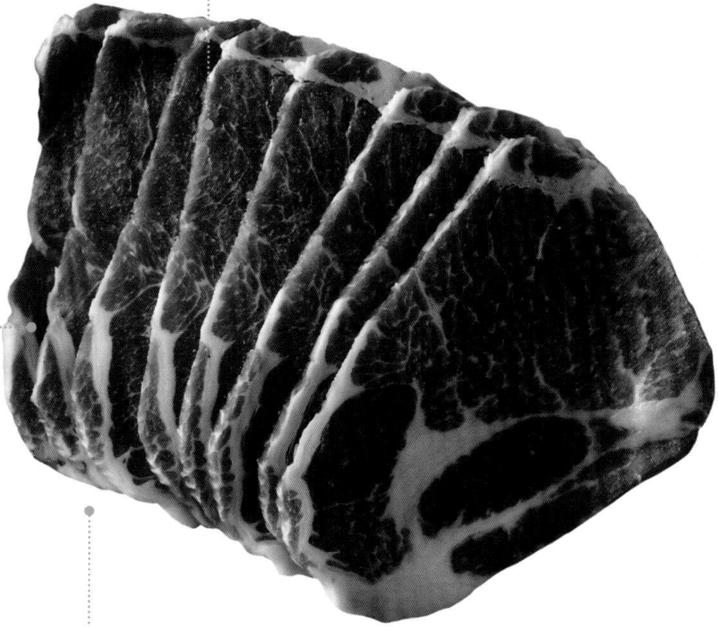

綜合評比
接受度

5.7

綜合評比接受度是以喜好性品評，從1分（非常不喜歡）到9分（非常喜歡），由專業品評員評分的平均結果。

豬肉的美味實驗

1.顏色

類別	專業品評	科學分析──色澤	
檢驗項目	顏色 1（極差）- 9（極佳）	里肌肉色 （>3.5肉質佳）	Hunter- a value （a值越高肉色越紅）
桐德黑豚	**5.3**	**4**	**5.5**
市售豬肉	4.3	2	3.7

2.嫩度

類別	專業品評	科學分析──嫩度		
檢驗項目	嫩度 1（極差）- 9（極佳）	大理石紋 （正常值2-2.5）	肌內脂肪	物性測定力
桐德黑豚	**5.4**	**3.0**	**1.7**	**378**
市售豬肉	4.0	2.2	1.2	547

3.多汁性

類別	專業品評	科學分析──保水性	
檢驗項目	多汁性 1（極差）- 9（極佳）	24h pH 值 （5.8-6.0 肉質最佳）	保水性
桐德黑豚	**5.6**	**5.8**	**65**
市售豬肉	4.2	5.7	60

| Q & A |

豬博士來解答

Q 豬肉的顏色是愈紅愈好嗎？

A 動物的品種、年齡、性別，甚至是部位的不同，一樣會造成肉色的差異。肉呈現紅色，是因為肌肉中「肌紅蛋白」(Myoglobin)的存在，不同的部位，會因為肌肉運動量的差異，使各肌肉中肌紅蛋白的含量有差異。

但是，火腿這種呈現粉紅色的醃漬肉品，是因為醃漬時所加入的硝酸鹽類或亞硝酸鹽類會分解產生一氧化氮(Nitric oxide)，這種氣體與肌紅素結合再加熱後就會呈現粉紅色。

包裝破損或冷凍時間過長而導致在冷凍肉品表面出現的白色或棕色斑塊，則是肉品脫水與氧化後所造成的結果。

Q 溫體肉、冷凍肉、冷藏肉是什麼？

A 市售豬肉主要可分為「溫體肉」、「冷凍肉」、「冷藏肉」。大部分消費者覺得溫體肉較為鮮美，但傳統肉販若是沒有冷藏設備，肉品長時間暴露在高溫悶濕的市場環境，基本衛生十分堪慮。而冷凍肉與冷藏肉全程都在低溫下處理，包裝後以冷凍或冷藏貨車運送，全程確保鮮度、防止污染，在食安上較有保障。

Q 挑選豬肉有哪些客觀標準？

A ① **產地**：台灣進口豬肉來源眾多，最大隱憂為瘦肉精問題，由於國產豬肉禁止使用瘦肉精，加上產地距離近，新鮮度與安全度都較好。

② **合法屠宰場**：合法屠宰場的豬隻有基本的獸醫師把關，對消費者較有保障。

③ **安全管制認証**：產品包裝可認明是否有ISO22000、HACCP。

④ **牧場資訊**：牧場資訊透明化，代表豬隻批次可溯源，藥物殘留等安全條件受到追蹤。

⑤ **品牌**：選擇安心可靠的品牌，對產品建立公信把關機制。

食品安全管理系統認證
ISO22000

Q 冷凍與冷藏豬肉比一比？

A 冷藏肉與冷凍肉的差別在哪？冷藏肉貯存於4℃左右的冷藏庫，冷凍肉則貯存於-18℃以下之冷凍庫。冷藏肉的保存期限大約為3～5天，但經過集貨、運送、上架等過程，等消費者買到後的賞味期限大約只剩1～2天；而冷凍肉則是一屠宰完馬上急速冷凍，也能將鮮味封存，並且延長保存時間，冷凍肉在良好的低溫冷凍環境下，可保存一年。

Q 購買豬肉的通路應該注意哪些？

A 買肉最好還是在有良好管理，有冷藏冷凍設備的地點，例如超市量販店，新興的肉品專賣店，專賣店能提供多元的肉品，專業的解說，客製化的服務。

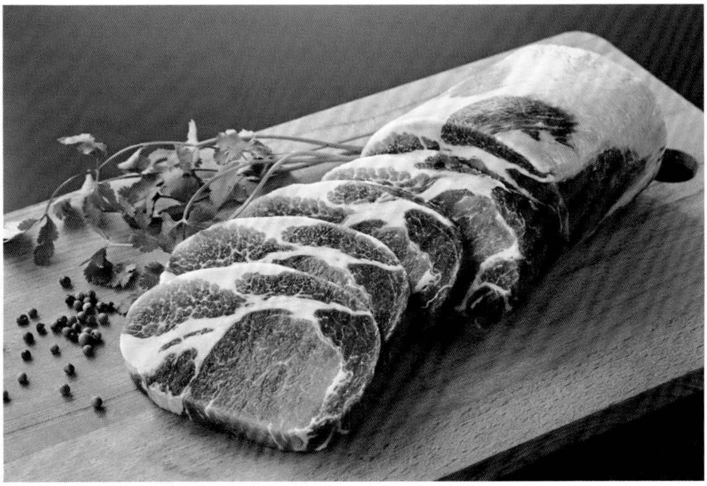

Q 什麼是重組肉？

A 根據「重組肉食品標示規定」第二條中，定義重組肉為「以禽畜肉或魚為原料，經組合、黏著或壓型等一種或多種加工過程製造之產品，且該產品外觀易造成消費者誤解為單一肉（魚）塊（排、片）之產品」。法規也規定，使用重組肉製造的商品，必須在包裝上註明「重組」或是「組合」等字樣，充分告知消費者這類產品的特性。但是可以明顯辨別與一般肉品不同的產品，如貢丸、漢堡肉排、熱狗等食品，就不需要標示為重組肉。

因為重組肉的製程，通常包含了原料肉的絞碎、細切等步驟，使肉品具有較好的加工特性，但同時，也使重組肉受到環境影響與微生物汙染的機會提升，因此這類食品必須經過完全的加熱才能食用。

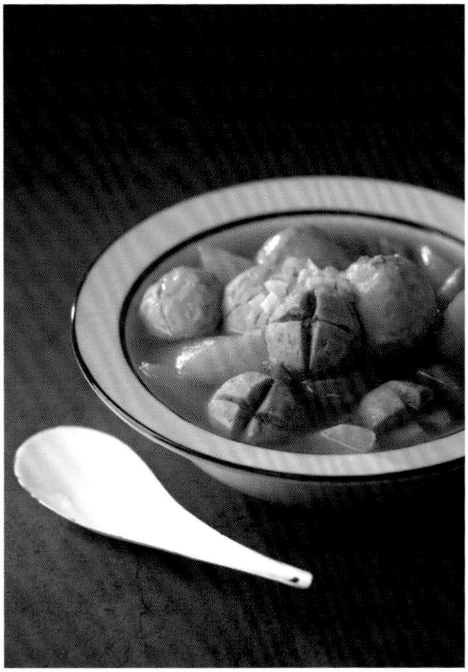

Q 什麼豬肉適合做成貢丸？

A 飼養週期長的種公豬與種母豬的肉質纖維比較堅實，口感特別有彈性，適合用於製作貢丸、肉鬆等產品。不過種公豬與種母豬飼養期往往長達數年，用於食品加工更必須要嚴格遵守停藥期的規定，選擇合格電宰場處理、經過藥物殘留檢驗的肉品，才能製成安心又美味的貢丸。

Q 為什麼有些豬肉吃起來有異味？

A 豬肉吃來有腥騷味，主要來自雄性酯酮（Androsterone）與糞臭素（Skatole），影響風味的主要有「閹割」、「飼養管理」、「飼料」這三種因素，惡臭環境也會增加糞臭素含量，透過飼養管理設計，保持乾淨清潔的飼養環境、提供自由飲水，也可減少異味產生。至於飼料部分，則要盡量避免氣味特殊的飼料，或是給予過量蛋白質，未消化吸收的蛋白質易使排泄物產生氨，也會影響豬肉風味。

豬肉美味圖解

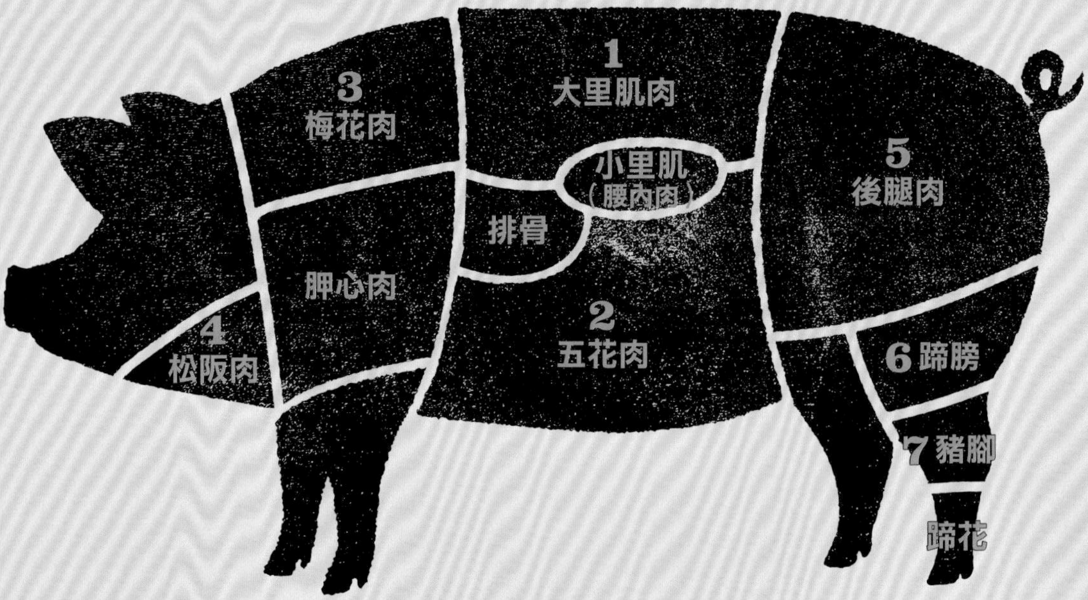
1
大里肌肉
3
梅花肉
小里肌
（腰內肉）
5
後腿肉
排骨
胛心肉
2
五花肉
4
松阪肉
6 蹄膀
7 豬腳
蹄花

1 里肌肉

位於豬的背脊位置，常見的大里肌肉、小里肌肉、肋排、排骨就是取自此部位。里肌肉的組織較為細緻，較沒有逆紋與順紋差異，只是里肌肉的外膜（筋）一定要去除，烹調後才不會因肉質熟化變形，以致口感太硬過老。

★**大里肌肉**：肉質有咬勁，帶有適當油花，適合煎、炸、炒；帶骨的里肌肉（俗稱大排），則常用來製作中式排骨便當中的排骨。

★**小里肌肉**：俗稱腰內肉，是運動最少的部位，也是最嫩的一塊肉。肉味較淡，脂肪含量低，適合煎、炸、炒、日式豬排。

★**肋排**：位於背脊旁的肋骨，呈現一整塊連骨帶肉的形狀，適合用烤的方法烹調，在歐美國家中是烤豬肋排的主要食材。

★**排骨**：又稱為小排，即將肋排剁成小塊狀，會包含些許肋間的肉，肥瘦均等，適合紅燒、燉湯、蒸、油炸及燒烤等。

2 五花肉

位於下腹部，俗稱的三層肉，以一頭豬來說，五花肉分布的面積是最大的。建議以逆紋切處理，口感較軟且不柴；若順紋切在肉質加熱後會捲曲，口感較乾，形體不漂亮。為了方便切肉，可放入熱水略煮2分鐘，讓肉表皮稍硬化再洗淨，就可切條、切塊；或者先放入冷凍庫冰至容易下刀的硬度，就能輕易地切片、切絲。

●**適合料理**：五花肉常會切片或切絲，與青菜、香菇、豆干及蔥蒜等同炒，當作增加油脂的配菜，或是直接當作主材料，噴香燉滷。

3 梅花肉

位於前胸背脊前方到肩胛骨處，常見的梅花肉則是指位於肩胛肉上方（即肩骨上的肉），下方為胛心肉。梅花肉肉質嫩，油脂分布適中，比五花肉瘦一點，較紮實，因油脂不多，建議逆紋切，肉炒香後不會變形，保水度夠、肉質不會太老。

●**適合料理**：作為火鍋肉片、叉燒肉、咕咾肉、粉蒸肉。

4 松阪肉

分布在豬的臉頰兩邊，連接下巴的位置，因上下顎運動頻繁，肉質油花均勻，逆紋切才能讓口感有脆度、熟後不會捲曲；一隻豬只能取出兩塊，約六兩。另有「僧帽肌」口感與松阪類似，是大里肌最前端的一小塊三角形肉部位，常俗稱為「離緣肉」，數量一樣少而美味。

●**適合料理**：燒烤、汆燙、煎烤等。

5 後腿肉

脂肪少，肉質結實、但纖維較為緊密。

●**適合料理**：因油脂少稍顯澀，適合切絲烹調或長時間滷煮。

6 蹄膀

台語又稱腿庫，分有前蹄膀和後蹄膀。

★**前蹄膀**：肉質比後蹄膀來得Q，適合以烤的方式烹調，德國豬腳就是取自此部位。

★**後蹄膀**：肉質較為結實、纖維較粗，適合以滷煮、紅燒等需要長時間的烹調方法。

7 豬腳

位於蹄膀以下、蹄花以上的部位。富含膠原蛋白。蹄花位於腳踝下面的部位。富含膠質，經常與花生一同燉煮，也經常做為產婦做月子時的補品食材。

●**適合料理**：滷煮、紅燒等需要長時間的烹調方法。

Recipe 1

如何熬出濃醇的大骨高湯？

要熬一鍋好高湯，食材很重要，大骨高湯用一般排骨或肉骨煮不出濃郁底味，必須挑新鮮有骨髓的最能燉煮出濃醇甘甜，採買大骨的時候，可請店家先切小塊一點或切開，入鍋後才能完全釋放美味精華。

(!) 清澈高湯二次煮很重要

1 徹底汆燙！不要以為稍微過熱水就好，一定要煮到再次滾沸，並保持微滾1分鐘，才能完全將血水及髒污燙掉；撈起再用清水洗淨，確認沒有雜質才行。

2 正式長時間燉煮，重點在於先大火煮滾後，接下來轉中火，全程1.5小時都保持微滾沸（半滾狀態），千萬不能一直大滾狀態，才能保證湯汁清甜不濁。

大骨高湯

食材

大骨…1公斤
芹菜…3株
紅蘿蔔…1條
蔥段…3株
洋蔥…1顆
玉桂葉（肉桂葉）…3-5片
水…5000cc

作法

1 取一鍋裝水並以大火燒至滾開，放入大骨，再次煮開後計時1分鐘。取出大骨後，洗淨備用。
2 另取一鍋，加入5000cc水，放入洗淨的大骨及所有蔬菜，水滾時，調中火讓湯保持半滾狀態，熬製1.5小時即可完成（如開大火容易使湯變得混濁）。

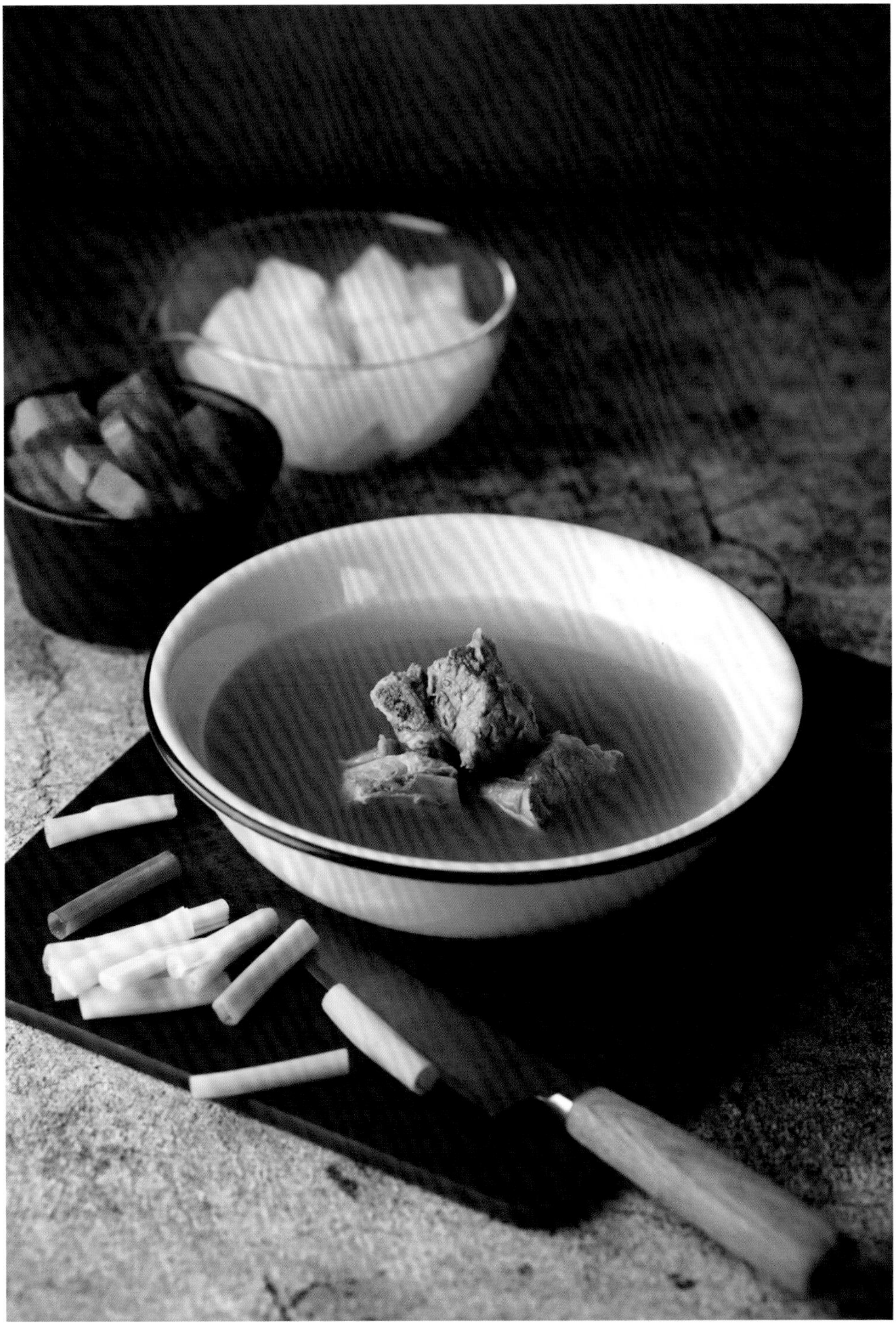

Recipe 2

一塊五花，三種吃法

桐德黑豚五花的特色是瘦肉和油脂分布很均勻，油脂量比一般的多，整塊肉看來如錦織般美麗，無論冷熱料理或是涮火鍋都美味。

整塊五花肉煮熟再切片料理是常見的家常作法，只是對新手來說，想要將肉塊煮到剛好熟又多汁，火候控制不是太容易，若沒仔細顧好，容易外乾內柴。主廚建議黑豚五花可直接切片汆燙，好入口又能縮短料理時間，只要依照料理需要的口感切成不同厚度就可以囉！

1 酸菜白肉鍋

食材

五花肉片…300g
酸白菜…300g
大骨高湯…1000cc
大白菜…適量
蔬菜…適量

作法

1 酸白菜切成5公分一小段。鍋中加入少許油，燒熱，將酸白菜炒香。
2 約3分鐘後再加入少許五花肉片拌炒，完成後放入火鍋。
3 依個人喜愛加入火鍋料及蔬菜，最後再倒入熬好的大骨高湯，剩餘的五花肉可以邊吃邊涮。

POINT ❶酸白菜先以熱油炒過，酸香滋味會提升，加上炒香的五花肉，鍋氣香與五花油脂能讓高湯更鮮甜甘酸，也不用擔心湯頭混濁。
❷肉片可快涮、吃其原味鮮度，也可燉煮入味，因五花肉不是全瘦肉，油脂口感軟Q，不用擔心煮久會變硬。

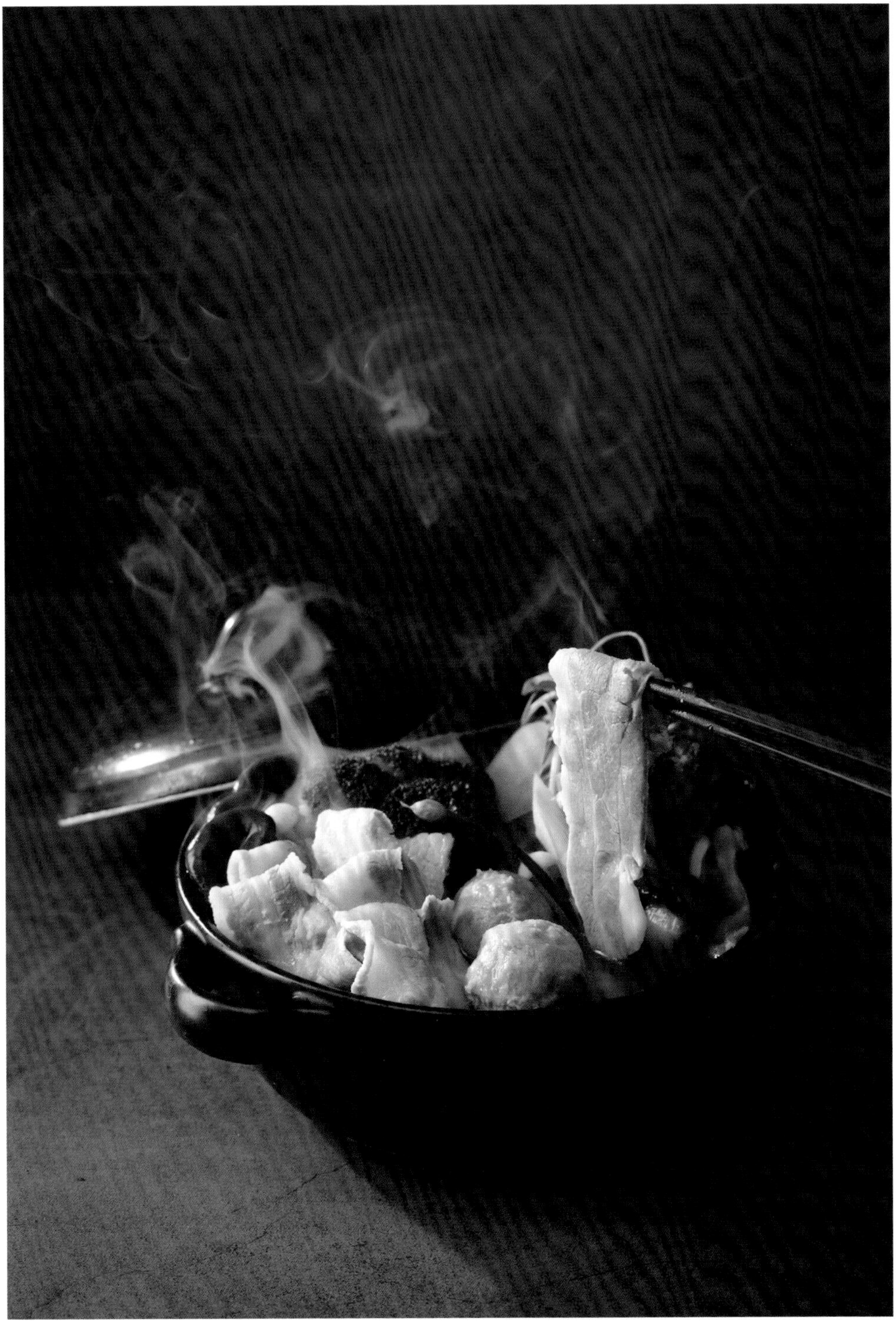

3 蒜泥白肉

食材

五花肉…300g
薑片…10g
蔥段…20g
米酒…20cc-1匙

【沾醬】

蒜泥…2匙
醬油…4匙
醬油膏…4匙
香油…少許
糖…2匙
蔥…10g

作法

1 取一鍋水燒開，放入蔥、薑、米酒，調為中火維持半滾，再加入五花肉片，涮10～20秒即可。

2 取出擺盤，淋上調勻的沾醬即完成。

POINT 涮肉最好的溫度在攝氏95度（水微滾冒小泡狀態），因為很薄，約10～20秒等表面變白就可取出。

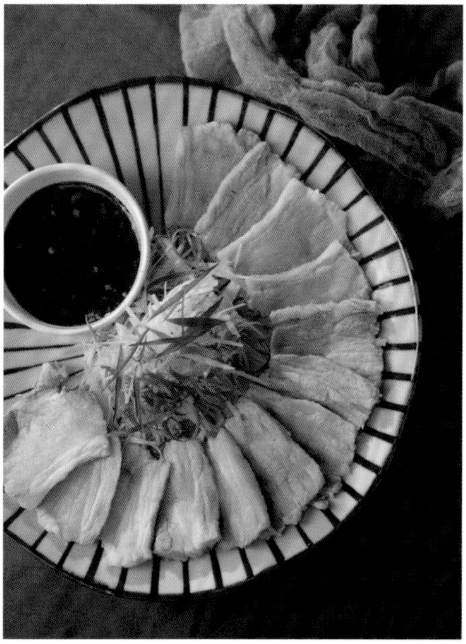

2 和風五花沙拉

食材

蘿蔓…100g
綠卷鬚…60g
萵苣…200g
小番茄…20g
甜紅椒…半顆
甜黃椒…半顆
五花肉片…100g
和風醬汁…適量

作法

1 取一鍋加入清水，先以大火將水煮開，再轉中火保持半滾狀態。

2 將五花肉片放入涮10～20秒即可取出，備用擺盤。

3 將所有蔬菜擺進沙拉盤，放上汆燙好的肉片，淋上和風醬汁即可。

POINT 搭配沙拉的肉片不建議切太薄，容易碎又沒口感，也不宜太厚，會無法和清爽的蔬菜結合、太過油膩。

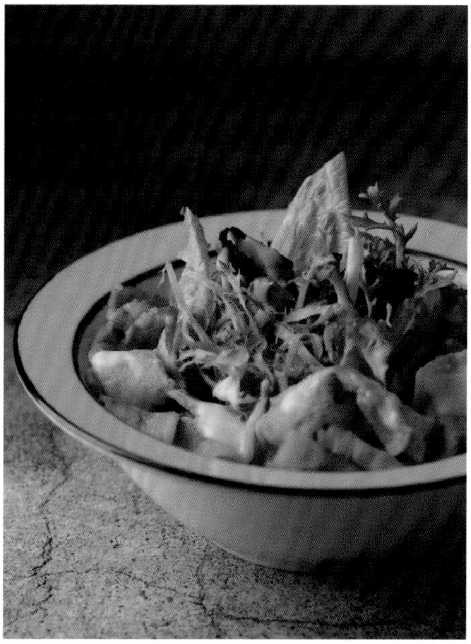

Recipe 3

炸豬排簡單在家做

日式炸豬排是許多人喜愛的料理之一，但在家真的能炸出酥香爽口的豬排嗎？除了炸物功夫，從選用的豬肉就要開始講究，才能保證鮮嫩多汁，桐德黑豬大里肌肉質纖維細緻、不肥膩，是炸豬排的首選！

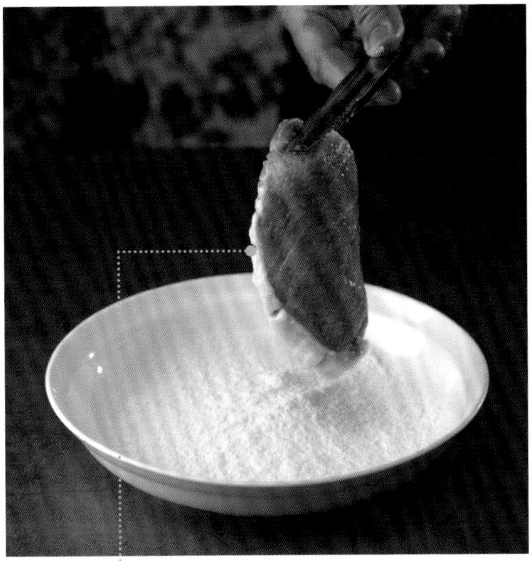

肉筋要以刀劃開

斷筋處理避免預熱收縮

★大里肌肉前端會有一小塊美味的油脂，因此切肉時有講究，不能太厚，約1公分最好，才能讓豬排吃起來不會太柴，又能嚐到QQ的油脂口感。

★大里肌肉周圍帶「筋」（即瘦肉和肥肉間半透明的肉筋）的部分，要以刀尖劃斷；確實斷筋，以免肉筋在加熱後會收縮翻捲，影響受熱不均勻，造成口感不佳。

! 裹粉過三關很香酥

準備好低筋麵粉、蛋液、麵包粉，依序先用薄薄一層低筋麵粉打底，若粉太多可輕拍掉，接著沾上一層蛋液，再裹上麵包粉，立刻用蛋液的濕度將麵包粉裹均勻，放入預熱好的油鍋中炸，如果放太久會反潮，口感又不一樣囉。

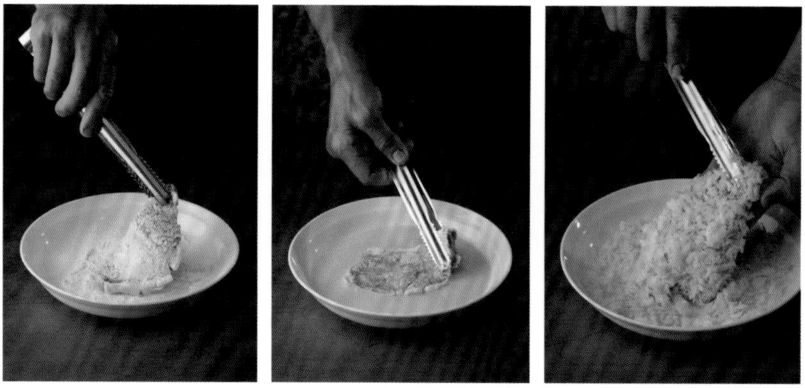

POINT 麵包粉也可改成裹地瓜粉，口感會變成台式炸雞排的豬排版本。

! 家庭油炸很簡單

在家裡炸豬排，其實不需要太多油，選擇耐高溫的沙拉油（大豆油），在油溫約175度時下鍋。沒有溫度計的家常計量法：可丟少許麵包粉下鍋，如果周邊都冒小泡泡就表示溫度已達，若等到油煙冒出，就超過175度油溫囉！

豬排一下鍋就需動一下防黏底，一邊撈掉多餘的麵粉渣，以免油黑不耐炸，大約中火炸3分鐘翻面，待兩面呈金黃色就完成了。

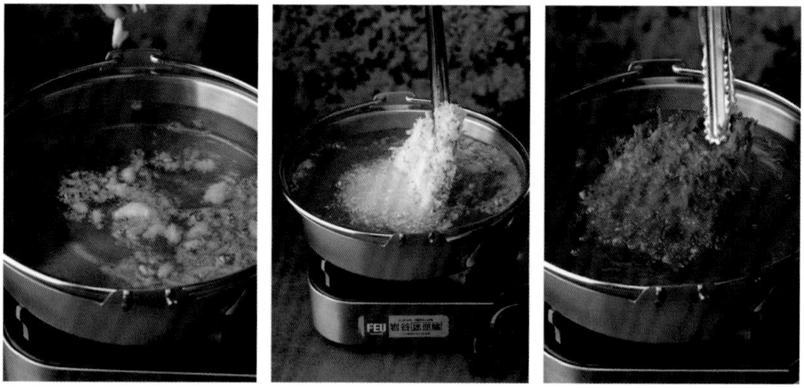

日式炸豬排

食材

豬里肌肉…180公克
（切成1片約60公克）
鹽…少許
白胡椒粉…少許

【麵衣】

低筋麵粉、蛋液、
麵包粉…適量

作法

1 里肌肉切成0.8～1公分厚，斷筋後稍微敲打，撒上少許胡椒鹽醃約5分鐘。接著依順序沾上低筋麵粉、蛋液、麵包粉。
2 將鍋子倒入油，加熱到攝氏170～175度，放入裹好粉的里肌肉油炸，炸製時間約3～3分半左右，炸到兩面金黃色時起鍋濾油。
3 濾油時間約1～2分鐘即可切片食用，搭配高麗菜絲或生菜風味更好。

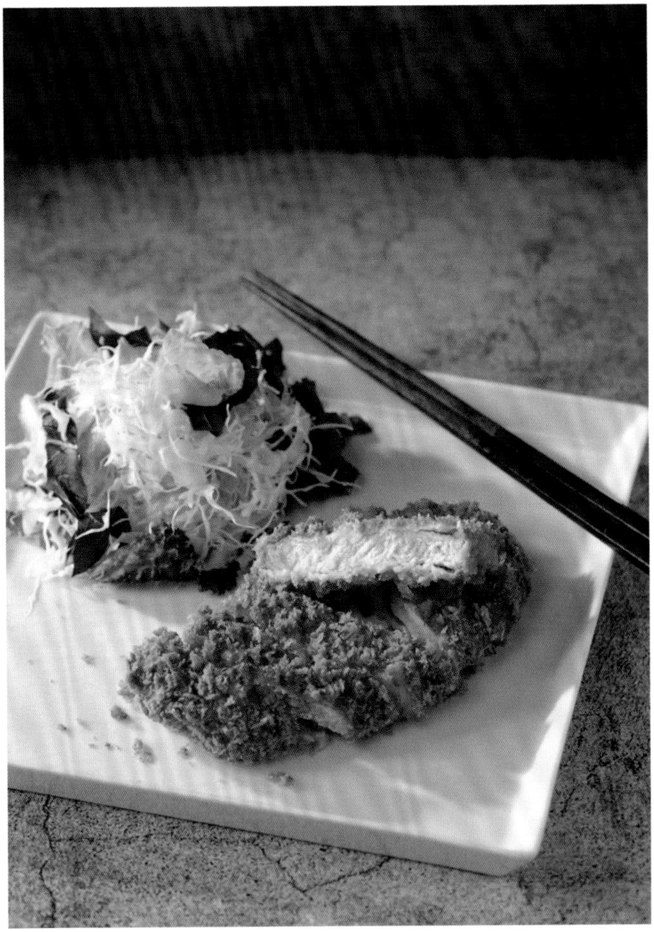

POINT 若是擔心厚的豬里肌肉太硬，可以蓋上保鮮膜，用刀背或肉槌（擀麵棒也可以）拍打，敲打肉片打到變薄，豬排的組織纖維被破壞拍鬆了，就會變柔軟，炸起來口感更軟嫩。

Recipe 4

叉燒肉的烤肉技巧

在港式餐廳常吃到的叉燒肉，主要使用肥瘦均勻的梅花肉（豬上肩胛部）。

醃醬先製作

醃醬一定要煮過，確定糖都溶解、仔細拌勻後待涼使用。將醃肉放入冰箱冷藏至少12小時，讓調味料能充分入味，時間不能省。

邊烤邊刷醬助上色

就像炭火烤肉一樣不厭其煩的刷醬，二砂糖遇熱會變焦糖色，這樣的刷肉醬不只讓肉保持濕潤，還能助上色，最後才刷上蜂蜜調味，重點更提亮。

叉燒肉

食材與醃醬

梅花肉…600g
紅麴…100ml
蠔油…2匙
醬油…2匙
紹興酒（米酒）…適量
糖…1匙
蜂蜜…1匙
蒜仁碎…半匙

【刷肉醬】

水…20ml
二砂糖…1匙
蜂蜜…1匙

作法

1 前一天將梅花肉與所有醃醬均勻醃製12小時，並用密封袋密封，放置冰箱冷藏。
2 隔天即可放入已預熱好的烤箱，烤溫250度約烤15分鐘後取出。刷肉醬先煮好備用。
3 將烤好的肉刷上一層糖已均勻融化的刷肉醬，再放回烤箱，每5分鐘刷一次，重複刷醬，總共烤製35分鐘至肉熟後取出，再次塗上蜂蜜即完成。

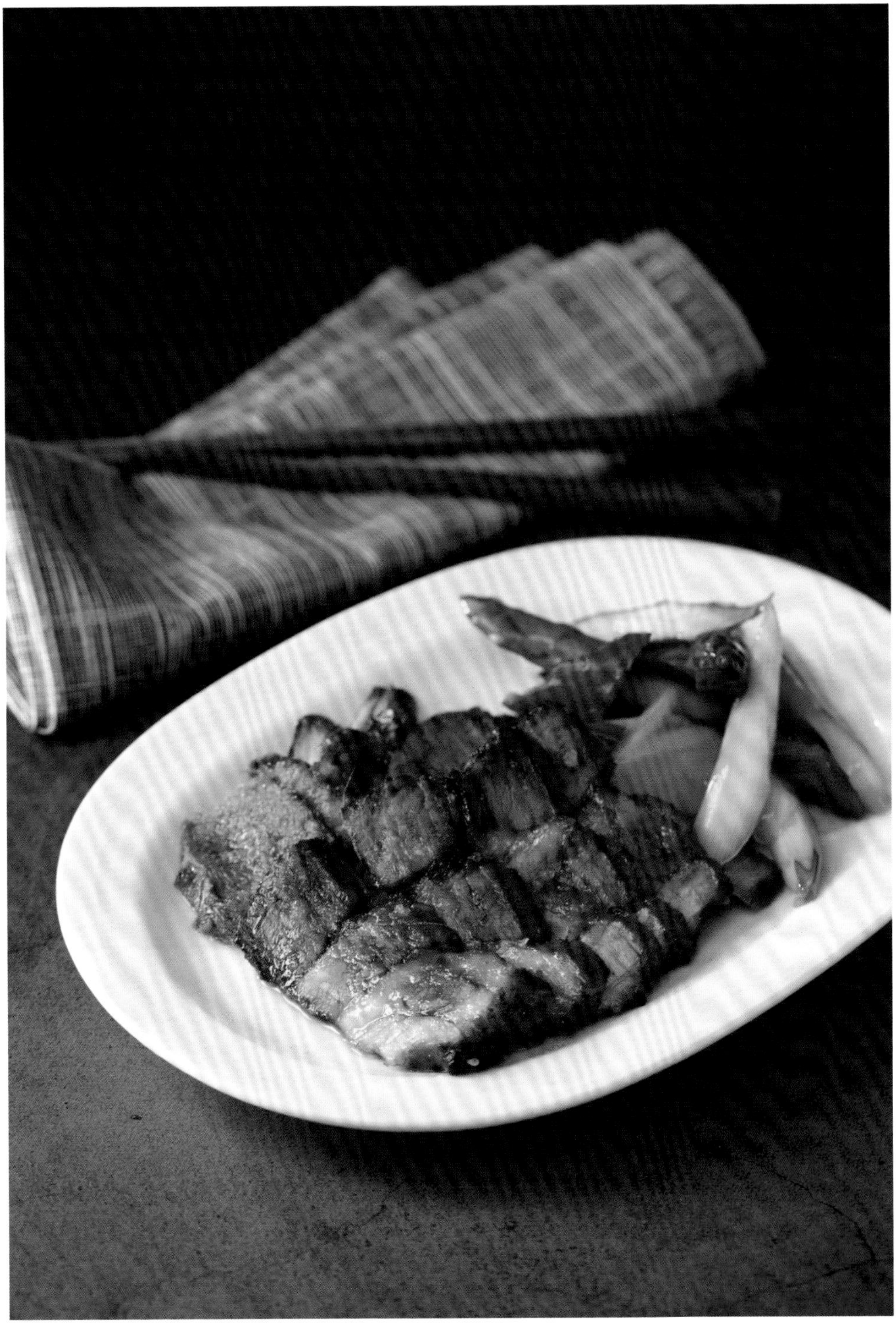

Recipe
5

有嚼勁的排骨怎麼做？

挑選好的小肋排，肉多口感好，大約切成5公分大小，煮熟後會再稍微縮一點，是最好入口的大小。

為什麼要炸過再與醬汁結合呢？炸過的排骨，咬起來有嚼勁，炸約八分熟起鍋，再與醬汁均勻煮到入味正好全熟，若省略炸的步驟，直接和醬汁一起煮到熟透，就會像煮排骨湯似的口感，少了香Q咬勁。

京都排骨

食材

肋排…600g
白芝麻…1匙

【醃醬】

醬油…2匙
糖…半匙
麵粉…2匙
太白粉…2匙
雞蛋…1顆
A1醬…4匙

【調味料】

醬油…4匙
番茄醬…2匙
糖…2匙
米酒…1匙

作法

1 排骨切至5公分厚度，並使用醃醬醃製兩個小時。
2 將油鍋燒至175度，放入醃製好的排骨，炸3分鐘後取出瀝油，備用。
3 再取一鍋倒入所有調味料，開火，炒至醬汁滾熱後，放入炸過的排骨。大約煮1分鐘至醬汁濃稠，均勻附著在排骨上，最後撒上白芝麻。

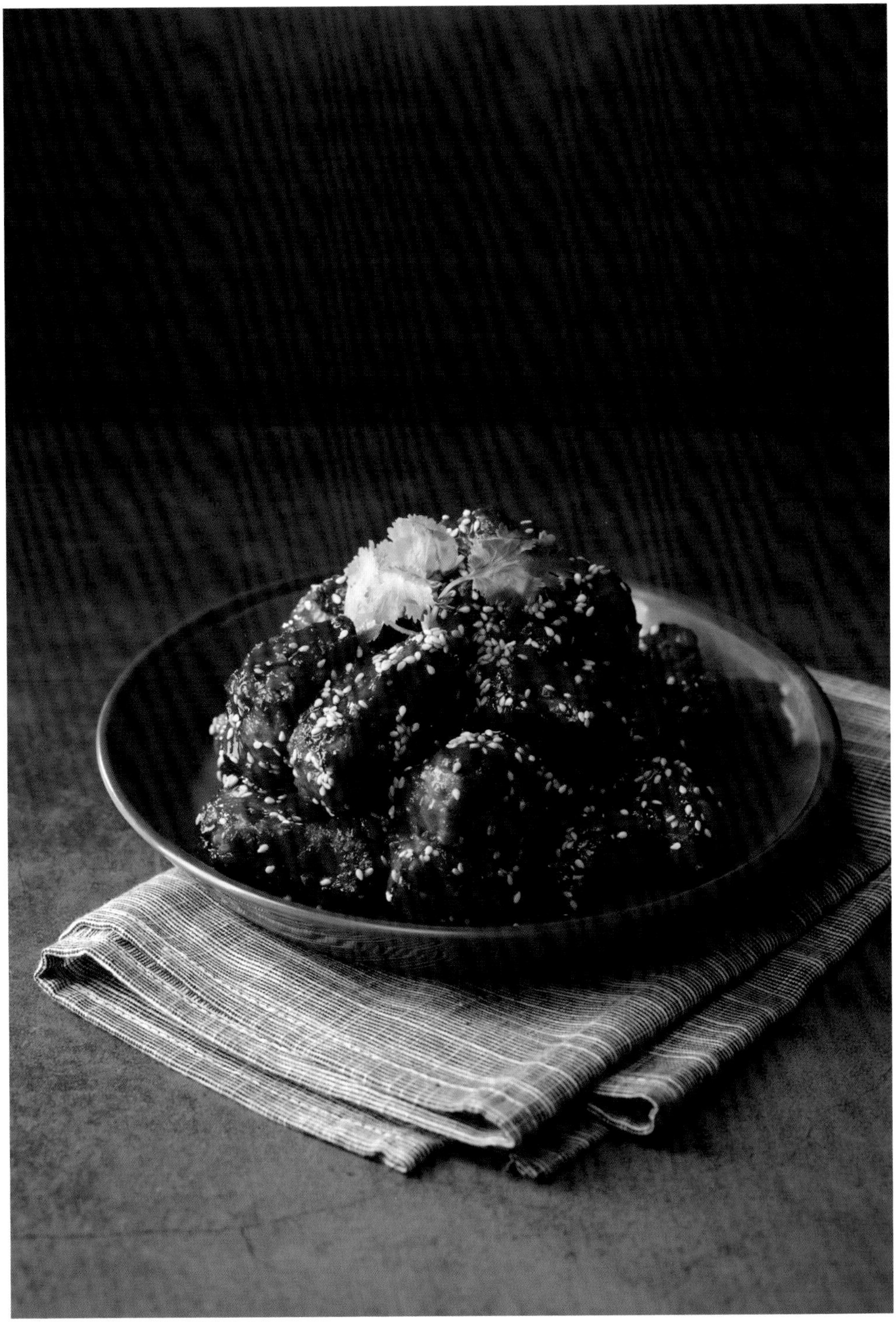

Recipe 6

向豬絞肉借油爆香

豬絞肉沒有一定的黃金比例，依各家口味客製最美味，想吃瘦一點的人可選「里肌肉＋腰內肉」，想吃肥一點的可用「里肌肉＋梅花肉」，愛吃肥肉的人也可選擇「里肌肉＋五花肉」的組合。

熱鍋後先將絞肉炒香，一方面煸出油脂，向食物借油的概念，就不用另加太多油，再來是炒香後再放爆香料，才不容易燒焦，最後一定要醬油＋蠔油，更能提出香氣。

泰式打拋豬肉

食材

絞肉…250g
洋蔥…100g
蒜仁…5粒
辣椒…1條
小番茄…6顆
羅勒葉（九層塔）…適量
油…少許

【刷肉醬】

魚露…2匙
醬油…2匙
蠔油…2匙
糖…1匙
檸檬汁…10ml

作法

1 鍋中入少許油，再將絞肉攪拌均勻，炒至八分熟。放入洋蔥、蒜碎、辣椒碎、番茄炒至入味。

2 再加入調味料拌炒約1分鐘，起鍋前加入九層塔，攪拌均勻帶出香氣後起鍋。

POINT ❶打拋豬的重點在天然的酸甜味，番茄、檸檬酸和魚露是靈魂，缺一不可。
❷羅勒葉較清淡，九層塔氣味較重，依個人喜好選擇，起鍋前放入略拌即可，才能保持漂亮的綠，賣相十足。

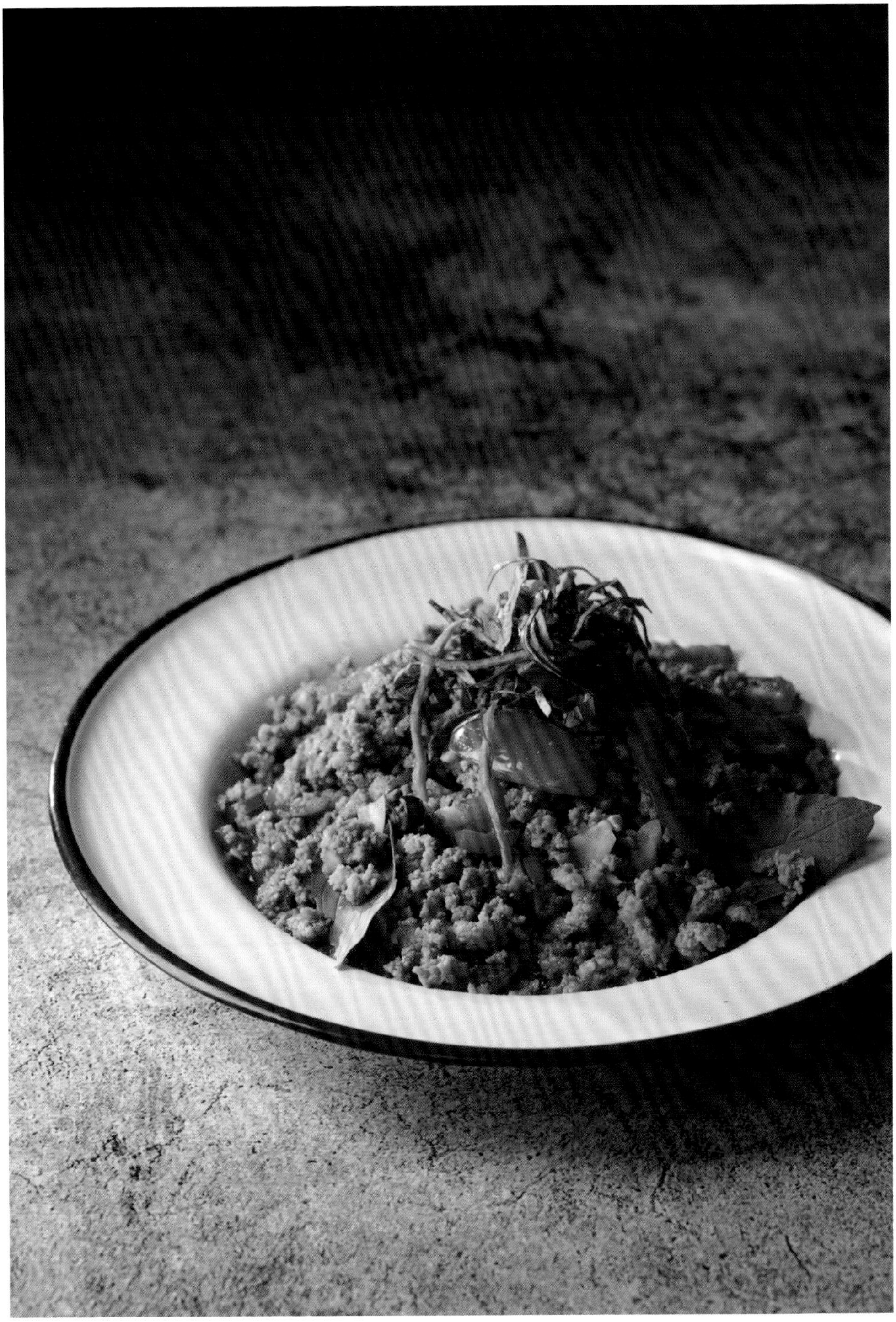

Recipe 7

香噴噴下飯滷豬腳

豬腳需要經歷一燙、二洗、三煮、四燜這四關。汆燙可去腥，並稍稍軟化肉質。冷水洗去血水，除了去髒汙不讓滷汁變濁外，豬皮經熱脹冷縮更Q彈不油膩。煮的時間很重要，先以大火滾開再用小火煮，不能一直久燉久煮，會讓肉質因太長時間受熱而變硬變柴。最後利用燜的方式，以餘溫讓豬腳慢慢熟到軟透，才能外皮Q彈不膩，肉質柔軟多汁。

如何調製風味絕佳的滷汁，讓豬腳上色又不死鹹，重點在於選擇色深卻不過鹹的醬油＋醬油膏。冰糖也很重要，能引出醬汁的鹹香甘甜，並讓豬腳擁有油亮誘人的色澤，豬腳滷汁拿來拌飯拌麵拌青菜都好適合。

滷豬腳

食材

豬後腳…1kg
薑片…20g
青蔥…30g
蒜仁…30g
紅辣椒…10g
八角…3g
肉桂…3g
陳皮…3g
沙拉油…30g

【調味料】

蔭底油膏…50g
古早味醬油…80g
米酒…30g
冰糖…50g
水…1000ml

作法

1 豬後腳（已切成5公分圈狀）放入滾水汆燙3分鐘，撈起沖冷水洗淨備用。
2 鍋中倒油加熱，炒蔥、薑、蒜、辣椒至金黃色，放入豬腳將每一塊炒香，將豬腳皮都煎得焦香後先取出。
3 同上鍋（先倒出多餘的油），加入中藥材及蔭底油膏、古早味醬油、米酒、冰糖及水煮至滾，再放入炒香的豬腳，蓋上鍋蓋以小火燉煮2小時，不要開蓋，續燜2小時即可盛盤。

POINT ❶要選豬後腳中段，大小均勻，皮肉連同腳筋 最好吃，可請店家幫忙將毛清除乾淨，剁成5公分圈狀，是最適合滷煮的大小。
❷辛香料一定要花點時間爆香，之後滷汁才能完全釋放香氣。
❸想知豬腳是否真的熟透了，可用乾淨的筷子戳看看，若需稍微用點力才戳入就表示很Q彈。

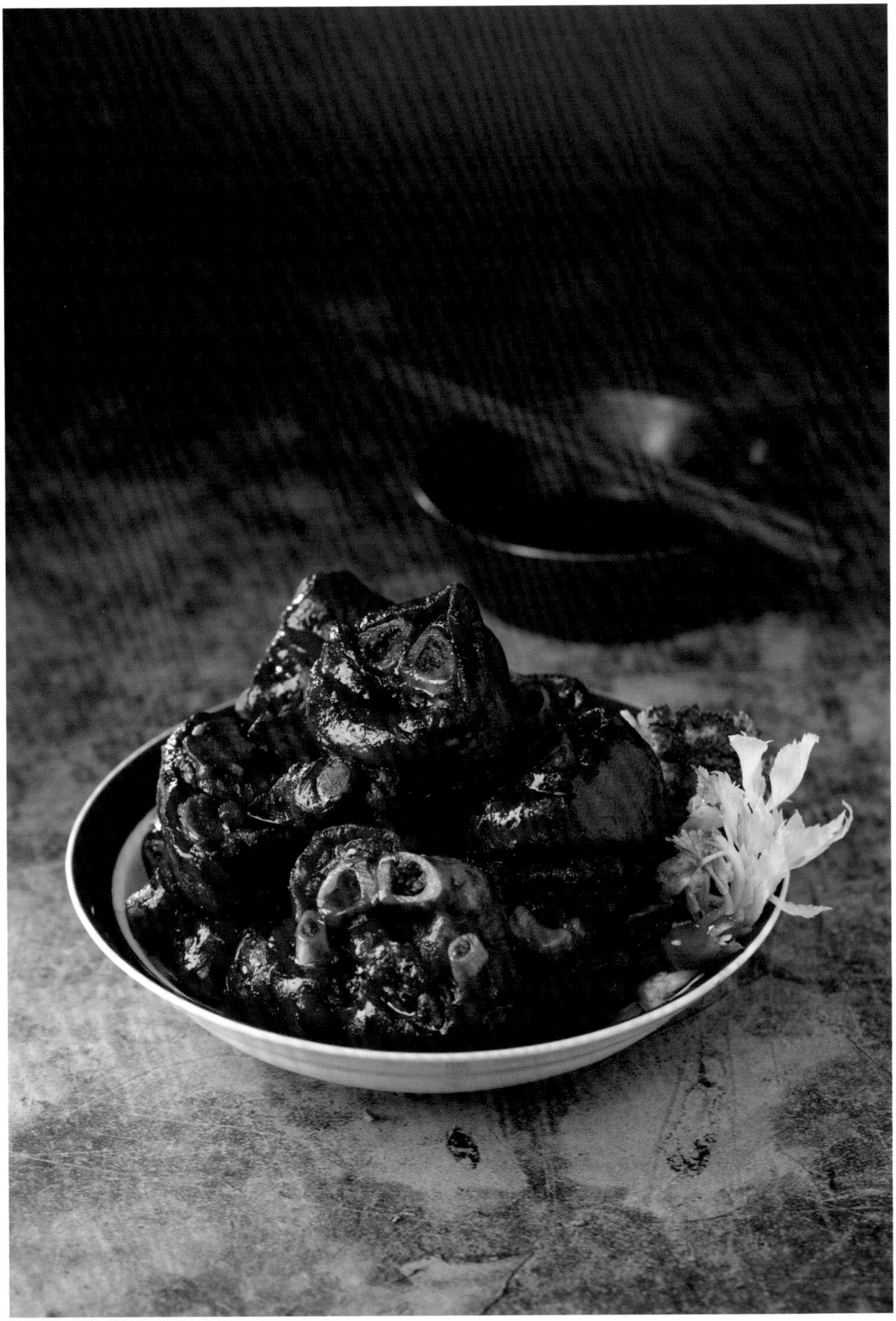

第 4 章

牛肉

BEEF

台灣從農業而畜牧業的巨大轉變，也悄然改變了餐桌上的飲食文化。隨著飼養技術的日新月異，具有大理石花紋脂肪的豐美牛肉，長驅直入攻陷了人們的味蕾，使得對牛肉的喜愛近乎癡迷，造就今日追逐高品質牛肉的風氣。

- □ 牛轉乾坤
- □ 台灣常見牛肉種類
- □ 穀飼與草飼的差異
- □ 評鑑制度超級比一比
- □ 牛肉的風味保存術
- □ 牛博士來解答

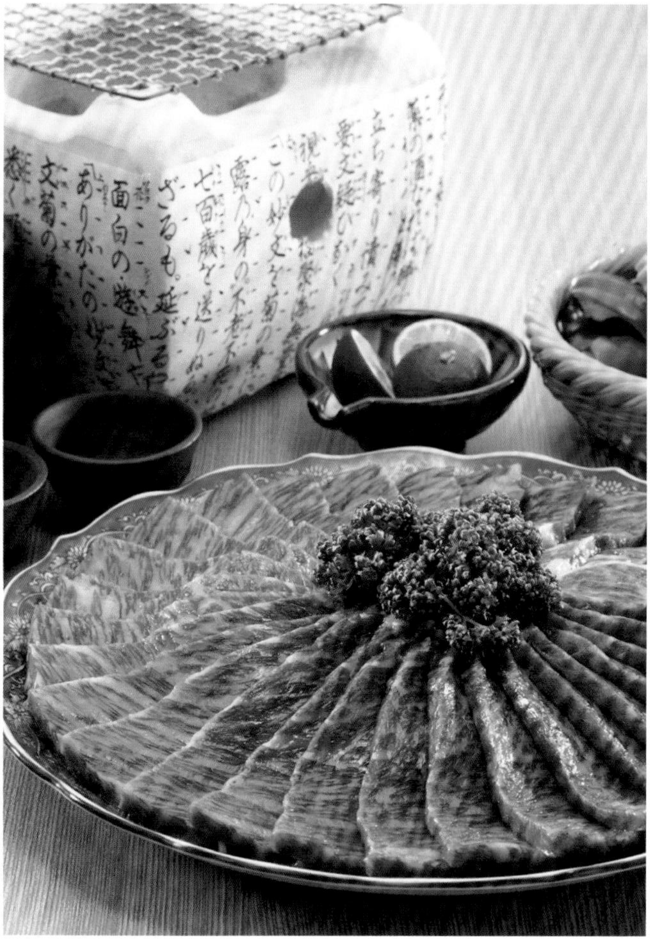

1 牛轉乾坤

自日治時期引進的「荷蘭牛」開啟了台灣乳牛的畜養事業，也奠定了台灣乳牛與肉牛養殖產業的基礎。儘管台灣養牛歷史發展極早，可是反觀今日的牛肉消費市場，台灣國產牛肉僅佔整體消費量約6％，90％以上牛肉都來自國外進口，美國、加拿大、日本僅開放三十個月齡以下的牛肉進口，澳洲、紐西蘭、哥斯大黎加、尼加拉瓜、巴拿馬、宏都拉斯、巴拉圭等地區則無牛齡限制。

台灣是肉食愛好者的天堂，不僅開放多國進口，牛的品種從黑毛和牛、安格斯牛、澳洲和牛到日本國產牛等，選擇多元。而依照飼料又有穀飼與草飼的差別，飼養方式更因為不同牧場的位置、氣候和理念，而塑造出多變的風味和特色，創造許許多多的品牌牛，足見育種與飼養技術的進步，是如何造就出牛肉的不同風味。

2 台灣常見牛肉種類

美國牛

目前在美國有超過80個品種的肉牛在市面上流通，其中以安格斯（Angus）和海佛牛（Hereford）為主，兩者的產精肉率佳，大理石紋脂肪含量豐富，是美國肉牛種的基礎。

安格斯牛其毛色和膚色皆為黑色，體型適中，海佛牛毛色棕紅，但臉部、胸部、下腹和尾部是白色。美國牛因其生產方式，百分之八十肉牛飼養天數都在三十個月以下，肥育期餵食玉米，因此鮮嫩多汁，有獨特的甘甜滋味。

澳洲牛

澳洲因地緣廣，南北氣候差異大，因此養出的肉牛品種相當多，有婆羅門種（Brahman）、聖格特魯迪斯種（Santa Gertrudis）、英國安格斯種（British Angus）、赫里福種（Hereford）、法國夏洛來種（FrenchCharolais）等約六十種，而依照飼養方式，可分為草飼與穀飼兩類（穀物飼養超過一百天者可稱穀飼牛）。

另外，在1992～1996年間，日本首次放行純種公母和牛離開日本國土，而澳洲也因此引進，部分以純血統飼養，也有農戶將之與不同品種牛雜交，以培育出更適合澳洲環境氣候的品種，不論純血統或配種和牛，都是近來異軍突起的頂級肉品。

日本和牛

日本和牛主要有四個品種「黑毛和種」、「紅毛和種」、「無角和種」、「短角和種」，而當中黑毛和種占九

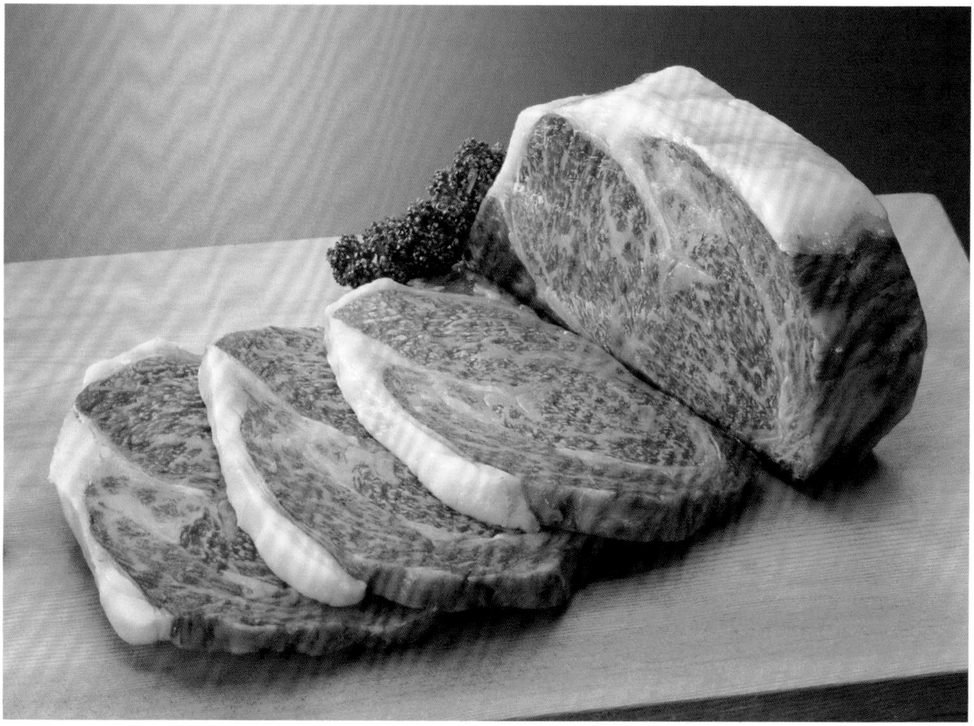

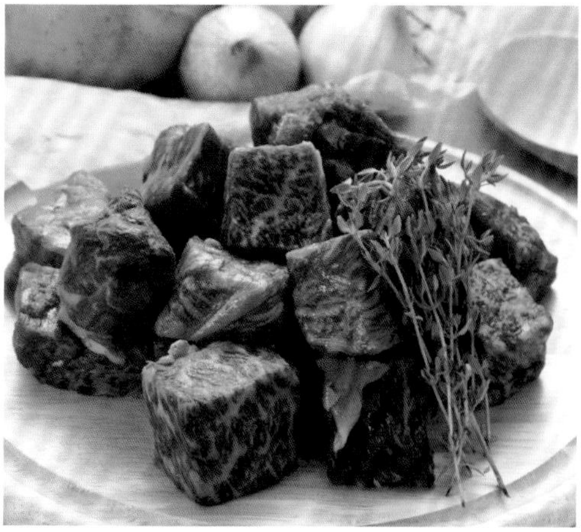

成以上，該品種的特色是，更易養出豐富的油花，大多數有名的品牌肉，像是神戶牛、松阪牛、近江牛等，都是飼養黑毛和種。

日本和牛之所以美味，除了強調飼養環境純淨，使用啤酒糟、清酒、豆渣飼養之外，最重要在於有完整血統管理，對於維持品種特色是一大關鍵。

日本和牛的特色在於肉質含有較多的不飽和脂肪酸，且脂肪與肌肉交錯分佈較其他牛種來得平均且細緻，大理石紋的油花常被形容為「霜降」。

紐西蘭牛

紐西蘭為全球前十大的牛肉出口國，主要品種為英國「安格斯牛」、「海弗牛」以及兩者之雜交牛，紐西蘭肉牛飼養有別於其他國家，不採用圈養與人工肥育，主要強調天然放牧的純草飼，肉質具有「低卡路里、低脂肪、低膽固醇」三大特色。

台灣牛

台灣牛品種主要可分水牛與一般牛（黃牛、乳牛、肉牛）兩大類，這兩類牛為不同屬，所以不能互相交配繁殖。而做為肉牛的有台灣黃牛（又稱赤牛）與乳牛，黃牛的肉質堅韌，原主要做為耕牛使用，後來引進外國品種雜交後，加上肉質適合台灣燉煮料理，才逐漸轉型為肉用飼養。乳牛主要為黑白花毛色的荷士登品種，一般以乳公牛為台灣肉牛最大宗。

不過國產牛肉以溫體食用為主，料理方式為滷煮或清涮，像是牛肉湯、牛肉火鍋、滷牛腱、紅燒牛肉麵等，吃法與進口牛肉完全不同，因此台灣牛市場與進口牛肉市場的區隔明顯。

日本和牛的超強血統管理術

為了保留和牛的品種特色，大部分有品牌的「日本銘柄和牛」，不論取自日本短角種、無角和種或褐毛和種哪個品種，通常會強調具有「三代血統證明書」，在官方發出的子牛登記證明書上，清楚記錄牛隻的出生地、飼養者、父母血統等，血緣關係可追溯至祖父母代，確保血統的純度，以證明保留較多日本和種的特色。

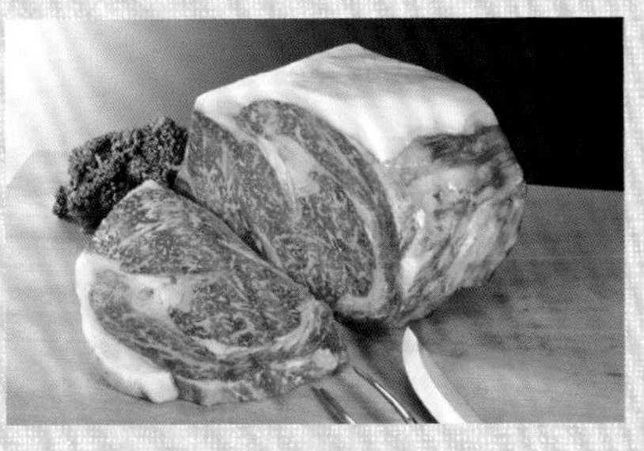

3 穀飼與草飼的差異

在超市選購牛肉時，最常見美國牛與澳洲牛的包裝上印有「穀飼」與「草飼」字樣，究竟何謂「穀飼」、何謂「草飼」，兩種有何差異？

一般來說，飼養管理會依照不同生長階段給予不同的飼料，通常幼牛在斷奶後會以牧草為主食，養育至一段時間之後，才會慢慢增加穀物（玉米、黃豆、大麥、小麥等）比例，給予更多熱量進行肥飼。

穀飼牛具有「天數」之分，從八十天穀飼、一百天穀飼到三百天、七百天穀飼都有。

穀飼牛擁有鮮甜的風味，穀飼天數愈多，油花分布愈豐富，油脂熔

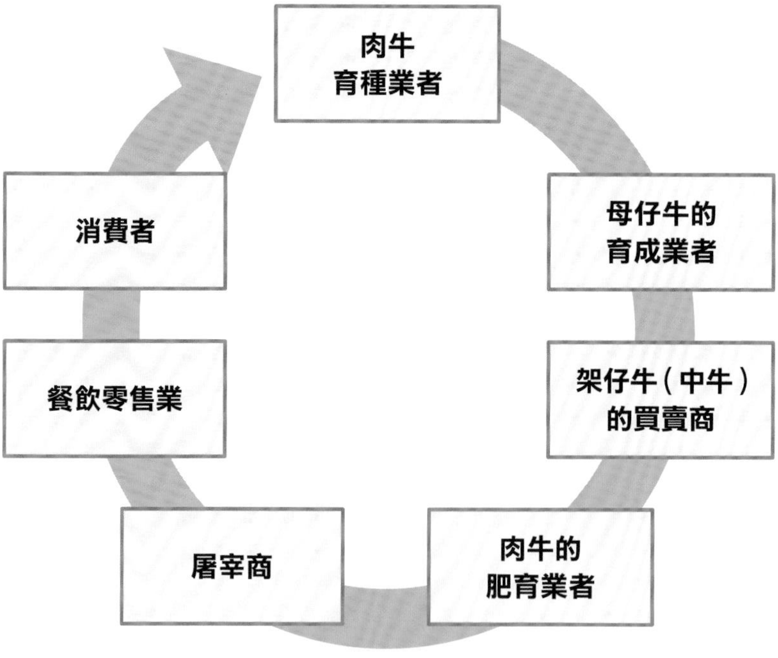

點低，肉質更加軟嫩，造就了饕客級的美味。當然，穀飼的天數越多，代表肥育程度越高，而飼養時間越長，相對成本也越高，自然也會反應在消費末端的售價上。

至於「草飼牛」，則是採用健康取向飼養，肉質偏向精瘦低脂，具有淡淡草香風味，不少喜好者認為這更具牛味（反之則認為是草腥味），不過也有牧場採用草飼與穀飼混合的折衷方式。此外，還有更加極致追求牛肉原始風味的「自然牛」飼養，講究在自然環境下生長，不使用抗生素等產品，有可追溯生產履歷管理。

一頭牛是如何飼養長大的？

根據美國農業部統計，從產育到屠宰需一年半的時間。在產銷的過程中，涉及多種不同層面。肉牛的育種業者，主要工作是將基因較好的牛隻相互交配，以取得最佳品種的肉牛。仔牛的育成業者，主要利用牧草地來飼養種母牛群，以產育仔牛。架仔牛販，買入仔牛，重約160～270公斤，而餵飼後達300～400公斤，再轉售給肉牛肥育業者。肉牛肥育業者以玉米為主要飼料來餵養牛隻，肥育期90～140天，肥育末期重達500～600公斤。

台灣的肉牛從出生到屠宰，平均約兩年時間，肉牛上市重量約500～600公斤。

資料參考：美國肉類出口協會

什麼是狂牛症？如何進行管理？

進口牛肉產品的最大隱憂在於「牛海綿狀腦病」，以及俗稱的「狂牛症」。為了確保進口牛肉產品安全無虞，衛生福利部對此加強管理措施，針對美國、加拿大、日本僅開放30月齡以下之牛肉進口，對於紐西蘭、澳大利亞、哥斯大黎加、尼加拉瓜、巴拿馬、宏都拉斯、巴拉圭等地區則無年齡限制，而其餘有狂牛病國家及未經審核開放之國家則一律不得輸入。此外，所有進口牛肉必須附有證明文件，標示牛隻檢驗合格，並在出口國核准之肉品工廠加工，在官方駐廠獸醫師監督下去除「特定風險部位（Specified Risk Materials，簡稱SRM）」才符合進口標準。

根據世界衛生組織（WHO）和世界動物衛生組織（OIE）確認，牛海綿狀腦病病原不會存在於肌肉組織，只會存在於神經組織的特定部位，如：頭骨、腦、眼睛、脊髓、絞肉及內臟等，這些部位被稱為「特定風險物質」，屬於不可以進口的部位，因此市售進口牛肉主要為去骨與帶骨牛肉，以及「非內臟」之牛雜類產品（牛肉骨、牛舌、牛睪丸、牛橫膈膜、牛筋、牛尾、背板筋、牛唇、牛耳、腹隔膜、牛鞭、食道肌、血管、頭骨肉、面頰肉、骨髓、牛油）。

除了生鮮肉品之外，針對含牛肉及牛可食部位之加工食品，如：牛肉泡麵、牛肉乾等，也均須清楚標示牛肉及牛可食部位之原料的原產地，而販賣場所也需要明顯標示「食品原料原產地（國）」，以供消費者清楚容易辨認。

4 評鑑制度超級比一比

反應現代人對於牛肉風味的喜好，不論是由美國農業部（USDA）制定的美國牛肉分級制度，或是日本食肉格付協會（JMGA）制定的和牛等級評鑑標準，「油花」（肌內脂肪）的含量與分佈方式，皆是判定等級優劣的重要指標。而影響油花長成的飼養關鍵，主要有「品種」、「飼料」、「天數」三大方向。

美國牛——USDA評級系統

依USDA評級系統，美國牛肉分級主要由屠體成熟度（maturity），以及大理石紋脂肪含量（marbling）來決定。屠體成熟度是依牛隻骨骼特徵、軟骨的骨化程度，與肋眼肌的顏色與肌理來評定（以生理成熟度來判斷，而非牛隻的實際月齡），分為A到E五個等級；大理石紋脂肪指的是分佈於肌肉瘦肉中的脂肪，美國農業部將大理石紋脂肪含量分為九級。

整合上述兩種評鑑，將牛肉品質區分為八個等級，分別是極佳級（Prime）、特選級（Choice）、可選級（Select）、合格級（Standard）、商用級（Commercial）、可用級、切塊級和製罐級。（詳見下表）

品質等級與大理石脂肪含量和屠體成熟度關係表

資料參考：美國肉類出口協會

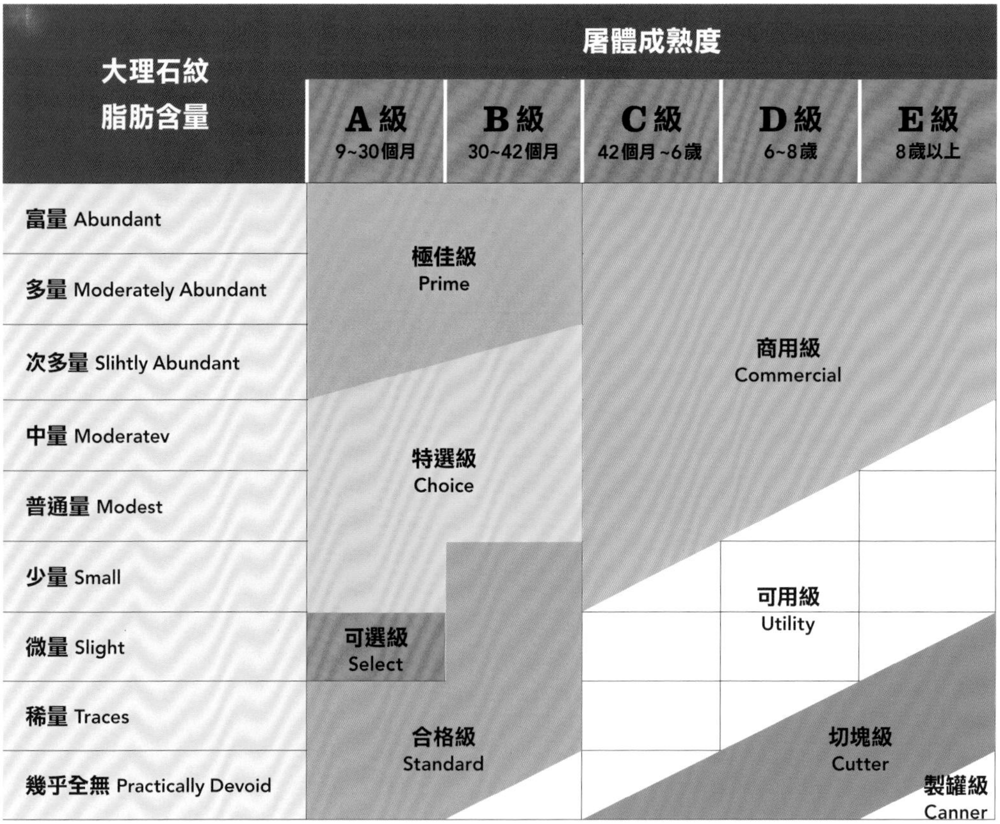

澳洲牛肉分級——AUS-MEAT

澳洲是世界最大牛肉出口國之一，前四大進口國分別為日本、美國、韓國以及中國。

分級制度由AUS-MEAT（澳洲肉類規格管理局）制定，進行分級時首先依照牛隻的年紀和齒齡、公母等分為14級，再以肉質的色澤、脂肪色、大理石紋脂肪分佈（油花）為評鑑標準，將牛肉等級分為M1～M9級，數字愈大油花分布也愈密。

1. 肉色

肉色主要是指肋眼肉（背最長肌）切面的顏色。對照澳洲肉類規格管理局的肉色標準，對冷藏屠體肋眼肉切面顏色進行評定等級。

牛肉肉色

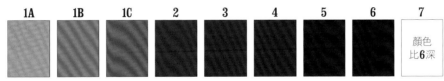

1A	1B	1C	2	3	4	5	6	7
								顏色比**6**深

此處顯示的是各個等級最深的肉色（在此僅作參考，非真正肉色標準）

小牛肉肉色

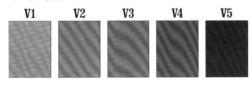

V1	V2	V3	V4	V5

此處顯示的是各個等級最深的肉色（在此僅作參考，非真正肉色標準）

2. 脂肪色

脂肪色是指肋眼肉背側肌間脂肪（位於背最長肌背側，且與髂肋肌相連）切面的顏色。對照澳洲肉類規格管理局的脂肪色參考標準，對冷藏屠體肋眼肉切面脂肪色進行評定等級。

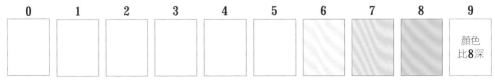

0	1	2	3	4	5	6	7	8	9
									顏色比**8**深

此處顯示的是各個等級最深的脂肪色（在此僅作參考，非真正脂肪色標準）

資料參考：澳洲肉類規格管理局

和牛評鑑標準

依照日本肉品等級鑑定協會（JMGA）所頒布等級評鑑標準，主要以依照「步留等級」（Yield Grade）與「肉質等級」（Quality Grade）評斷。

步留等級主要在評斷牛隻的產肉量多寡，有A、B、C三個級別。而肉質等級從1到5分成5級，依照「牛脂肪交雜基準」（Beef Marbling Standard，簡稱B.M.S.）、「肉的色澤」、「肉的緊實度與質地」、「脂肪的色澤與質感」做綜合評定，比方得出四個分數為5、5、5、4，則取最低分4為基準，若步留等級為A，表示為A4等級的牛肉。

1. 和牛分級

	肉質等級 高				低
步留等級（產肉率） 高→低	5	4	3	2	1
A 步留基準72%以上	A-5	A-4	A-3	A-2	A-1
B 步留基準69-72%	B-5	B-4	B-3	B-2	B-1
C 步留基準69%以下	C-5	C-4	C-3	C-2	C-1

資料來源：日本肉品等級鑑定協會（JMGA）

2. B.M.S.分級

「B.M.S.」是大理石紋脂肪的分級標準，依油花的分佈密度有1~12種狀態，這12種脂肪分佈可再分出5個等級。No.1評入第一級、No.2評入第二級、No.3 ～ 4評入第三級、No.5 ～ 7評入第四級、No.8 ～ 12評入第五級；數字愈大，代表牛肉脂肪分佈愈密，油花愈多，等級愈高。

B.M.S. No.	No.1	No.2	No.3	No.4	No.5	No.6	No.7	No.8	No.9	No.10	No.11	No.12
等級區分	1	2	3			4				5		

Meat Dictionary

牛肉

什麼是「日本國產牛」？

日本國產牛亦是俗稱的「F1」牛，為黑毛短角種和牛與日本國產荷士登牛的雜交，簡單來說就是「混血和牛」的意思。日本國產牛同時擁有兩品系的優點，結合了和牛的油花分布均勻以及荷士登的柔軟肉質，符合一塊好牛肉的標準，因此在日本當地的歡迎度也不輸給純正和牛！

例如安心巧廚引進的「宗像牛」亦是日本國產牛的佼佼者，為使用完全自種及契作的發酵玄米飼養，其營養成分豐富且適口性極佳，可提升牛隻採食的意願，有助肉質增加不飽和脂肪酸、降低脂肪熔點、提升軟嫩度與風味。

「A5和牛」就一定比「B5和牛」好吃嗎？

上述評分標準有個迷思，那就是A、B、C三級的判定在於產肉量，而與美味霜降較無關係，B5等級只不過是屠宰取出的肉量較A5少，油花密佈程度是同等的，所以兩者也可能同等美味。

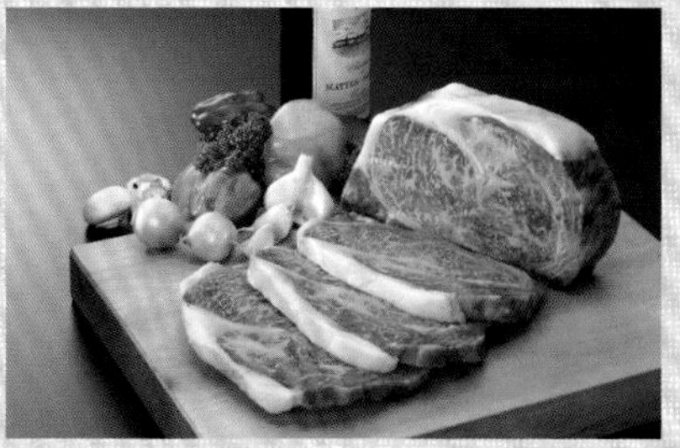

牛脂肪交雜基準（B.M.S）

資料參考：日本肉品等級鑑定協會（JMGA）

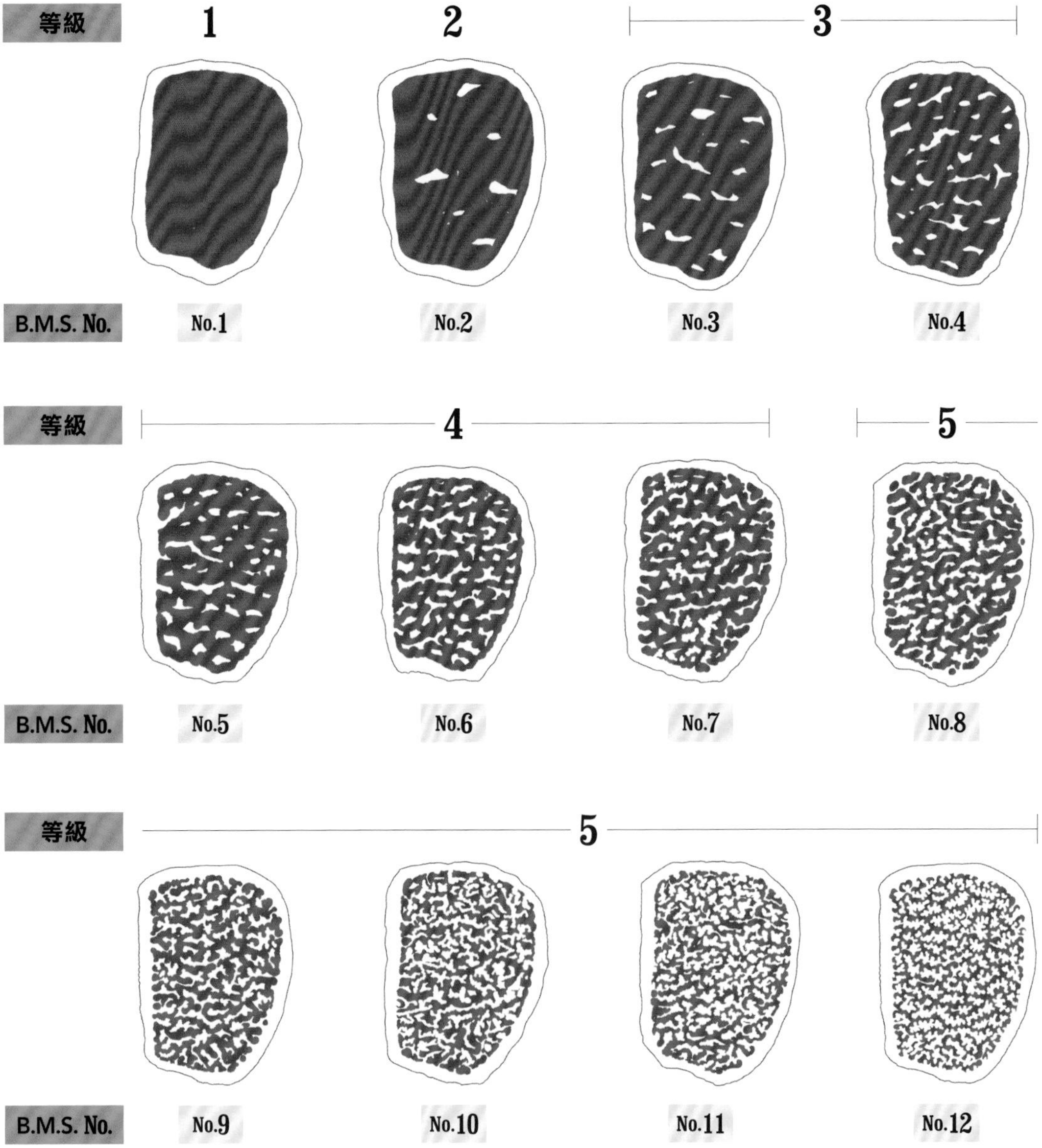

5 牛肉的風味保存術

在超市或量販賣場的進口生鮮牛肉，主要可分為全程空海運的「冷凍肉」、「冷藏肉」，以及冷凍後解凍的「解凍肉」，而這些牛肉究竟有何差別，你知道自己買到的是哪一種肉嗎？

冷凍肉

台灣大部分進口牛肉都是採冷凍方式輸入，主要是由於肉品進口需要經過漫長運輸時間與重重檢疫，為了維持肉品鮮度與品質，在出口端進行分切作業之後，就會以真空包裝在-40℃急速冷凍，最後才以海運或空運出口。

冷藏肉

真正的冷藏牛肉通常要價不斐。冷藏牛肉是將新鮮牛肉真空包裝後，貯存在0℃冷藏環境下出口。冷藏牛肉之所以好吃，主要原因是在冷藏環境下，牛肉組織的蛋白酵素仍具有活性，對肉質產生的熟成作用可提升嫩度、風味與多汁性。

值得注意的是，超市量販店冷藏區的牛肉，不一定是真正的「冷藏肉」，有可能是解凍的冷凍牛肉，解凍肉食用安全無虞，但是若店家反覆解凍再冷凍，就會影響牛肉品質。因此，與其購買高價的冷藏肉，不如直接購買保存良好的冷凍牛肉。

冷凍肉、冷藏肉有何不同？

	冷凍肉	冷藏肉
運輸條件	海運	空運或海運
保存期（從屠宰後計算）	12~24個月	6～12週

濕式熟成（Wet Aging）	乾式熟成（Dry Aging）
使用高密度包裝膜或真空包裝袋 肉放置於低溫冷藏熟成室，利用肉本身的天然酵素進行熟成作用，以提升肉質嫩度及增添風味。	**不加任何包裝，或使用透濕不透氣薄膜貼體包覆** 肉放置於控溫、控濕的冷藏熟成室，以低溫控制微生物發展及控濕調節肉品的水分蒸發。利用肉本身的天然酵素及外在的微生物，增加嫩度、風味與香氣。
冷藏熟成室的溫度約在攝氏0～4℃左右。	冷藏熟成室的溫度約在攝氏0～4℃左右，濕度約控制在50～80%左右。
豬肉約7～30天；牛肉在真空包裝袋內進行的濕式熟成，視保鮮狀況約可維持75～90天。	豬肉約15～35天；牛肉熟成的實際溫度、濕度、與熟成時間需依據原料肉狀況與廚師個人的偏好而有所不同，最長有到100天。
甜度高 因水分含量較多，提升嫩度及多汁性，但風味上的變化較乾式熟成不顯著。	**風味濃** 表面菌種或有分解酶可分解蛋白質、脂肪，可呈現如同醇酒般的發酵風味。控濕的環境，致風乾的肌肉與脂肪也會帶來特殊風味。不同的菌種，會讓肉品產生各式風味。帶骨熟成的肉品，還會多一分層次香氣。
經濟實惠 真空包裝取代了在乾式熟成過程中因風乾而變硬的硬殼，降低了熟成的成本，同時也可避免因乾式熟成處理不當而產生的損失。	**成本昂貴** 熟成時間長，肉塊的水分風乾脱水，其重量減少約18%，表皮層因風乾變硬無法食用，修清後可能僅剩下原有的七成至八成左右。
用在牛肉、豬肉、魚肉。油花多的肉品，如肋眼眉部位，或是風味改變有限的肉品，如菲力。	用在牛肉、豬肉、鴨肉、羊肉等。亦可採用帶骨肉品，如肋眼帶骨的OP、TP部位。因骨頭風乾後的特殊風味，會在炙燒或加熱時，增添肉的骨香層次。

何謂肉的熟成？

肉本身含有蛋白酵素，在對的溫度與正確時間下，酵素會慢慢發揮作用，可崩解肌肉纖維與結締組織，使肉質更為軟化，並且在分解時促進胺基酸與胜肽形成，使肉更有風味，而利用此原理發展出的「熟成」技術，英文稱為「Aging」，為提升牛肉美味的重要料理手法。熟成依照手法可分為「乾式」與「溼式」兩種。

1. 乾式熟成 Dry Aged

將牛屠體或牛大分切肉塊放置在冷藏熟成室，在0°C恆溫與50～85%濕度控制環境下，使牛肉本身的蛋白酵素與外在微生物作用，來增加牛肉的嫩度、風味和多汁性，所需時間通常介於20～45天不等。

乾式熟成會使得牛肉表層水分蒸發、產生風乾硬殼，有助於鎖住內部水分、使風味更為集中，但相對也使肉品損耗將近3成，這也是造成乾式熟成牛肉身價不凡的原因。

2. 濕式熟成 Wet Aged

牛肉封存在真空包裝袋，在冷藏環境下使蛋白酵素發揮作用，而濕式熟成的天數可視保鮮狀態而定，自包裝日算起最長可到75～90天。濕式熟成的優點是可避免熟成過程的損耗。

濕式VS乾式熟成比較

定義
熟成條件
熟成時間
肉質訴求
成本差異
使用肉品種類／部位

| Q & A |

牛博士來解答

Q 買回來的牛肉需要再熟成嗎？

A 由於肉品封裝技術的進步，冷藏進口牛肉大多採用船運，以真空包裝存放在正負2℃的環境下，經過25天船期來到台灣，消費者買到的時候，幾乎都已算是熟成完畢，不需要再經一道熟成手續，直接烹調即可。

為了維持肉品鮮度，冷藏進口牛肉通常會在45天內銷售完畢，一般冷凍肉品急速冷凍，存放在零下18℃，至少可以保存180天。如何重現冷凍牛肉的美味？建議放置於冷藏解凍，避免血水流失過多。

Q 牛肉顏色有深有淺的秘密？

A 牛肉內含的「肌紅蛋白」在氧合後會呈現紅色，這也是牛肉被稱為「紅肉」的原因。同時，牛肉的顏色也會因為動物的年齡和運動部位而不同。一般在量販賣場看到的真空包裝產品，肉較深色，是因為未接觸空氣，屬於正常現象。

Q 進口牛肉怎麼買才安心？

A 台灣市場上流通的牛肉，九成以上是進口，針對進口牛肉，台灣政府會要求貿易商提供檢驗報告和相關証書，並且不定期抽檢，做為把關。一般消費者選擇肉品專賣店，量販超市等通路或有信譽的牛肉貿易商，同時在有良好儲存條件的環境，就能買到安心的進口牛肉。

Q 日本和牛為何價差這麼大？

A 日本和牛解禁之後，市場一窩蜂湧現各種品牌的和牛，但同樣都是A5等級的和牛，每一百公克的價格從800元到1000元以上不等，為何價差如此之大？

在市場上屬高級品的「日本銘柄和牛」，像是神戶和牛、近江和牛、熊本和王、鹿兒島和牛、宮崎和牛等，皆是通過產地組織認可，符合飼養規範與品質條件者，才能掛上名產地的頭銜，具有認證書才可算是銘柄和牛。

那沒有通過認證的和牛呢？最常見是日本黑毛和牛與荷士登的雜交牛「F1牛」，坊間也有稱「國產日本和牛」。F1牛限定為第一代雜交牛，仍具有75%和牛血統，有獨特風味，等級通常落在A2～A3，美味程度不遜色，但價格比日本和牛卻親民許多。

Q 牛肉買回家怎麼保存最好？

A 冷藏肉最好的賞味期就是當天，買回家立即食用完畢是最好不過，倘若無法立即吃完的話，冷凍保存建議不要超過兩週，而料理前一天先移置冰箱冷藏室低溫解凍，風味會比較好。

切記，冷凍肉品解凍最忌加熱，像是微波解凍、舒肥解凍或浸泡熱水，都是非常傷害肉質的作法。所謂解凍即是一種熱交換，當交換作用越快速，物理反應也越劇烈，對肉質影響也越大，通常造成表層蛋白質溶解，導致血水（肉汁）溢出，使得肉質喪失甜度。

牛肉美味圖解

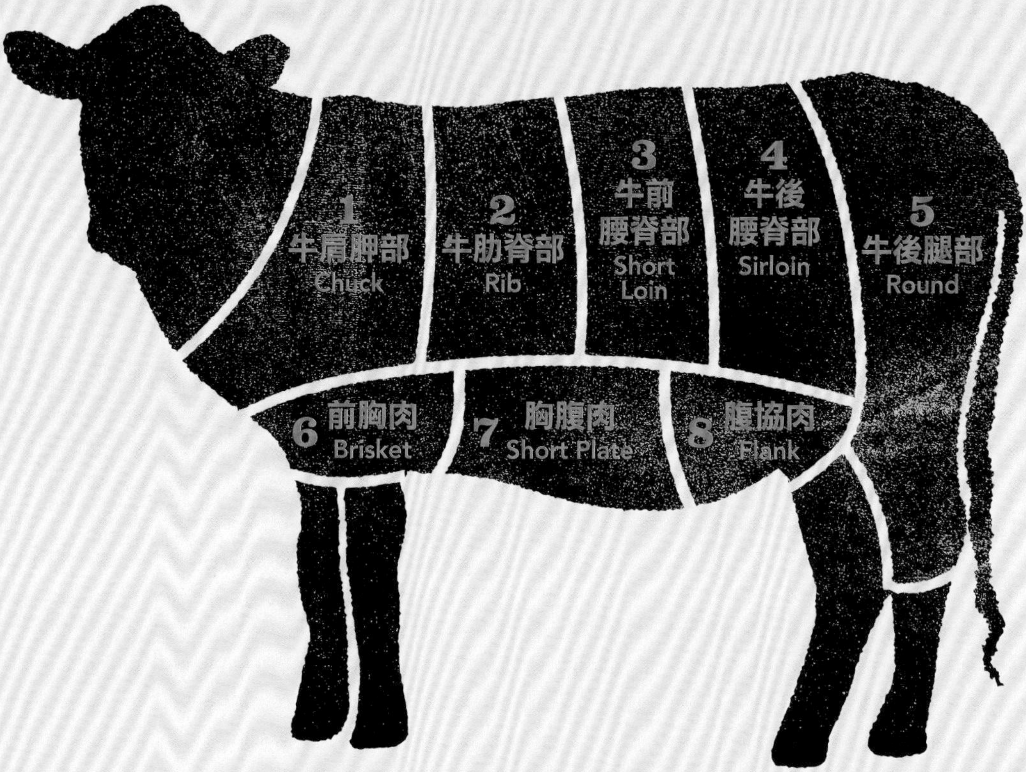
1 牛肩胛部 Chuck
2 牛肋脊部 Rib
3 牛前腰脊部 Short Loin
4 牛後腰脊部 Sirloin
5 牛後腿部 Round
6 前胸肉 Brisket
7 胸腹肉 Short Plate
8 腹協肉 Flank

1 牛肩胛部

★上肩胛脊底肌

（板腱 TopBlade）

板腱接近前腿與肩胛交界部位，肉柔嫩，組織纖維較細，特別是前端部分富含大理石油花，在精肉中心部位有厚筋，去除之後通常分切成為烤肉片、炒肉片。

★去骨肩胛牛小排

（Chuck Boneless Short Ribs）

肩胛牛小排是一塊精瘦部位，肉厚且柔嫩，適合用於燒肉。

★下肩胛翼板肉

（Chuck Flap Tail）

肉質精厚細嫩，脂肪呈均勻大理石花紋，適合燒烤，可做為骰子牛排、炒肉片、烤肉片、涮涮鍋肉片。

2 牛肋脊部

★肋眼（Ribeye）

位於肋里肌中心，肉色呈櫻桃紅，瘦肉十分柔嫩，肌肉內的脂肪分布均勻，風味獨特。適合用於牛排、壽喜燒、涮涮鍋。

★去骨牛小排（Short Ribs）

位於第六、第七根肋骨的瘦肉部分，肉色鮮紅明亮，布滿漂亮的霜降油花，肉質細緻。可以切成美味的霜降燒肉，也可以厚切長條做為牛排。

★牛肋條（Rib Fingers）

附著於第一至第十三根肋骨間的肋間肉，呈長條形，油花含量適合。適用於燉煮，如紅燒或咖哩，也可用於串燒。

3 牛前腰脊部

★去脂腰里肌肉（菲力 Loin）

牛肉部位中最柔嫩、脂肪少的瘦肉，呈鮮紅色，肉纖維非常細緻，最適合做厚切牛排用。

★前腰脊肉（紐約克 Strip Loin）

位於腰脊肉的前半部分，脂肪與瘦肉比例均衡，脂肪風味十足且融點低，常被高級餐廳做為牛排使用；丁骨牛排就是。

4 牛後腰脊部

★上後腰脊肉（Top Sirloin）

位於後腰與上臀之間的部位，臀心部分肉質細緻，僅次於腰里肌（菲力）。適合做牛排和燒肉，也可做為燻牛肉。

★下後腰脊翼板肉（Bottom Sirloin）

肉色稍深，肉纖維細。可切為骰子牛排，也可用於韓式烤肉。

5 牛後腿部

★牛後腿部肉質硬實，適合做肉絲或切火鍋肉片。

★腱子心

腱子心筋紋呈花狀，燉煮後筋口感滑軟。適合滷、清燉，或切薄片炒。

6 前胸肉

美味的瘦牛腩肉，肉的纖維稍粗。適用於紅燒或咖哩，燉煮後十分柔軟。

7 胸腹肉

位於下胸腹部，俗稱牛五花，很多筋肉間脂肪，瘦肉比率較低，肉質纖維較粗。適合燉煮或炒，切薄後多用於牛肉飯如日式牛丼，或烤肉用薄片。

8 腹協肉

位於胸腹部後段，含常用的牛腩，肉精瘦，有較好的咬感，肉色鮮紅，纖維較粗。常用於中式料理或韓式燒肉。

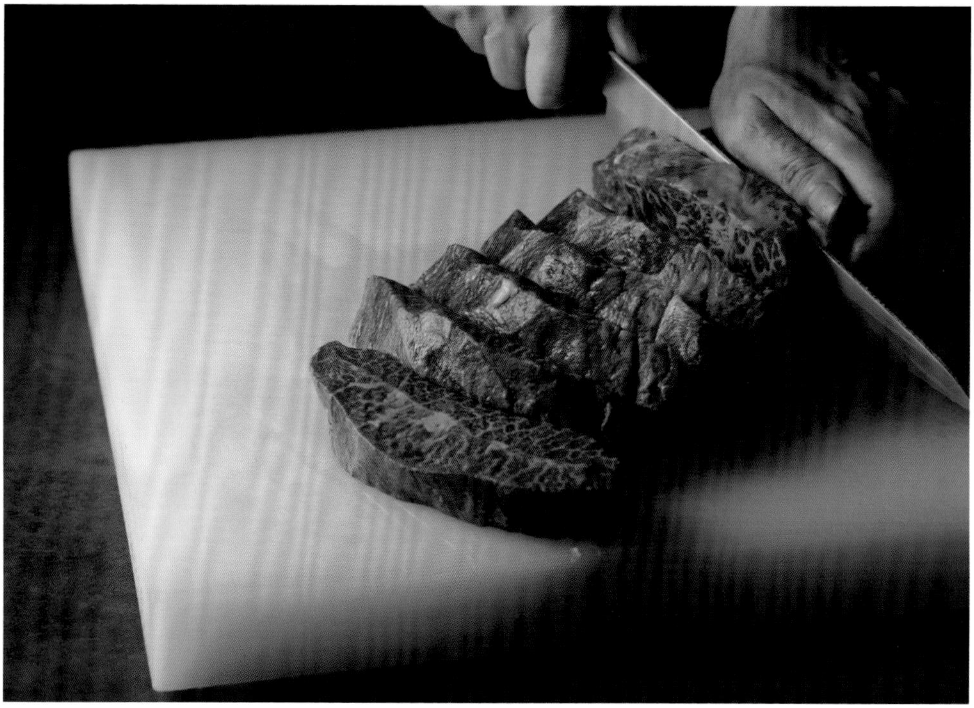

Recipe 1

分切的技術

一般進口商拿到的牛肉，是已分切好的大塊肉，商品上架前，需由專業的分切師依照肉的紋理做細部處理，讓每位顧客都能在架上買到適合料理的肉品。

在分切功力好的師傅眼中，每塊肉都是「好肉」！將大塊牛肉依照肉的紋理做二次分解，無論筋、肉，甚至覆在肉上的薄筋，只要處理得好，都能提升一塊牛肉的好吃度。

每塊牛肉都有最適合的料理方式，充分利用不浪費，全仰賴肉品分切師的切功，其豐富的肉品知識能提供消費者最好的選購與料理建議。專業肉鋪的分切師，亦會根據顧客的需求，提供切肉服務。

(!) 牛肉的專業分切！

以澳洲和牛板腱來示範，和牛是等級較高的牛肉，油花分布較多且均勻，口感豐富，價格相對也高，板腱則是和牛中價格相對平價的部位，適合多款料理，是CP值高的入門首選。

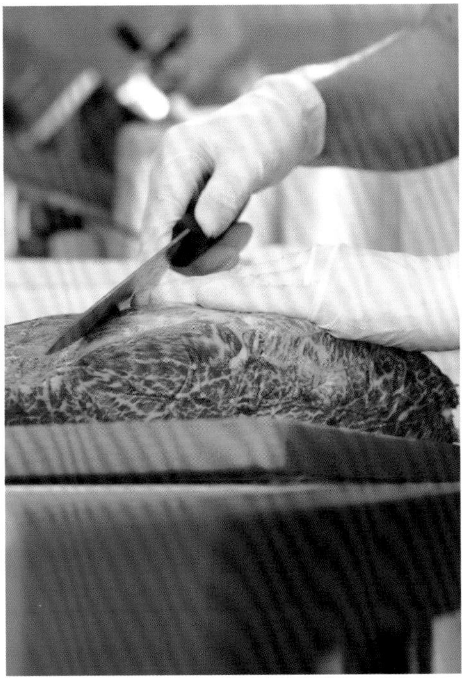

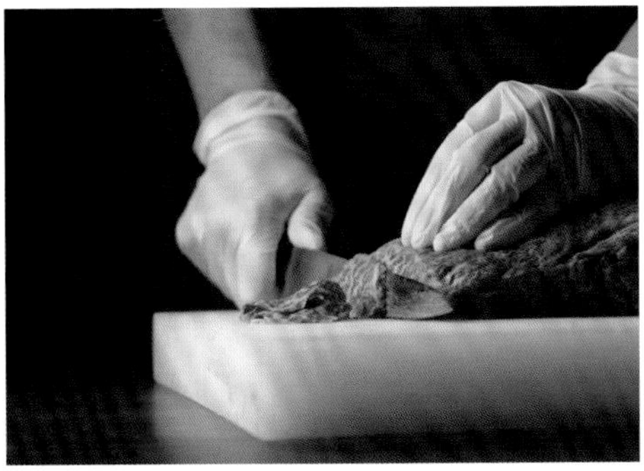

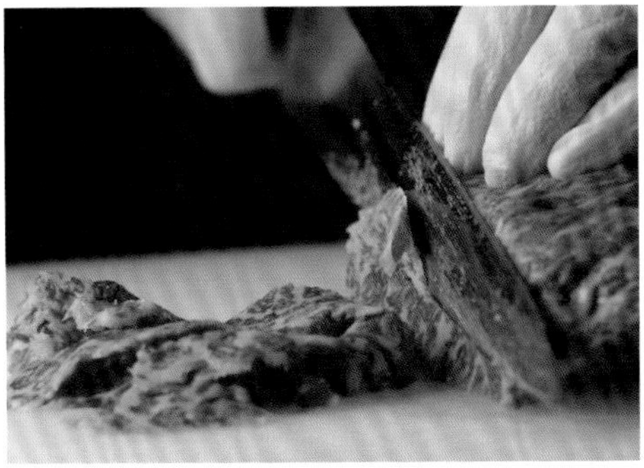

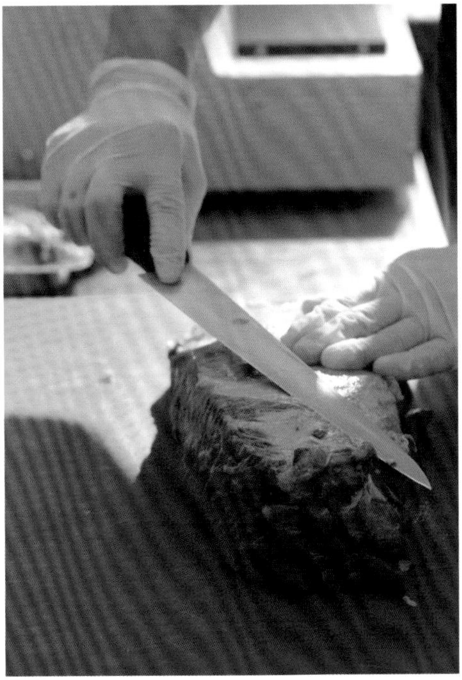

① 前段肉片

前段牛板腱油花均勻，適合以逆紋切方式，將牛肉切成片；適合作為火鍋肉片、燒烤或香煎（炒）肉片。

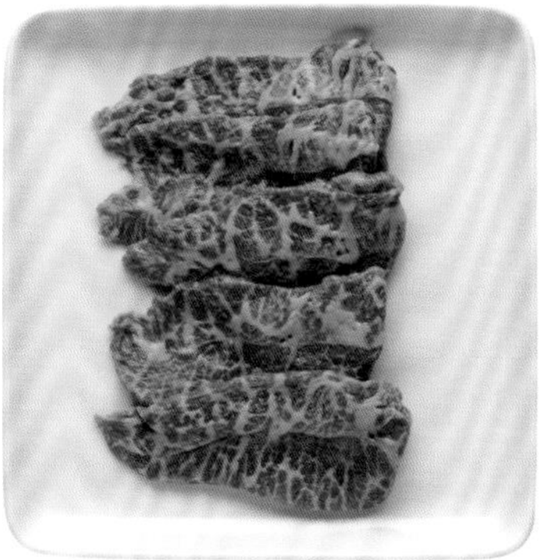

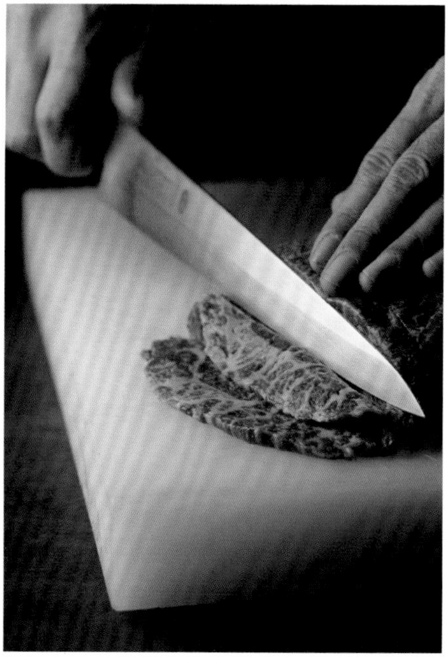

② 中段牛排

中段牛板腱因為厚度均勻，適合切做厚牛排，厚度約2～3公分最佳，肉汁豐富濃郁，因中間仍有肉筋，口感會略帶嚼勁。

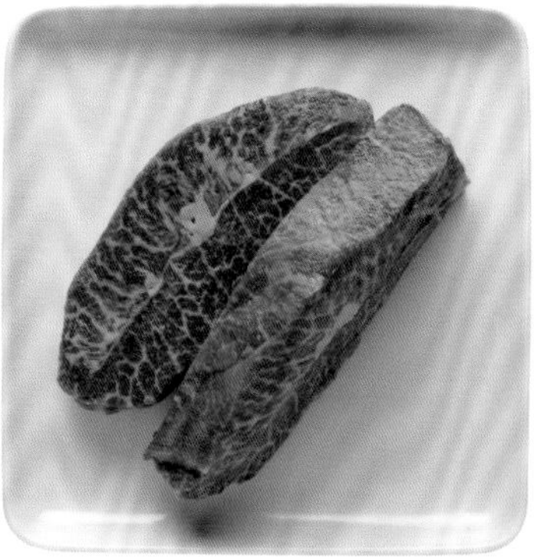

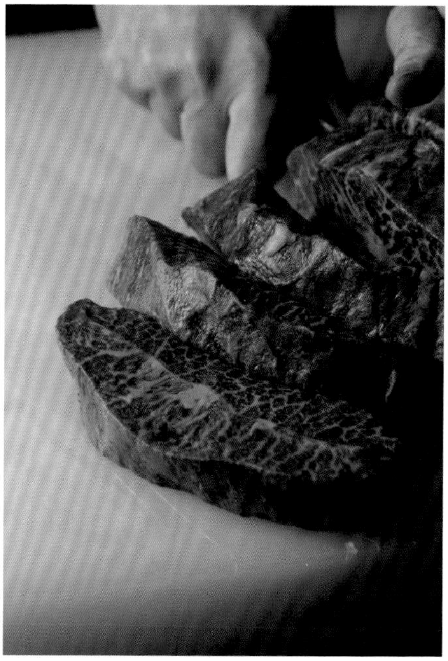

③ 後段骰子

後段中間有一條白色的筋要先修掉，表面的白膜也需要以刀尖慢慢修掉（修掉的筋可以拿來炒或燉牛筋都好吃），若沒去除，遇熱時會變硬，很難咬得動；修掉後的肉條大小，寬度正好適合切成3×3cm的骰子狀。

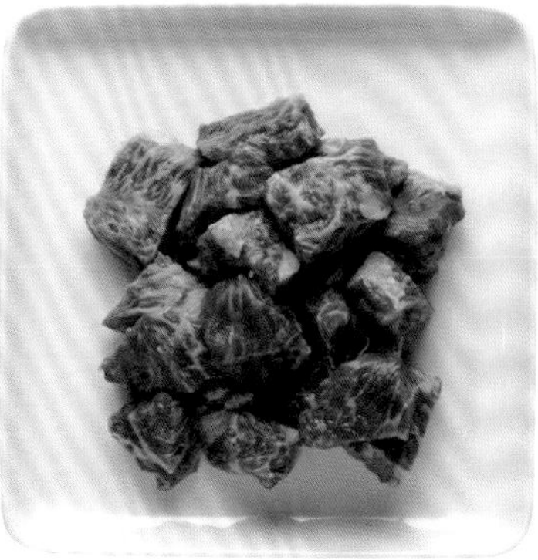

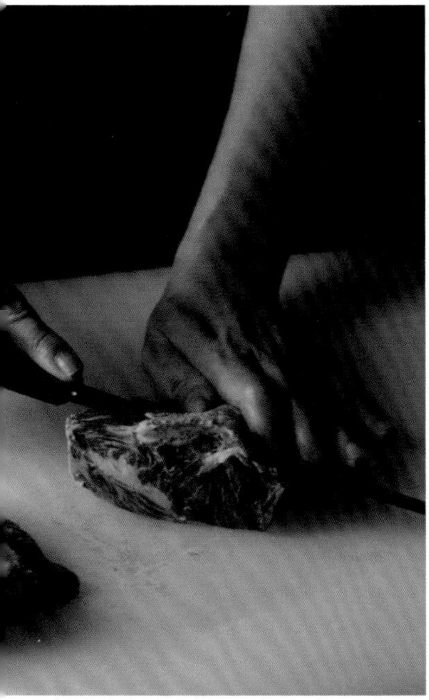

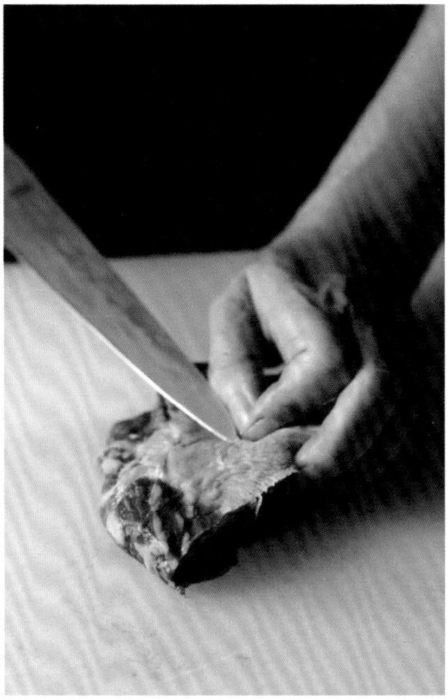

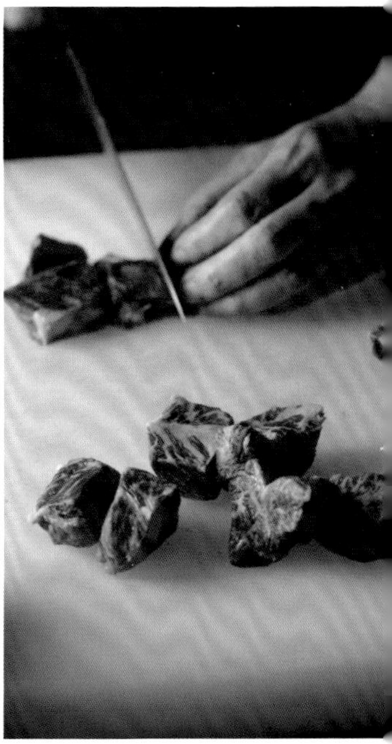

Recipe 2

不失敗！牛排這樣煎

一塊好的牛肉只需少許胡椒和海鹽就很美味。煎牛排建議選用不沾的平底鍋，就像把 牛排放在一塊鐵板上能均勻受熱，在稍微冒出肉汁時會滋滋作響，油花和肉汁交融是最誘人的美味。

冷藏牛排入鍋之前有個重要步驟，要在室溫下回溫10～20分鐘後再烹調，讓肉在室溫中醒來，能使肉質更柔軟。

香煎牛排

食材

厚片牛排…1份

蒜片…2粒

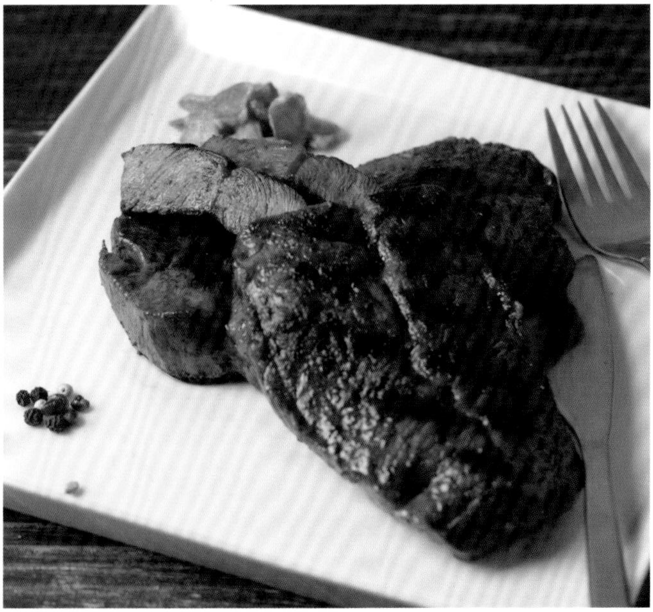

作法

step 1．鍋很熱才下鍋

為了能瞬間將牛肉的肉汁鎖住，鍋子要燒得很熱時 才下鍋，也可預防肉黏鍋的囧況。可先滴一滴水入鍋中測試，若很快就蒸發了，表示鍋子溫度夠高，放心將牛排下鍋，開始煎牛排吧！

POINT 因為和牛的油脂夠豐富，加上使用不沾平底鍋就不用再加油；若是一般的厚牛排或尋常平底鍋，則需加入2匙油，待鍋內出現油紋時，就表示溫度夠高了。

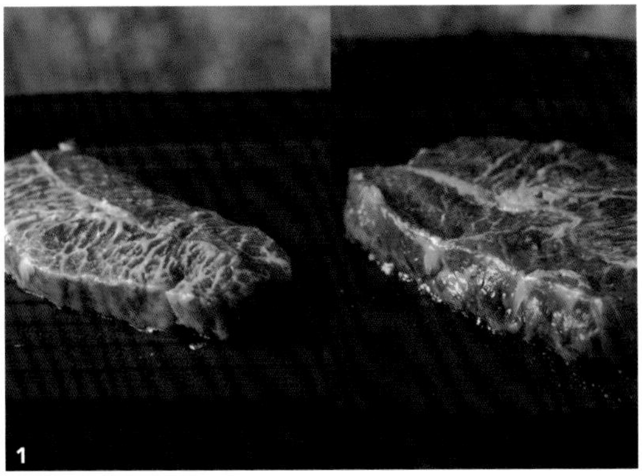
1

step 2．邊邊冒血水就翻面

大火約1分鐘，牛排四周會開始冒出些許血水，這時就可以翻面，保持大火再煎1分鐘，先將肉表面煎香。

step 3．放入盤中回溫

將牛排放在盤中靜置，稍微回溫，作用是讓肉汁再度被吸回肉的組織裡，才能濃郁多汁。若直接用大火煎到想要的熟度，一直在高溫下肉質反而容易變硬，口感會很老不好咀嚼。

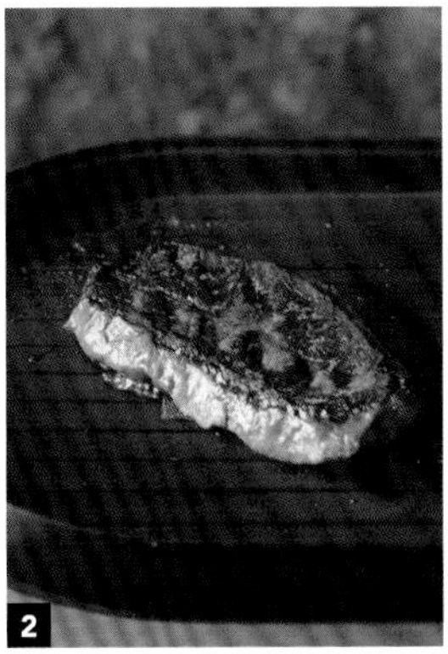
2

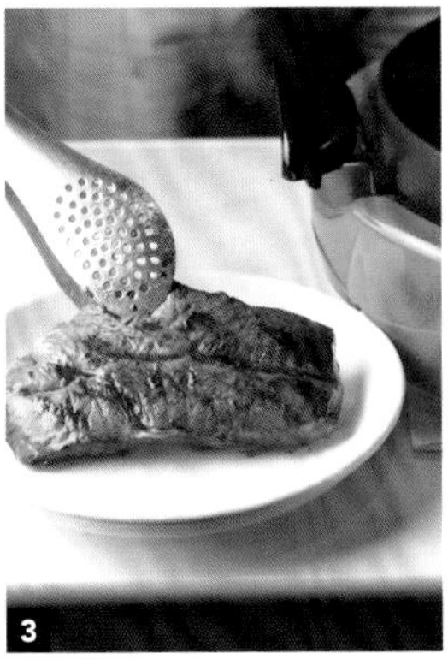
3

step 4．小火煎7分熟

二次入鍋改用小火慢煎，將所有的表面都接觸鍋面煎香，建議5～7分熟，這時外層香酥，切開有淡淡粉紅色，已沒有血水流出，吃來肉質鮮嫩多汁。搭配半煎炸的金黃蒜片，好吃不膩。

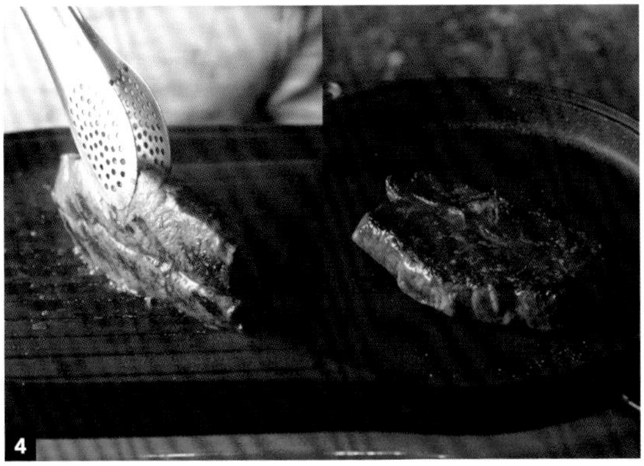
4

Recipe 3

如何炒出滑嫩的牛肉？

牛肉視料理需求可切片、條、絲，但都必須「逆紋切」，意即斷筋切法，因牛肉的纖維較粗硬，逆紋切法能切斷纖維，炒熟時不怕老到咬不動。

炒肉前先用醬油、蛋白、水略醃，讓肉吸一點水分且入味後，再拌入太白粉。這裡用醬油不用鹽巴，主要是牛肉若太早遇到鹽巴，肉質會變硬就不好吃。

大餐廳都說牛肉要嫩一定要過油，但在家料理過油真的很不方便，師傅有個撇步：「入鍋前拌冷油」（植物油皆可），將每一片牛肉都仔細拌勻沾裹油脂，這樣能保護肉的外表，入油鍋（半煎炸的量）時用筷子快速攪動，讓每一片不會黏住，就能確保受熱均勻，快速起鍋。

蔥爆牛肉

食材A

牛肉…300g
（切成0.5公分片狀）
米酒…10g
醬油…10g
蛋白…30g
水…30ml
太白粉…10g
沙拉油…30g

食材B

洋蔥…100g
（切1公分條狀）
青蔥…50g
（切4公分段）
薑…30g
（切0.3公分片狀）
蒜頭…10g
（切0.3公分片狀）
大紅辣椒…10g
（斜切0.5公分片狀）
沙拉油…20g

【調味料】

米酒…20g
糖…5g
李錦記蠔油…30g
水…30ml

作法

1 將牛肉片以米酒、醬油、蛋白、水拌勻醃漬10分鐘後，放入太白粉拌勻。
2 牛肉入鍋前再拌入少許沙拉油，燒熱的油鍋中炒到半熟或八分熟，先起鍋瀝油。
3 沙拉油放入鍋中加熱，先爆香蒜片、薑片成金黃色，放入洋蔥條、青蔥段和辣椒快火爆炒到香氣出來。
4 最後放入作法1的牛肉片，加入調味料，快火爆炒拌勻即可。

POINT 一般餐廳作法是將牛肉過油炸半熟，因油溫高能快速鎖住肉汁，這裡用家庭改良式做法。

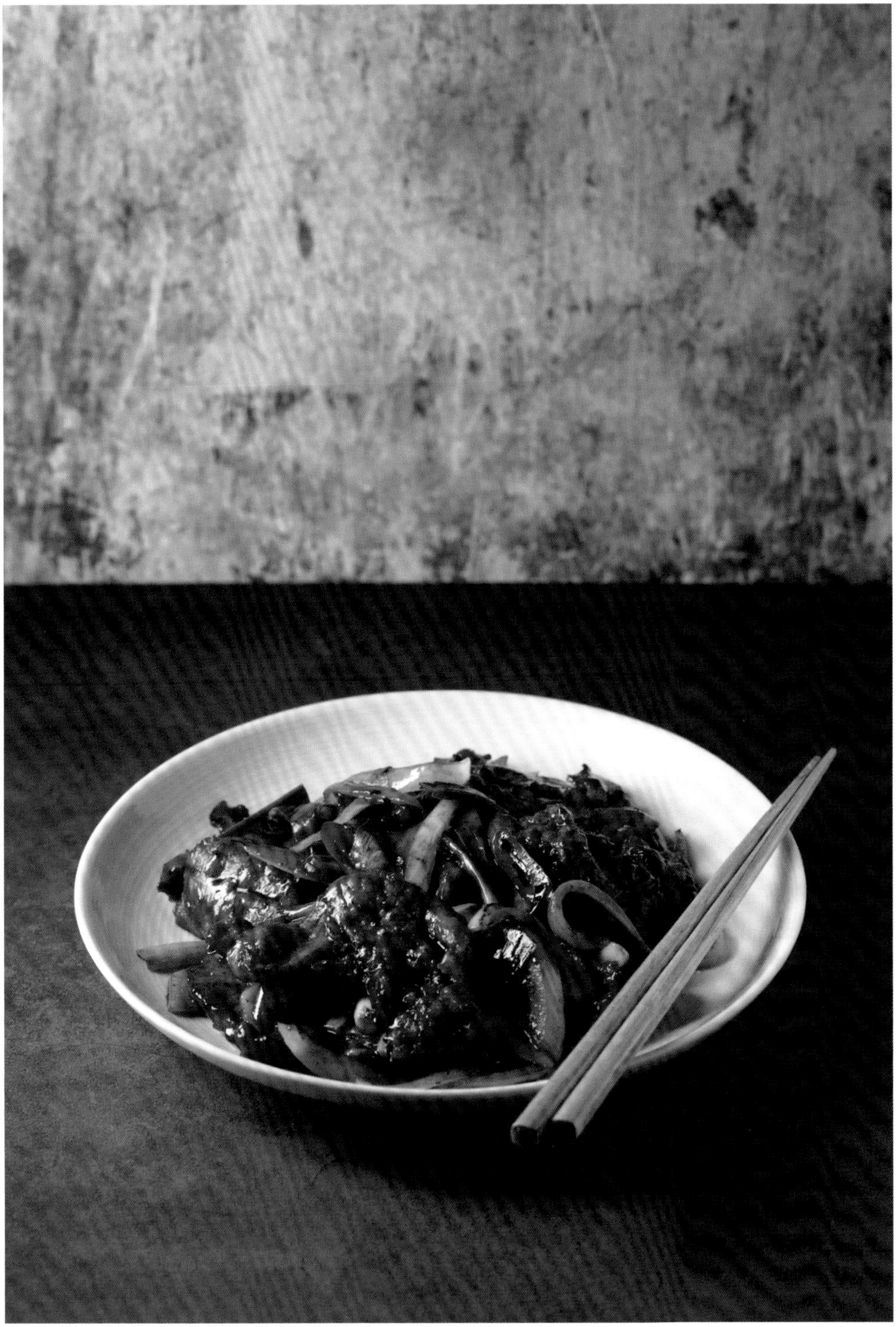

Recipe 4

煮一碗家常牛肉麵！

煮牛肉麵最常使用肋條、牛腱部位，因為它同時擁有肉、油脂、嫩筋、膠質多種口感，而且適合長時間燉煮。煮牛肉高湯時加入烤或炒過的牛大骨可以增加香氣。

牛肉湯包方便又美味

若沒有時間從熬煮高湯開始，直接使用大成牛肉湯包方便又美味。牛肉湯冷凍包挑選位在牛小排旁邊最好的短肋條，厚度均勻，每塊肉都精修過，所含油脂比例適中，也有精準配方。烹製的過程中，大量的肉一起煮因此香氣濃醇，並能保持風味一致。只要記得湯包已經燉煮完成，料理時只需煮滾，若滾沸的時間太久，湯汁會因水分蒸發愈來愈鹹，可依個人口味酌加開水調整鹹度。

紅燒牛肉麵

食材

澳洲牛肋條…500g
牛油…100g
薑…2g
紅蔥頭…5g
青蔥…6g
蒜頭…8g
辣椒…8g
洋蔥…12g
牛大骨…200g
番茄糊…10g
水…1000ml

【滷包1】

薑…8g
蔥…21g
番茄…14g
八角、花椒…1g

【滷包2】

月桂葉…1g
肉桂…5g
草果…10g
辣椒粉…1g
鹽…10g
冰糖…12g

作法

1. 牛油100g放入鍋中，待融化後放入紅蔥頭爆香後取出備用。
2. 取爆香後的牛油，以中小火炒香蒜仁、辣椒、洋蔥、青蔥、薑和辣豆瓣醬，一直炒到香味透出後加入牛大骨。
3. 另熱一鍋，加入切好的牛肋條和米酒炒到變色，加1000ml水開大火，加入滷包1和作法2材料，一起加熱至滾沸時轉小火煮。
4. 鍋內再加入配料（牛骨高湯500g、沙茶醬12g、老抽2g、醬油50g、番茄糊10g）及滷包2，續煮約1小時50分（可試一下牛肉軟硬度來調整時間）便可將牛肉撈出；如果要煮牛肉麵，湯汁過濾後再加水1300ml，再度煮滾即可。

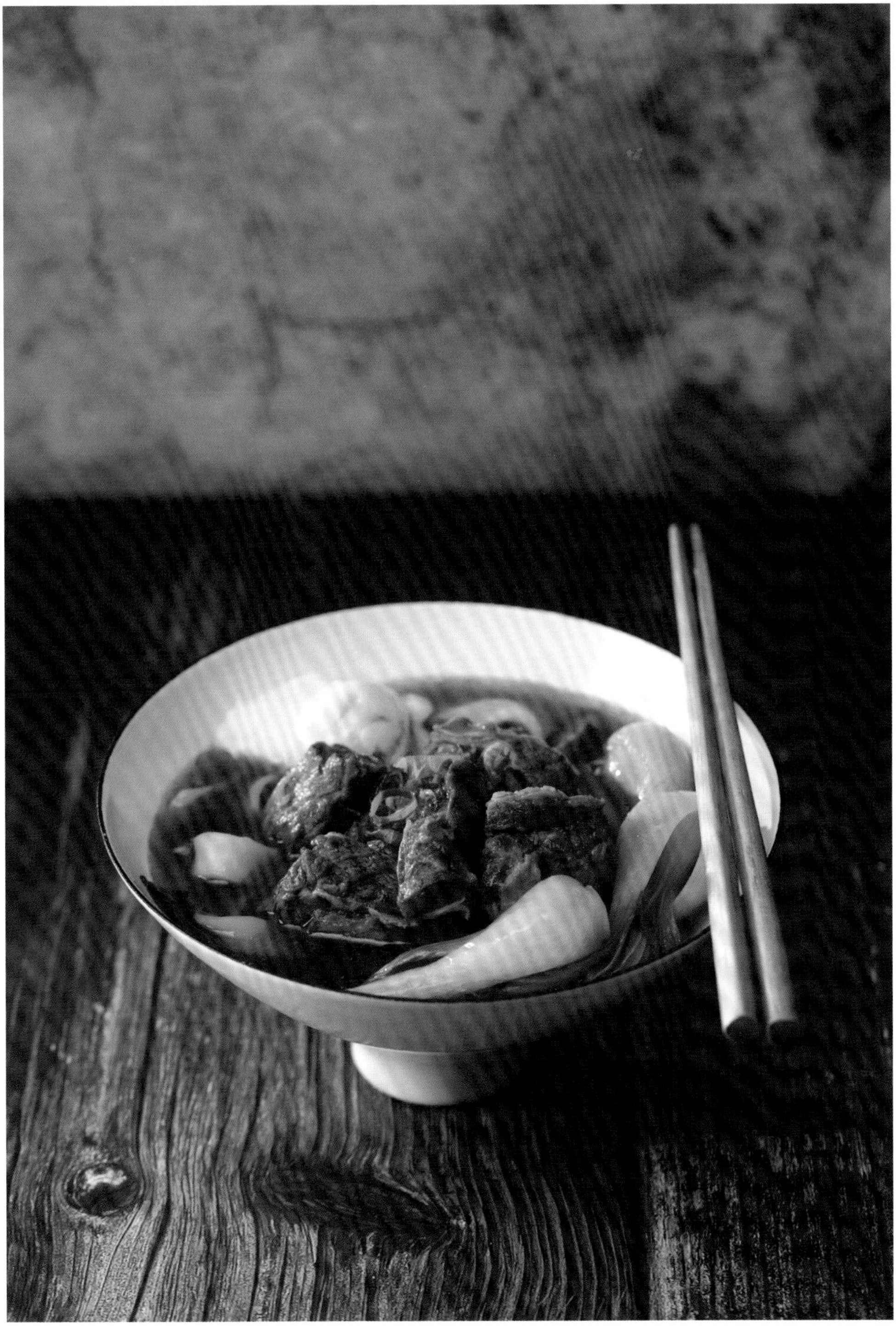

Recipe 5

超人氣牛丼怎麼做？

很多人做牛丼會選用火鍋肉片，這是最方便的選擇，對嗜肉者來說，將牛肉切成0.3～0.5公分厚度的片狀，做成的牛丼吃來有著絕妙的彈性，再加上若是和牛肉片，那美味的油花，豐潤的口感，絕對有著超人氣的幸福感。

日式牛丼

食材

牛肉…300g
沙拉油…15g
洋蔥…100g
柴魚醬油…30g
味醂…5g
糖…5g
米酒…5g
蛋…1顆
白芝麻…1g
蔥花…5g

作法

1 牛肉切成0.5公分片狀，洋蔥切成1公分條狀。
2 沙拉油加熱，放入洋蔥炒至金黃色且香氣散出，放入牛肉片略炒至變色時，立刻加入柴魚醬油、味醂、糖、米酒快速拌炒均勻即可起鍋。
3 放入裝好白飯的大碗中，中間挖一個洞放上水煮5分熟的半熟蛋，最後撒上白芝麻和蔥花，也可放上海苔絲和醋薑片裝飾。

POINT 5分熟的半熟蛋怎麼做：將水以大火煮至大滾時，先放少許鹽，輕輕打入蛋，轉中火待煮至蛋白表面熟即可撈起。

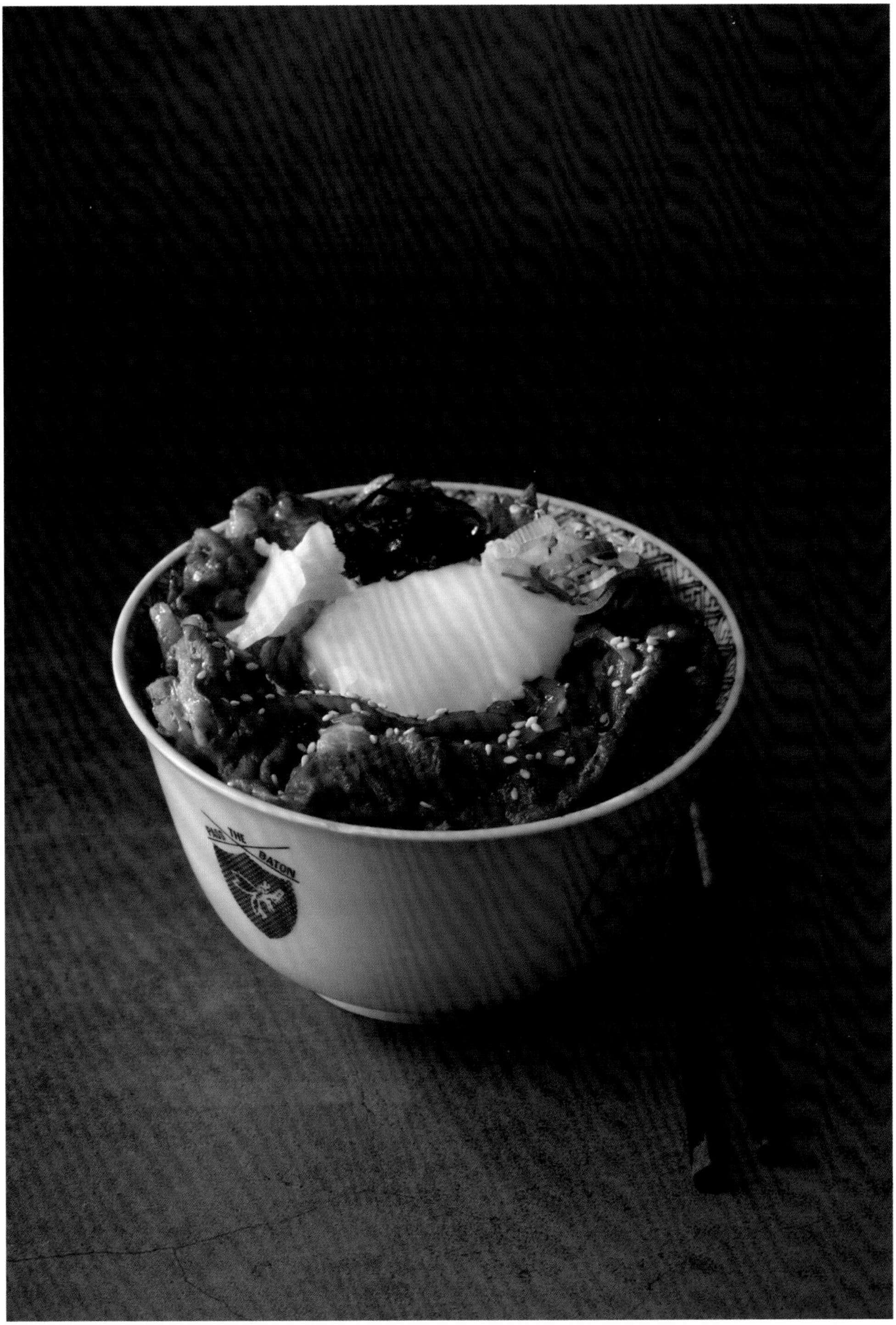
PASS THE
BATON

Recipe 6

怎麼滷出軟嫩的牛腱？

牛腱肉質軟中帶筋，吃起來QQ有咬勁，肥油不會太多，適合燉煮。想煮出柔軟多汁恰到好處的滷牛腱，重點在「整個牛腱心先煮後燜」，才能完整鎖住美味肉汁，若小家庭沒那麼大的鍋，最多對半切，千萬別先切成小塊狀下鍋。

牛腱先在爐火上小火燉，再利用餘溫慢燜，慢慢入味才能軟綿多汁，肉的纖維都能絲絲入味，不建議以直火一直煮，牛肉長時間在高溫下會變硬變老。

滷牛腱

食材

牛腱…800g
洋蔥…50g
青蔥…100g
薑…50g
蒜仁…30g
辣椒…30g

【滷包】

八角…3g
肉桂…2g
花椒…2g
月桂葉…1g
陳皮…3g
草果…3g

【調味料】

醬油…100g
冰糖…30g
水…1000ml
辣豆瓣醬…30g

作法

1 牛腱放入熱水中汆燙3分鐘，沖水將表面洗淨。
2 將蔥、薑、蒜、辣椒、滷包及調味料，與牛腱蔬菜等放入鍋中，以大火煮至滾開，蓋上鍋蓋，轉小火燉煮約2小時熄火，在鍋中續燜2小時再取出。
3 牛腱放涼後，先切對半，再切片盛盤，撒些許香油、蔥、薑、辣椒絲。

POINT 滷好的牛腱一定要待涼後才能切片，此時肉己定型，較好切成薄片，若是熱熱時就立刻下刀，肉容易散開，反而不好切。

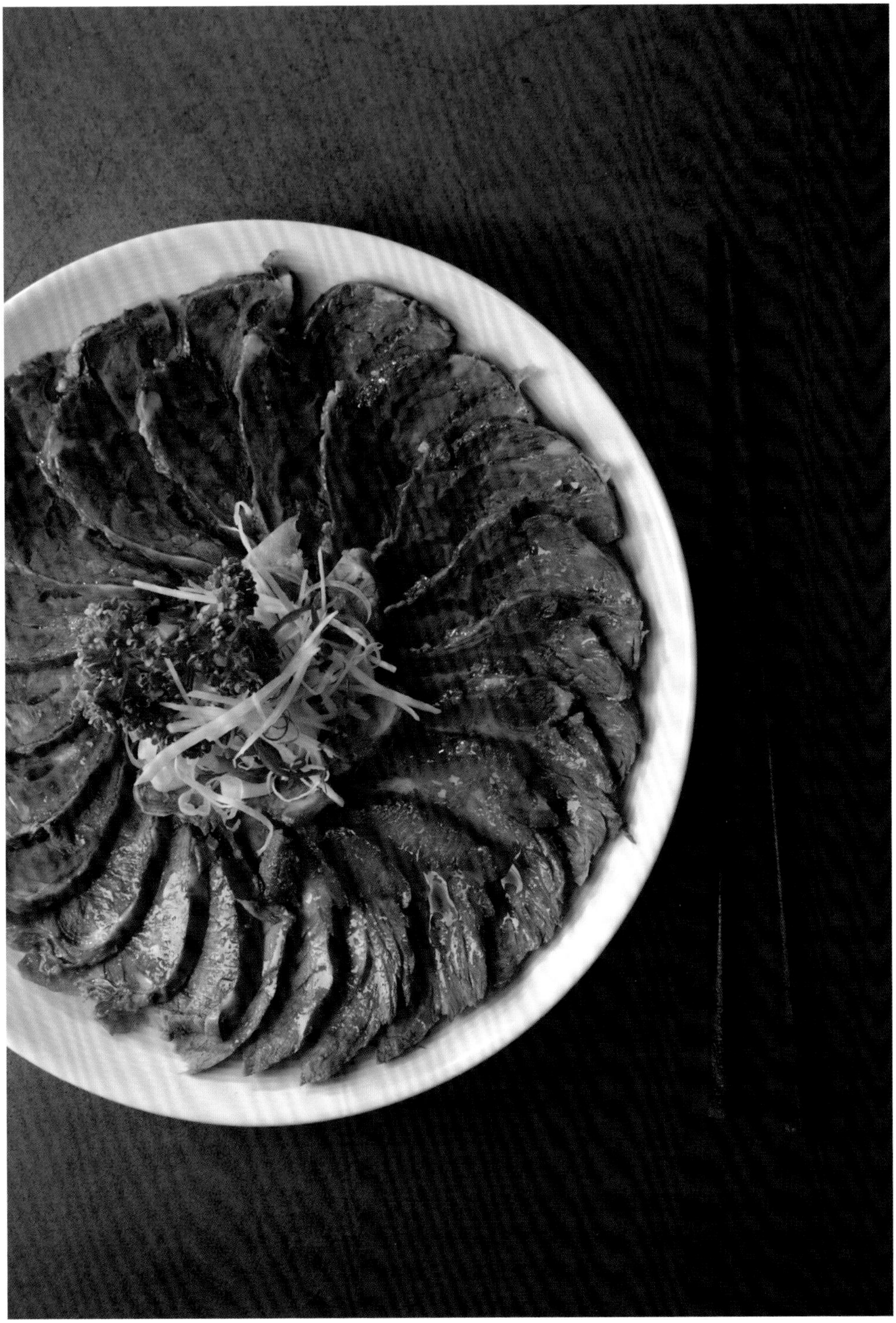

Recipe 7

美味易做骰子牛

骰子牛在煎熟過程中會稍微縮小，建議切成約3×3公分，一粒一口的大小最恰好。和牛板腱、菲力、沙朗都是很不錯的選擇，還能搭配鮮香菇、甜椒做成骰子串燒。

想要骰子牛好吃，不能煎太久讓肉質老了，一般來說全部骰子的六面都翻過一次，差不多就是可以起鍋的最佳時間點。若覺得用筷子一個個翻太慢，也能用搖鍋的方式，缺點是有可能部份沒翻到，需要再以筷子和鍋鏟輔助，確認每一面都受熱均勻就能起鍋上菜。

骰子牛

食材

牛肉…300g

作法

1 牛肉切成3×3×3公分的大丁狀。

2 平底鍋加熱放入少許油，將骰子牛煎至表面熟，附上鹽和黑胡椒、炸蒜片即可。

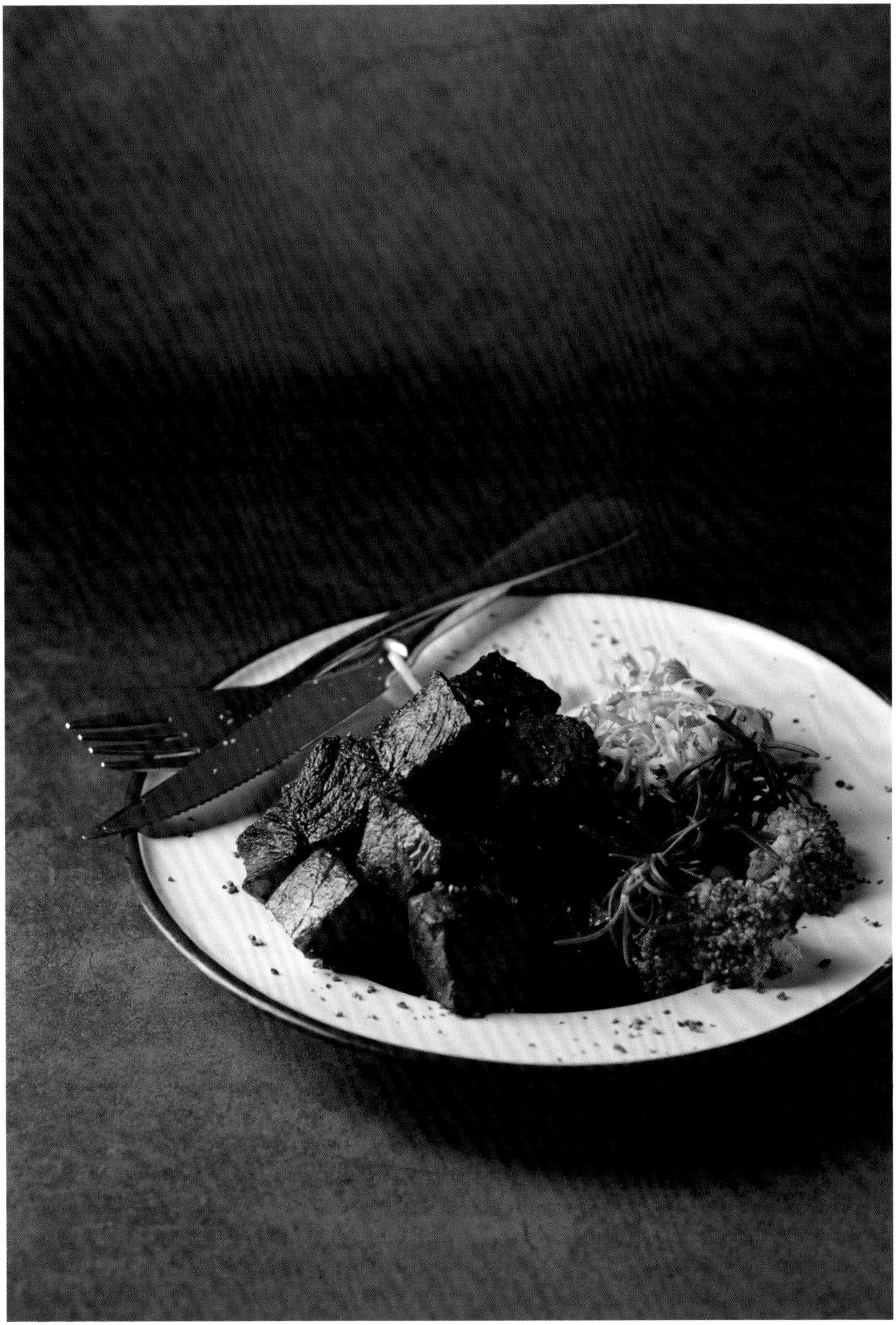

-第 5 章-

水產：魚蝦

SEAFOOD

各式各樣的海鮮料理，像是生魚片、天丼（炸蝦）、佃煮秋刀魚、烤香魚等，豐富了餐桌上的海味，再加上海鮮類具有高蛋白質與低熱量的特色，使得人們比起從前更愛吃魚了！不過你知道該怎麼選魚、煮魚、吃魚嗎？本章節從飼養開始探討，將帶領你揭曉水面下的神秘世界。

- ☐ 正港大尾！
- ☐ 生態養殖在台灣
- ☐ 餐桌不可少的五大家魚
- ☐ 生態養殖在印尼
- ☐ 海鮮的美味關鍵──冷凍技術
- ☐ 魚博士來解答

1 正港大尾！

台灣幾乎不分寒暑都有魚吃，最主要是島嶼四面環海，有溫暖洋流帶來的浮游生物，使得周邊海域資源豐富。除此之外，台灣島嶼橫跨北緯23.5度，對於養殖漁業更是有利，主要魚塭生產地的嘉南平原屬亞熱帶氣候，但卻有高雄與屏東的熱帶氣候可以調解生產，造就了台灣養殖漁業的發達。

細數下來，台灣一年四季可吃到的水產，光是國內產就有：石斑、黑鯛、吳郭魚、虱目魚、午仔魚、香魚、金目鱸、七星鱸、烏魚、海鱺、枋頭、黃金鯧……，更遑論台灣遠洋漁業帶來的魷魚、鮪魚、秋

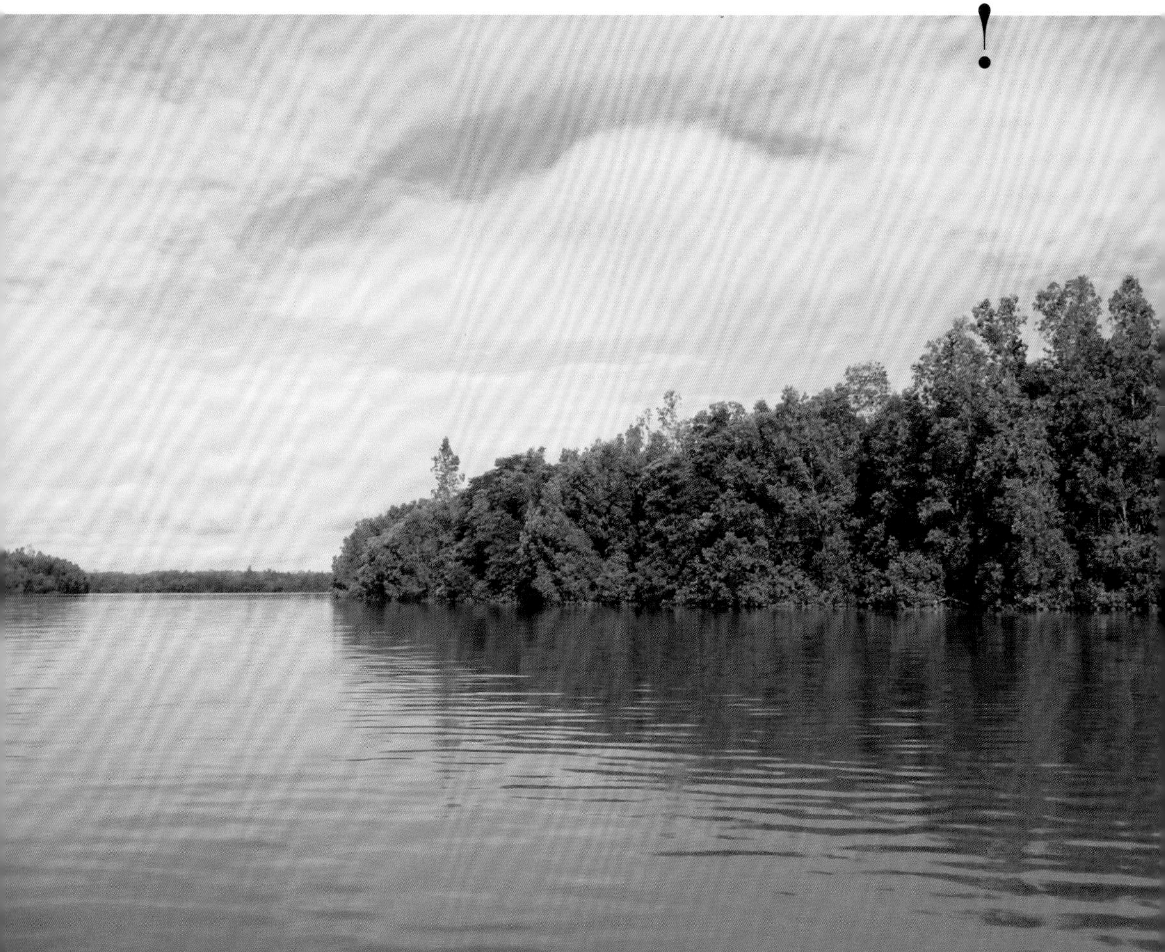

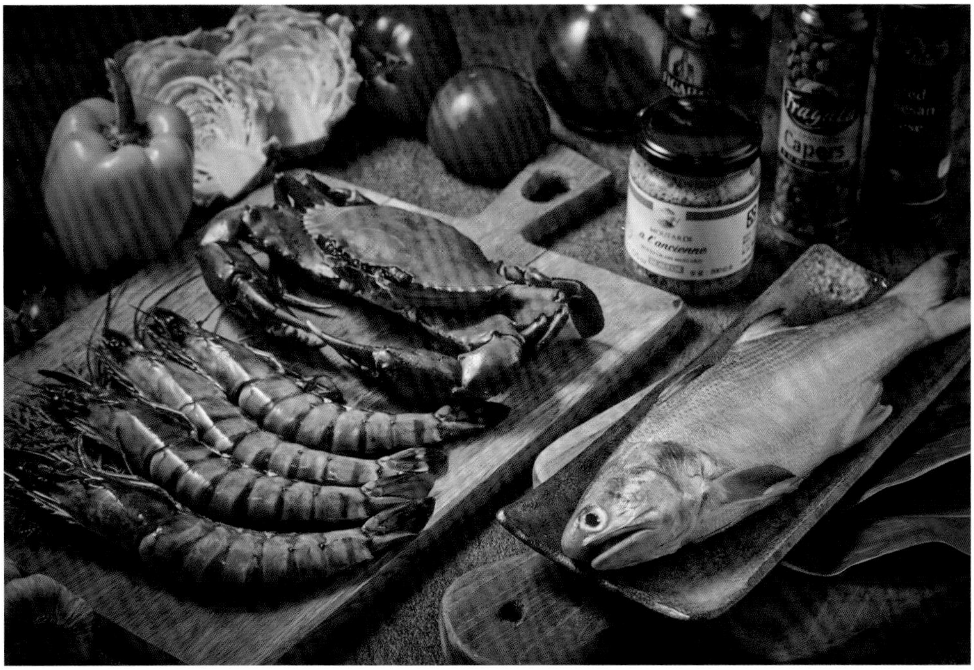

刀魚及近海的鯖魚。近年來水產冷凍技術提升，國外的進口水產亦不少，例如：黑鯧、白鯧、東星斑、金線魚、赤鯮、鮭魚、大黃魚等。如此豐富多樣，對於愛吃海鮮的人來說，住在台灣再幸福不過了。

不過海洋資源有限，生態環境愈加珍貴，因此管理良好的養殖水產，愈來愈受到各界關注。唯有對環境友善，提升各種水產的可持續性，才能確保我們年年有好魚上桌。

友善環境的生態養殖

台灣水產養殖業發展超過30年，從早年用天然苗的放牧養殖法，到1963年代發展出人工繁殖與飼料技術，而為了讓產業供應鏈的效率更高，台灣水產養殖業逐漸有上下游的細緻分工，有販賣魚卵的「種魚場」、專業孵苗的「魚苗繁殖場」、中間育成的「標苗場」，而最後買進肥育的則是「養殖場」，加上水產設施、冷凍加工等周邊配套發展，奠定企業化生產模式。

追求效率的生產模式之下，魚塭飼養的密度也越來越高，而仰賴種苗篩選、養殖設備、生物科技等來維持產能的高密度養殖，長期發展下來對於土壤、水質、環境都會造成莫大影響，使得「友善養殖」在近年來也成為水產業積極討論的議題。

為了建立友善養殖模式，大成水產試驗基地在七股、官田、永康等魚塭，設計中低密度的放養，降低魚塭的負擔，並導入海水飼養，避免抽取地下水，利用天然曬池與整池，讓魚塘使用年限拉長。

此外，魚塭內還會放養「工作魚」或「工作蝦」，藉由良好生態鏈的循環，有助維持健康的養殖環境，降低病疫發生率，使全程可以無藥飼養。

生態養殖的最高境界，就是讓養殖回到最自然的狀態，為此，大成也在印尼根島粗放養殖生態草蝦。在河海交界的紅樹林地帶築堤引水，放養蝦苗，利用潮汐帶來的浮游生物作為天然飼料，無須再投放人工飼料，讓養殖回歸到最自然的狀態。並且從2006年開始，在印尼根島發起復育紅樹林活動，邀請企業伙伴共同種植紅樹林，並且獲得世界自然保護基金會（WWF）的肯定。

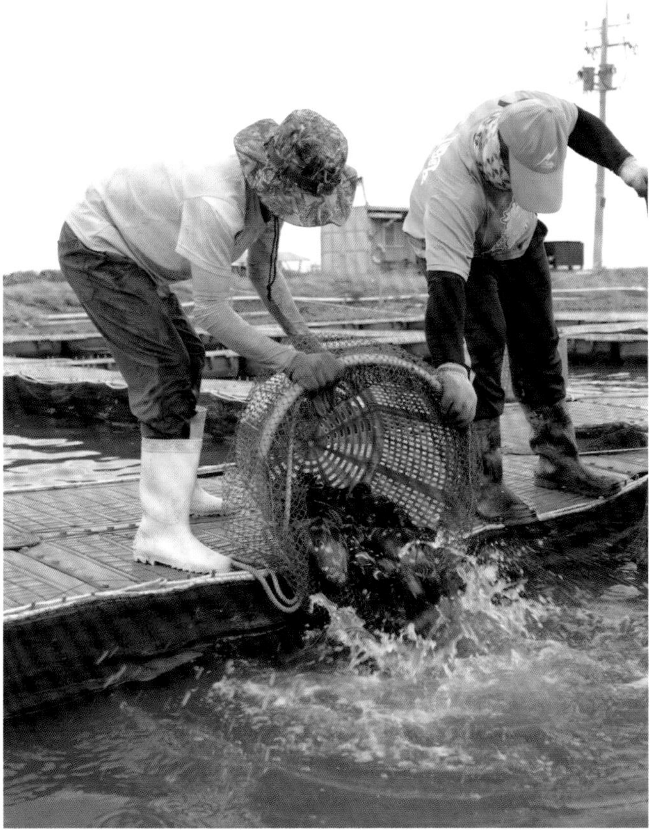

2 生態養殖在台灣

高品質的水產仰賴「環境」、「水」、「人」的互相配合，透過人對魚性的了解，藉由飼料營養和養殖方法，因應氣候變化進行疾病防治。為了建立友善土地的水產養殖模式，大成在七股的海水魚塭、永康的循環水設施魚塭，以及官田淡水吳郭魚養殖場進行循環水實驗，著手發展「中密度養殖模式」，以相較傳統1/10的放養量來減少魚塭的負擔，進一步達成友善大地的理想目標。

養魚先養水

俗話說「養魚先養水」，而養水則先「養環境」。水對養殖業來說，是不可或缺的重要條件。依照養殖魚類的區別，魚塭水源可分為鹹水、淡水、地下水，而大量抽取地下水所產生的環境問題，則是養殖業相當關注的議題（**註**）。為了減少抽取地下水，大成主張以「引水」代替抽取地下水，利用漲退潮的表層水交換，不需深埋管線抽地下水，減低對水土的傷害。

引水是利用溝渠或是輔助動力設備將海水導入水庫，讓海水與舊水先混合，利用益生菌進行熟成後，才引進魚塭使用。

即使是天然海水，同樣也帶有病源菌，利用水庫當「防火牆」來降低好水與壞水的衝擊，熟成是養水的重要程序。特別一提，在魚塭的增

註：抽地下水對土地的衝擊主要來自必須將抽水管埋進土地，這不僅加速地層下陷，而抽水過程產生的淤泥也會不斷累積在潮間帶，對於海岸線景觀產生影響，也嚴重改變了潮間帶生物的棲地。

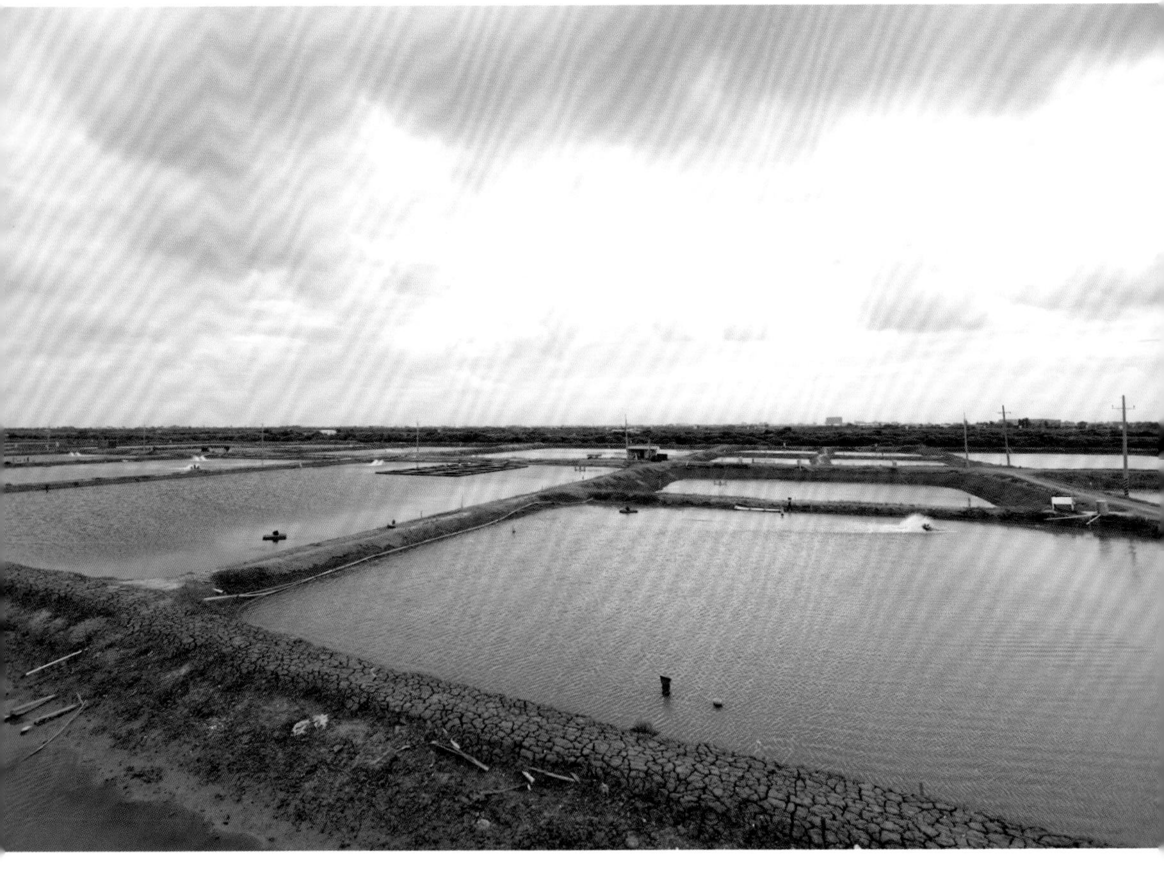

氧設備也盡可能選用節能或綠能產品，減少耗能碳排的產生。經過試驗之後，這樣的養殖漁法可有效減低病害與氣候變遷的衝擊，並達到預期的產能與風味。

魚吃什麼長大呢？

在養殖業中，人（飼養者）在飼養管理與飼料配方扮演關鍵角色。如何隨著氣溫變化管理魚塭，調節水車，如何隨著魚的生長，改變飼料配方，都需要經驗豐富，觀念正確的水產專家。

魚到底是吃什麼長大呢？其實，魚也有肉食、雜食與草食之分，魚飼料也可分為植物性蛋白質與動物性蛋白質兩大類。舉例來說，吳郭魚與虱目魚就是「吃素的魚」，而鱸魚、石斑魚、午仔魚、黃金鯧則是「吃葷的魚」；一般而言，吃素的魚腸子長，吃葷的魚腸子短。

在談論如何把魚養得健康肥美之前，首先要了解魚吃什麼，選用好品質的原料，調製營養充足的飼料配方，就像人一樣，要攝取均衡營養才不容易患病，而健康的魚也才會有結實彈性的好肉質！反之，營養失調的魚容易有俗稱的「水肉」現象，肉質鬆垮無彈性，風味自然大打折扣。

看懂魚塭才知魚好壞

- 魚塭四周是否有抽水管：抽地下水的魚塭岸邊往往水管密佈，而不抽地下水的魚塭岸邊則相對清爽。
- 魚塭周圍是否有枯草：為了作業方便或避免藏匿蛇鼠，有些魚塭會噴除草劑除草，友善環境的魚塭會用割草代替農藥。
- 魚塭底土是否黑又臭：冬季收成之後，魚塭會放水曬池，倘若池底土壤又黑又臭，表示魚塭體質不健康。

為什麼有人愛吃海水魚？

海水魚必須抵抗環境強大的滲透壓，魚的體內會持續累積離子和胺基酸來平衡內外壓力，這些物質成份都成為風味的來源，並使魚肉結實，較有彈性。

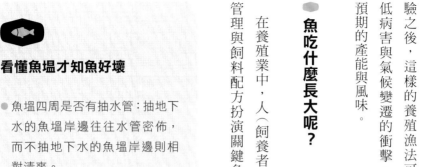

3 餐桌不可少的五大家魚

我國漁業生產可以分為五大項目：遠洋漁業、近海漁業、沿岸漁業、內陸漁撈以及養殖業，其中養殖漁業106年產值為338億元，佔全體漁業產值40％。

目前我國養殖漁業以虱目魚為最大宗（佔全體養殖量55％），其次為吳郭魚類（佔全體養殖量26％）、石斑魚類（佔全體養殖量12％）及鱸魚類（佔全體養殖量7％）。

對比位處熱帶的東南亞，台灣橫跨熱帶、亞熱帶及溫帶，適合養殖多元魚種，且養殖漁業經過數十年的發展，分工明確且細膩，從種源、養殖、加工到出口均有完整產業鏈。

虱目魚

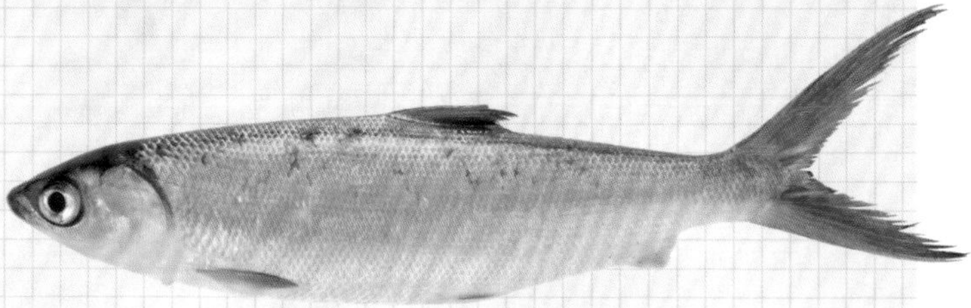

屬熱帶魚種，為配合產季調節，也有繁殖場採購進口魚苗，育成不同尺寸給養殖戶，加上有宜蘭、嘉義、高雄、屏東等地可以調節產季，使得虱目魚亦是全年都可供貨的大宗魚類。

台南飼養可分越冬與不越冬，不越冬者會在夏天放苗，養到年底採收；而越冬魚苗會在八、九月下苗，至來年春天生長，夏季採收。

基本資料

- **產地**：主要在台南。
- **重量**：需2至斤半才能取肚。

我國養殖業者的觀念與日更新，創新不斷，原引進台灣之吳郭魚為東南亞品系（慈鯛科魚種），經過歷年持續引進新種吳郭魚並配種改良，輔以飼養管理、飼料產品調整，現行台灣吳郭魚已具備體型大、成長迅速且肉質細緻肥美，帶有甘甜味。約2002年起，台灣吳郭魚以新名字——台灣鯛，用於內銷及外銷日本，在歐美地區以Taiwan Tilapia之名販售，深具經濟價值，擺脫以往吳郭魚低價的印象。

佔養殖比例大宗的虱目魚，過去因池內環境不理想而引起藻菌類繁殖導致肉質土味，養殖業者隨時間細心調整，搭配飼養管理提升、生技產品及飼料調整後改善飼養環境，虱目魚的甜美肉質才能呈現於消費者口中。

具備以上經驗及產業特色，我國養殖漁業相較東南亞而言，為相對成熟也穩定的市場。

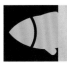

吳郭魚（台灣鯛）

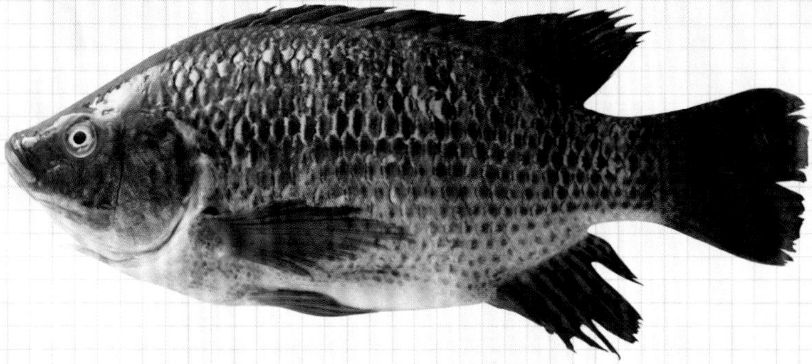

屬於廣鹽性魚種，能適應不同環境生長，可在淡水或鹹水環境養殖，亦有野生吳郭魚。鹹水養殖的吳郭魚，肉質結實帶油脂，深受饕客喜愛。許多人以為鹹水吳郭魚的個頭小、體色黑，但吳郭魚有上千個品種，光靠外觀無法準確知道是鹹水或淡水養殖，僅能靠烹調後食用的口感來判斷。為了避免早熟，多產小型苗，人工育種並採單性養殖，因地區季節需求，衍伸出種苗分段養殖，即種苗交給養殖戶培育出200尾斤、100尾斤、50尾斤、20尾斤等不同大小，再交第三棒養成，透過分段高效率飼養，可在6個月上市。

基本資料

- **產地：**主要在雲林、台南、嘉義的魚塭與桃園的湖埤。
- **重量：**為外銷量最大宗的魚種，內銷600克以下、外銷800克以上。

午仔魚

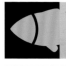

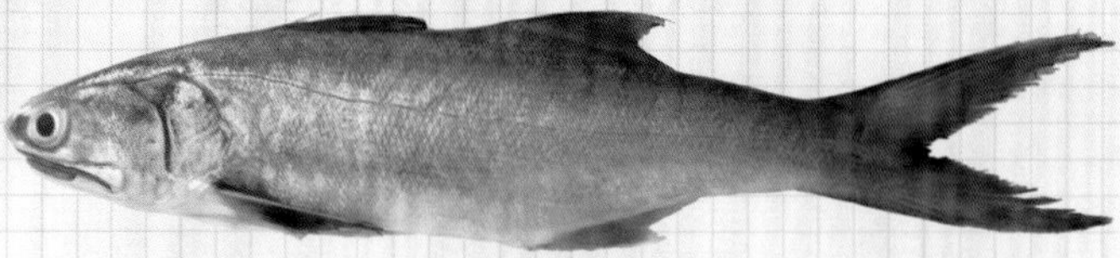

必須海水養殖，種魚有海捕與塭培產卵兩種方式，但為了避免運輸影響午仔魚的活存率，飼養至六分魚苗即可販售，大多飼養到10～12個月上市，也是全年都可以養殖供應的魚類。

基本資料

- **產地：**屏東、高雄的永安與彌陀。
- **重量：**2～4尾／斤可上市，近來也有6尾／斤的產品。

鱸魚

種苗品種來自台灣、泰國、新加坡、高雄以北區域。因冬季較冷，便會直接進口種苗來用。

通常從二吋苗大小開始培育，大約6個月可上市（本土與國外種苗在成長速度略有差異），因為有國外種苗調節季節，也是一年四季都可供應的魚類。

基本資料

- **產地：**高雄、屏東，少數在台南。
- **重量：**傳統市場約1斤～1斤半，取肉外銷需5斤以上。

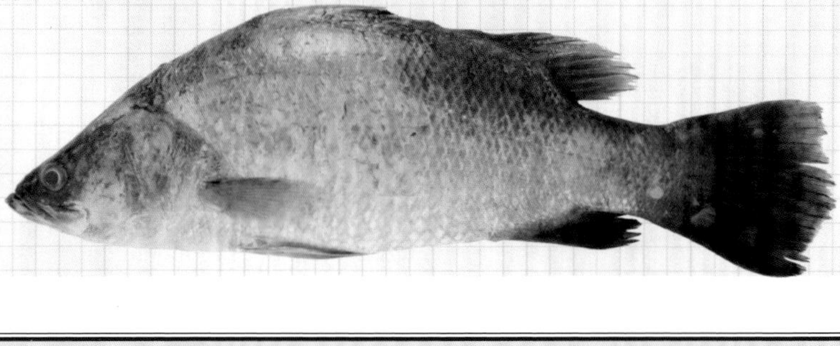

石斑魚

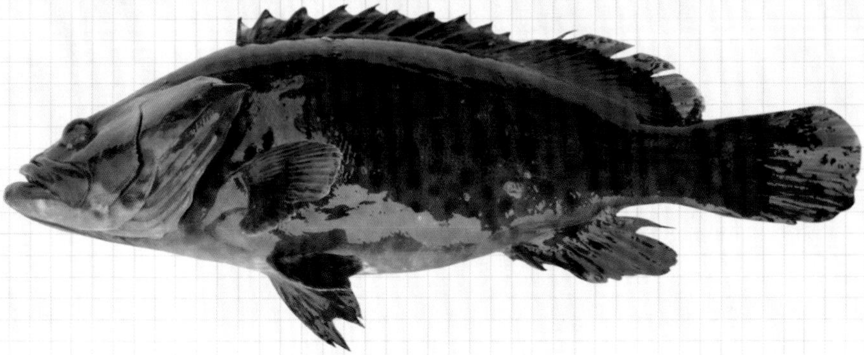

本地多年馴育的種魚主要可分：六分魚(體色呈半透明，亦稱白身苗)、二吋苗、五吋苗，飼養12個月可上市。石斑魚飼養透過分工良好的養殖模式、良好營養規格飼料設計與研發提高育成，形成全球完整產業鏈，全年都可以供應。

基本資料

- **產地：**全省皆有養殖戶。
- **重量：**約14兩以上，其他大體型品系可3～10斤，而龍膽石斑甚至可飼養至20斤以上。

新興好魚

黃金鯧

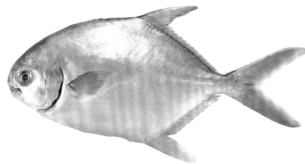

繁殖週期較短，必須海洋捕撈親魚(即種魚必須從海裡抓，無法人工培育)，飼養6個月即可上市。

黃金鯧的飼養法類似午仔魚，但黃金鯧對水質的要求高，並具有游動習性，需要較大面積的飼養塘池。

基本資料

- **產地：**台南為主，其次為嘉義與屏東。
- **重量：**海釣場約12兩，傳統市場約14兩以上。

★1(台)斤＝16兩＝0.6公斤＝600公克

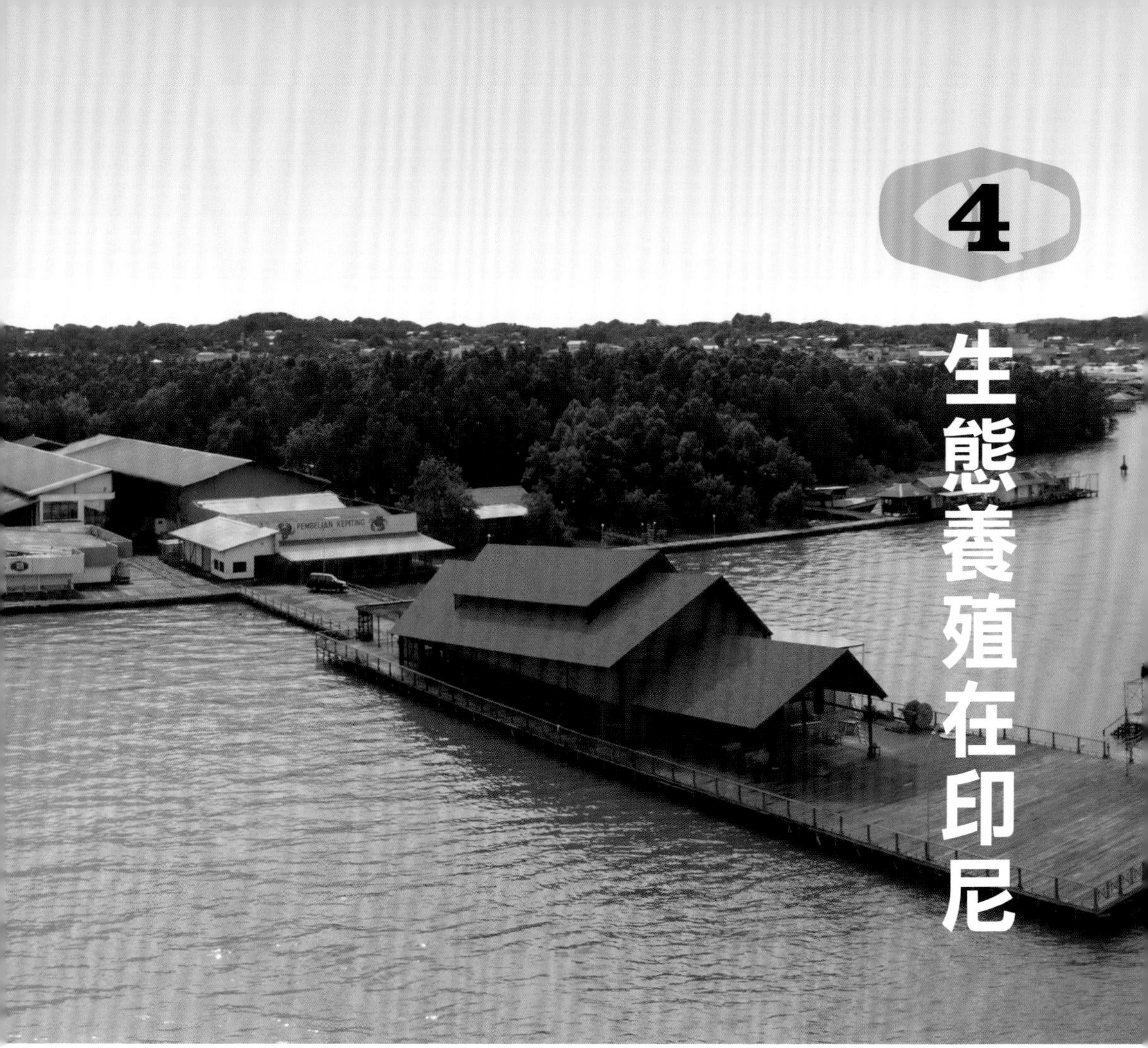

4 生態養殖在印尼

大成也在印尼加里曼丹省東北方的Tarakan島成立了「MMA水產加工公司」（PT Mustika Minanusa Aurora），在紅樹林潮間帶打造150000公頃養殖面積，將傳統野放養殖結合一條龍式生產線，可說是業界最高等級的友善養殖模式。

印尼根島MMA水產

來到MMA水產加工公司的魚塭，風景與國內魚塭迥然不同，設置在紅樹林潮間帶的魚塭，每口塘至少都有10甲面積，建立土堤圈養，並利用潮汐漲落與閘門設施換水，使魚塭不需要用電、不需要抽取地下水。

此外，相較於傳統高密度養殖的每平方米飼養約100～200隻蝦，粗放養殖的每平方米飼養數量僅

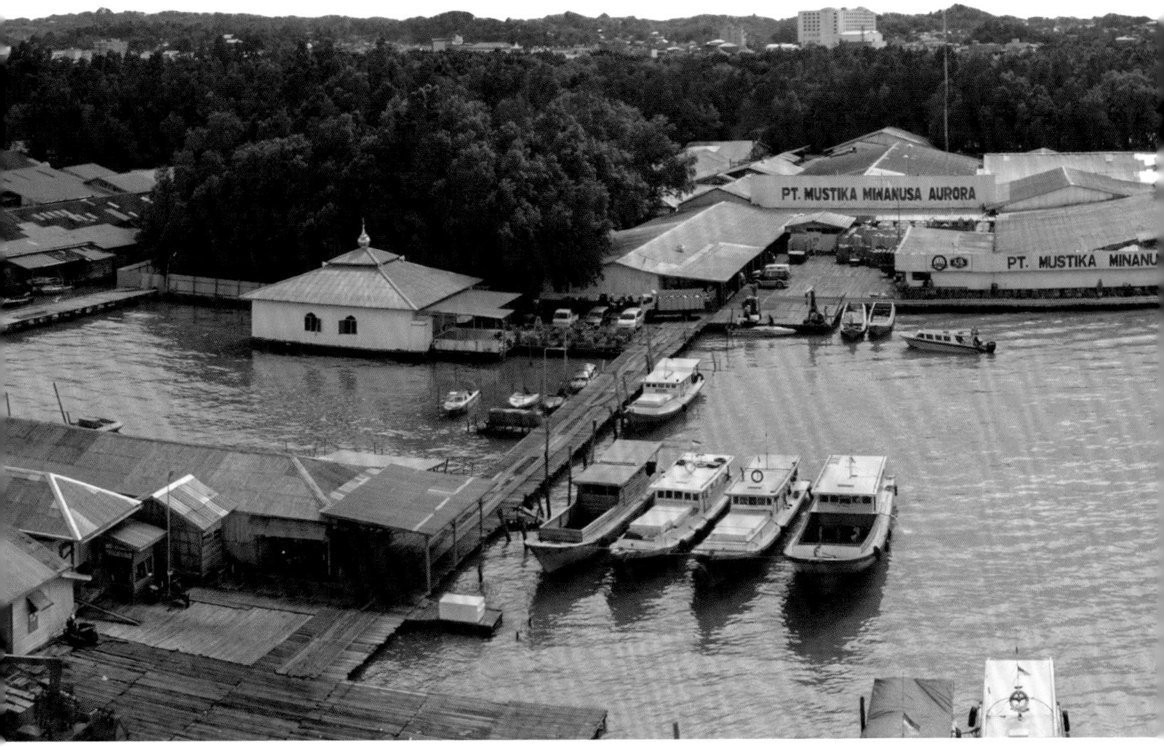

1～2隻蝦，低密度環境有益蝦子成長，也降低疫病的發生機率。

最特別是，MMA蝦苗場也不使用人工飼料，而是就潮汐帶來的天然藻類與浮游生物，作為蝦苗的天

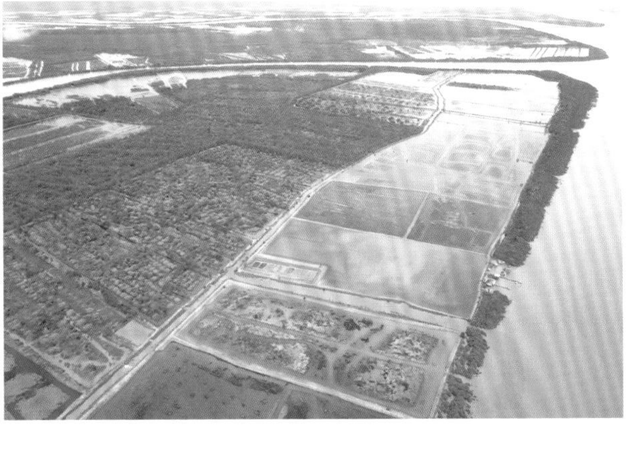

然餌料。大成水產專家表示，野放養殖首要重視環境，魚塭周邊絕不可有工業污染或環境破壞，以免影響水域裡面的生態食物鏈，而將魚塭設置在紅樹林潮間帶★，主要是因為在淡海水的交替之處，環境所孕育的豐富浮游生物就是最天然的餌料。在粗放養殖的條件下，可以維持生態平衡，大自然源源不絕供應的餌料，就可以100%取代人工飼料。

吃天然長大的草蝦與吃人工飼料長大的草蝦，在外形與肉質上都有很大的差別。最明顯是，大成根島生態蝦的蝦頭內汁液呈墨綠色，那是因為蝦子吃天然海藻長大的關係。至於肉質上，根島生態蝦的肉質結實、甜度高、富含甜味胺基酸，更重要是沒有抗生素等藥物殘留的問題。

★除了紅樹林潮間帶，有溫暖洋流經過的海岸河口亦是不錯的天然養殖地。

從種苗開始飼養的好蝦

為了養出健康好蝦，大成水產專家從「育種」著手進行，捕撈野生母蝦飼養，透過選育來改良品種，培養出適合生態養殖的高抗病蝦苗。

除此之外，有別傳統養殖模式，MMA水產加工公司整合了蝦苗場、冰廠（提供收成保鮮）、蝦類加工廠等，從種苗、飼養、加工到產品都在一條龍生產線完成，有利追蹤溯源嚴格把關並確保水產品質。

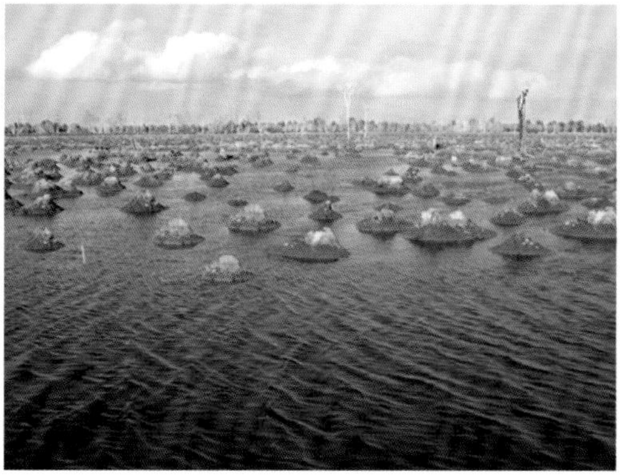

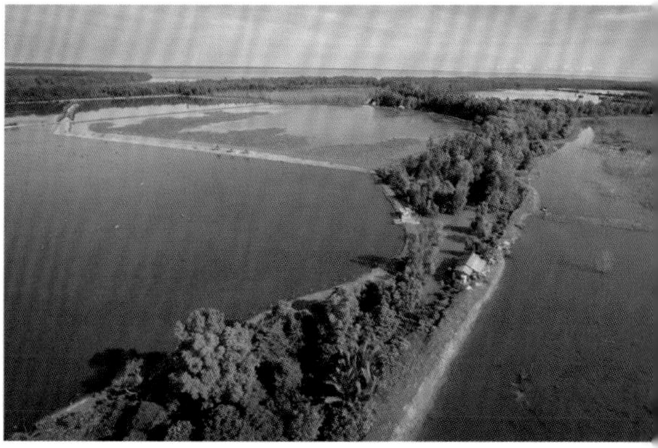

印尼傳統養殖地

印尼傳統養殖地

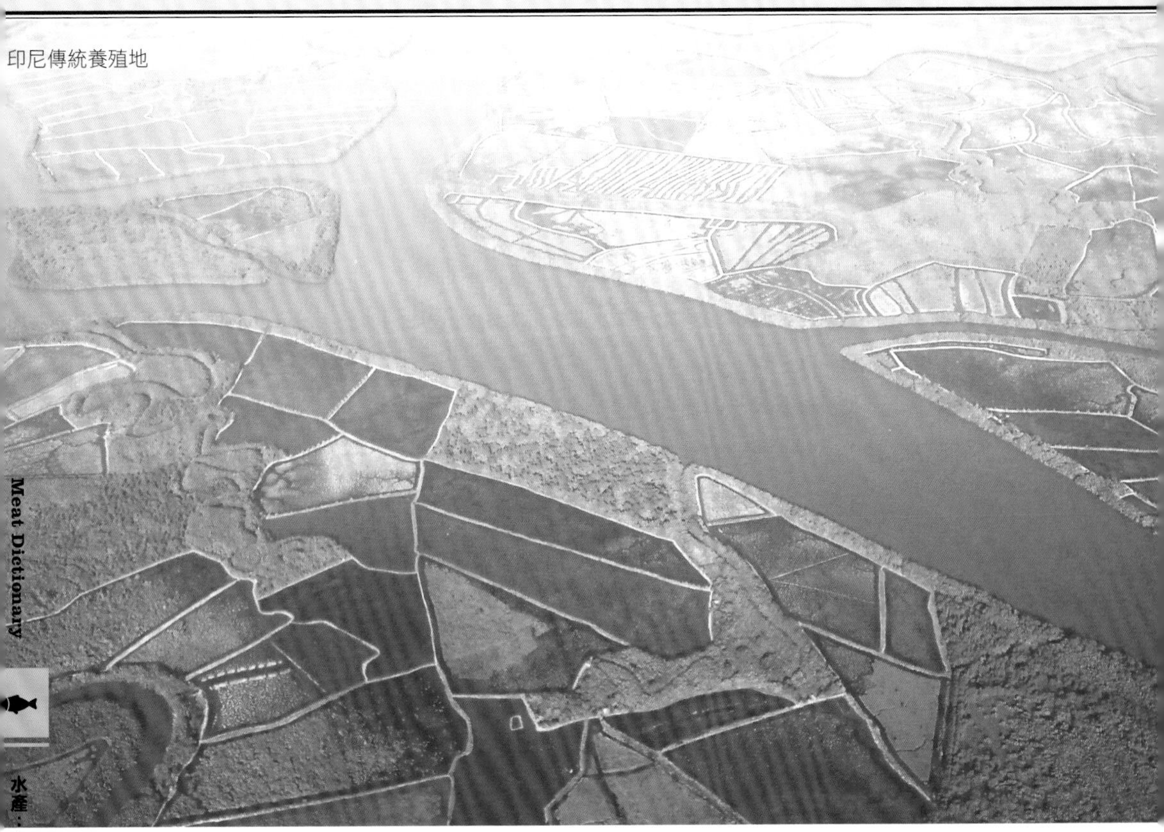

草蝦與白蝦有什麼不同？

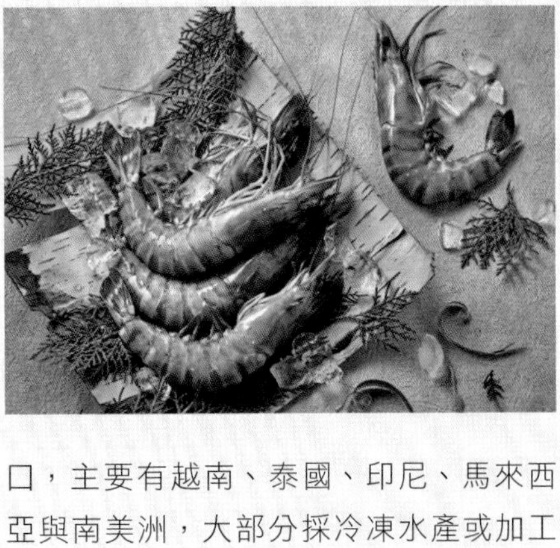

蝦的種類主要有「白蝦」與「草蝦」，兩者差別就如同白肉雞與土雞，白蝦肉質柔軟細嫩，草蝦肉質紮實有口感，並具有獨特的風味。

但全世界的草蝦養殖受到病害影響，僅剩下非洲、斯里蘭卡、印尼等地可養殖，而大成旗下的「MMA水產加工公司」亦是少數可養殖草蝦的產地，至於「台灣草蝦」可說是少之又少，市場上大部分都是進口的冰鮮品，不容易看到活草蝦。

至於白蝦，台灣有養殖白蝦，但亦有進口，主要有越南、泰國、印尼、馬來西亞與南美洲，大部分採冷凍水產或加工品，其他像是海撈的胭脂蝦、葡萄蝦、海大蝦等高級品，多半是從日本冰鮮空運來台，多在特定料理店流通，很少直接在市場販售。

大成根島生態蝦的一生

3 育苗

蝦卵孵化，移到育苗池，飼以實驗室培育的特殊藻類，一日必須餵食九餐。

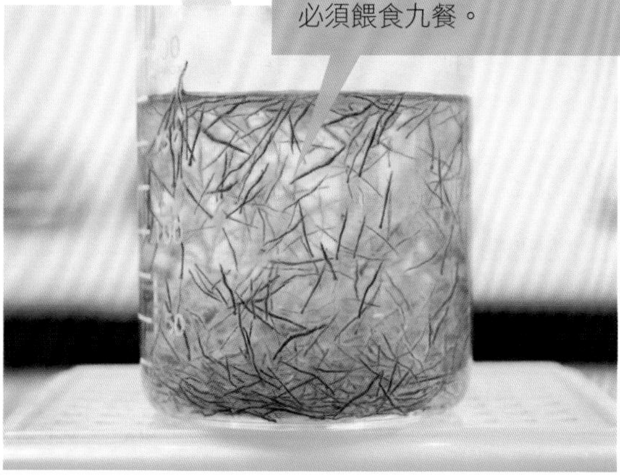

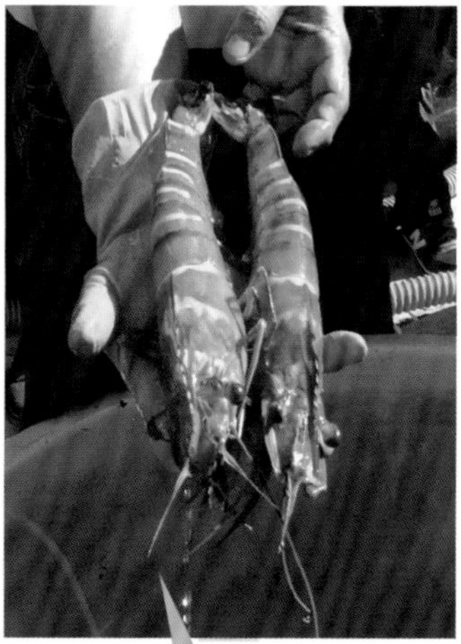

1 育種

種蝦進場，挑選出體態優良的健康母蝦。

2 產卵

母蝦授精後，在產卵池等待產卵。

5 飼養

放苗後草蝦生長三到六個月，在天然環境下成長，吃天然海藻與浮游生物長大。

4 放養

蝦苗飼養23～25天，即可交給漁民進行蝦苗放養。

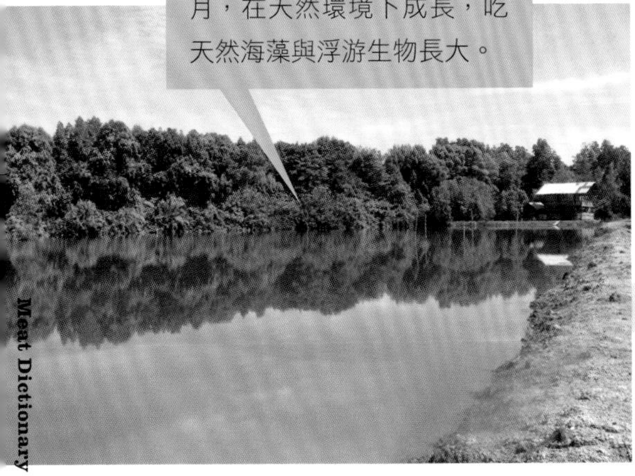

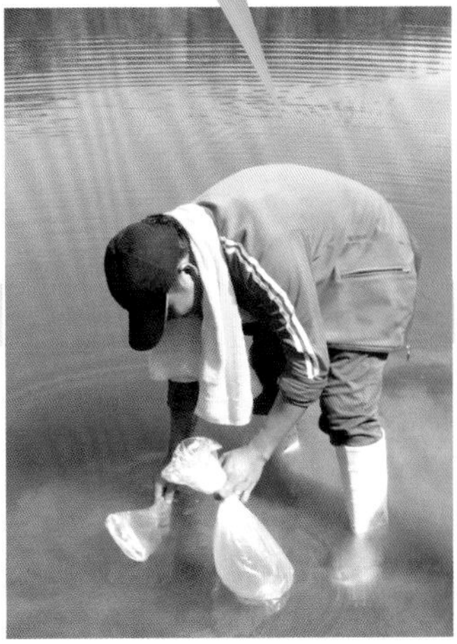

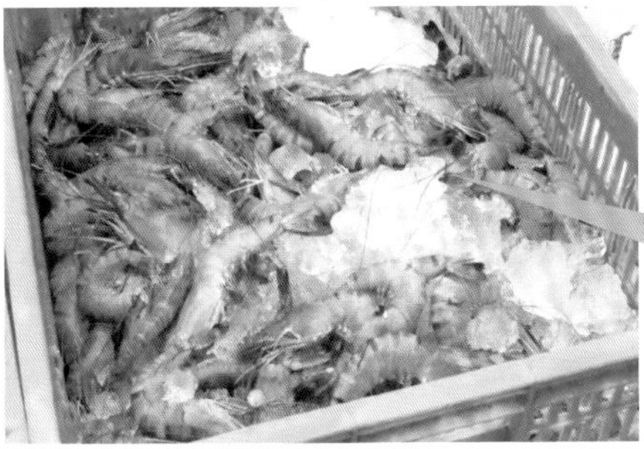

6 收成

利用海水潮汐捕撈成蝦，冰廠就近送來冰塊冷藏，讓蝦維持鮮度。

★三個月第一次收成「草蝦」，六個月第二次收成「大草蝦」。

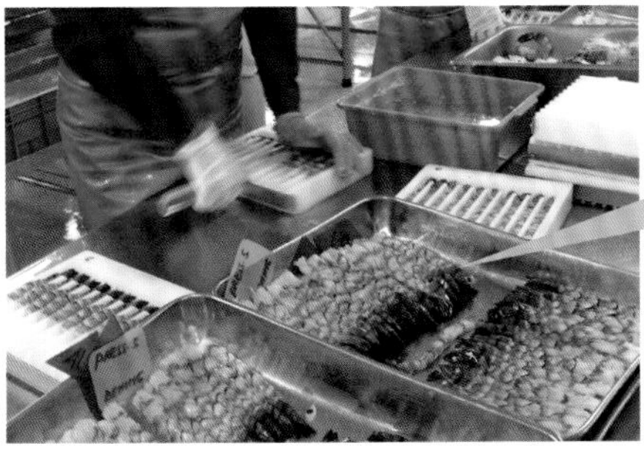

7 加工

活蝦送到加工廠，處理成帶殼活凍、剝殼冷凍、天婦羅蝦等各式產品。

5 海鮮的美味關鍵——冷凍技術

冷凍技術的關鍵在「冰晶」

急速冷凍應用於遠洋漁業行之有年，高檔漁獲（例如黑鮪魚）撈捕上船即立刻急速冷凍，使魚體中心溫度降到-50°C，以保留肉質鮮度並防止變質。影響冷凍技術好壞的關鍵，在於如何防止「冰晶」產生。

所謂「冰晶」，即是肉品在0至-2°C的環境下，肌肉組織內部水分便開始聚集結冰，當肉品在這個範圍溫度放置越久，冰晶聚集變大，而大量冰晶容易撐破細胞膜，一旦細胞被破壞而無法鎖住水分，肉品在解凍和烹調加熱過程中，肉汁便很容易散溢，導致嚼來乾柴無味。

基於運送與保鮮的考量，活凍水產已漸漸成為水產市場的主流商品，過往進口魚類已大量運用冷凍技術，而國內不少高優質水產也導入，利用IQF冷凍技術、CAS細胞活存技術等，設法克服冰晶與添加物問題，設計出解凍後料理依舊口感彈性、肉質鮮美的產品。

常見冷凍技術

① BQF（Block Quick Freezing）塊狀急速冷凍

把大量水產連同水冰凍起來，等同於水產被凍結在大冰磚裡，好處是可以降低解凍的風險，有利於長時間保存，冷凍品在中心溫度-18°C可以保存2至3年，通常運用在食品加工廠，缺點則是解凍較為耗時。

② IQF（Individual Quick Freezing）個別冷凍技術

相對於BQF塊狀急速冷凍，IQF個別冷凍技術較適用於消費市場，單隻或少量水產冷凍包裝，從0°C降溫到-5°C約在30分鐘完成，由於形成冰晶很小，肉質的甜度不會流失。主要運用於魚蝦類，或冷凍毛豆等。

③ 冰鮮

市場上最常見的方法，就是直接在水產箱「打冰」，因為水產數量少、降溫速度快、更能保存鮮度，主要適用於可24小時內送達的產品。

④ CAS細胞活存技術（Cell Alive System）

自日本導入的冷凍技術，為冷凍過程利用震動波打碎冰晶，使冰晶形成過程不會破壞細胞膜，確保肉質鮮美，不過技術成本較高，商業上較未普遍。

⑤ 其他

像是高級蝦類會使用「液態氮」急速冷凍，另外也有把水產真空包裝後，放入-40°C的酒精凍結。

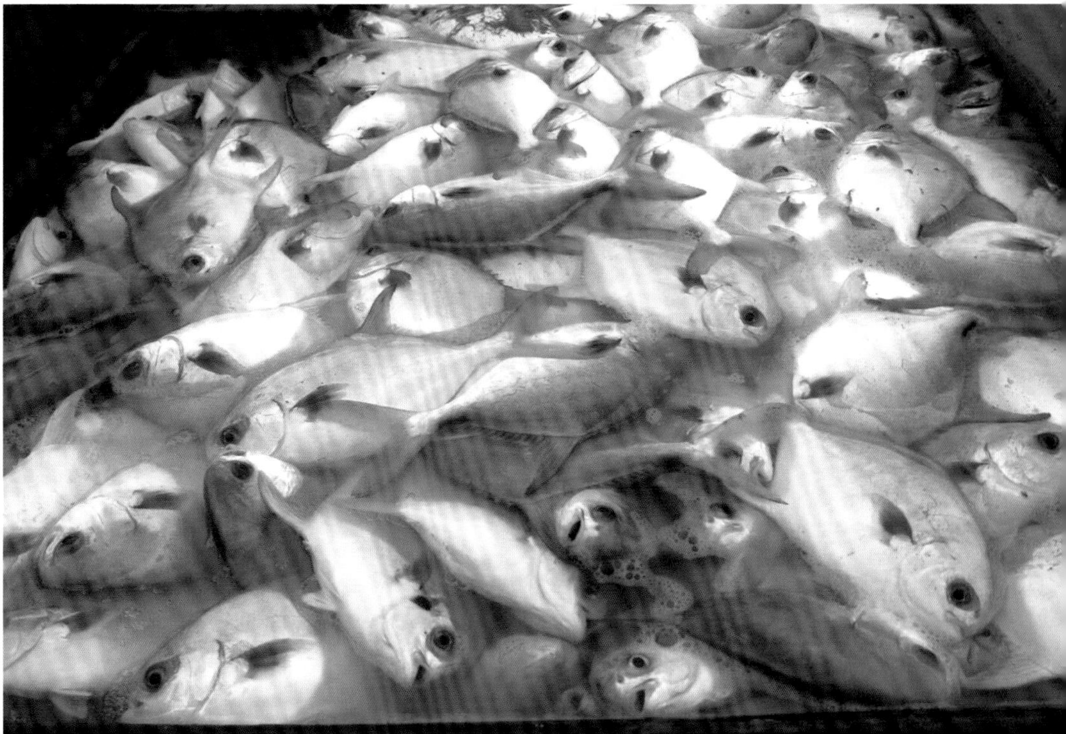

剛收成的黃金鯧以冰鮮方式儲存、運輸。

|Q&A|

魚博士來解答

Q 水產也有藥物殘留問題嗎？

A 大量密集養殖容易產生疾病，不少養殖戶會使用抗生素來治療，早期添加物曾經聽聞使用硼砂保鮮，但已被禁用。隨著食安意識提高，大型通路與行口、拍賣市場通常會有檢驗制度，而進口水產的來源地眾多，尤其要留意走私品，購買具有認證標章與檢驗報告書的產品才是最安心的保障。

Q 如何判斷冷凍蝦是否新鮮？

A 市場販售的生鮮蝦部分是解凍品，正常解凍情況之下解凍蝦應是外殼完整、觸摸滑潤、有光澤、蝦體光滑飽實、頭頸不斷，如果出現「水冰的樣子」，代表鮮度已經流失。

冷凍草蝦蝦殼呈黑綠色或灰綠色，煮熟才轉為紅色，但胭脂蝦、阿根廷紅蝦例外。

Q 淡水養殖與海水養殖哪個比較好？

A 利用池塘或湖泊設置的淡水魚塭，因為水源的流動性低，可能受到田間農藥污染，而長期生物用藥容易累積在土地裡，在環境保護與食品安全的風險都較有疑慮，選擇有流動性水源的沿海魚塭養殖，相對會較好。至於風味上，海水養殖的水產通常會較淡水養殖來得甘甜。

Q 活蝦怎麼挑選比較鮮甜？

A 活蝦挑選可先從產地、色澤、外殼來判斷，通常海水養殖會比淡水養殖來得美味，而整隻蝦的色澤越黑，甚至帶有墨綠色，那麼烹煮後的色澤越是鮮紅，滋味也越甜甘。另外，蝦殼壓起來軟軟的軟殼蝦，則是剛好處於換殼期，雖然軟殼蝦會被歸類為二級品，但只要鮮度保存好，肉質是沒有差別的。

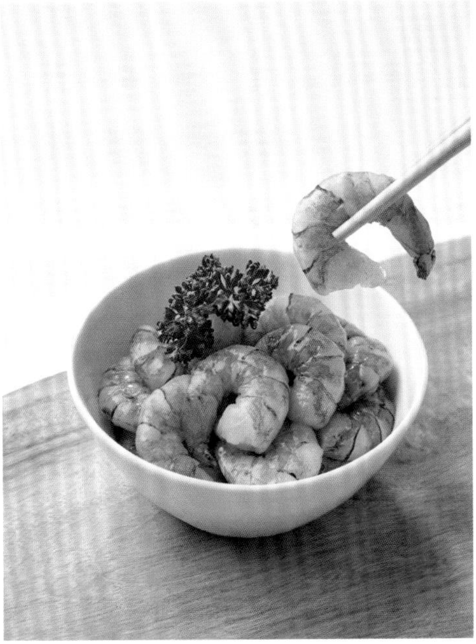

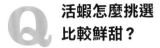

Q 蝦仁該怎麼選購？

A 市售很多蝦仁為了增加脆度和保水性，都會發泡，發泡蝦仁透明度會增加，以往多採用磷酸鹽發泡，這幾年經過食安問題後，業者已改用無磷酸鹽發泡，但最好的蝦仁，還是自己買蝦回來剝。

Q 螃蟹怎麼挑選？

A 活螃蟹挑選可注意以下幾個要點：一、抓起來要有飽實感。二、蟹殼沒有受損痕跡。三、螯齒越鈍越好──螯齒越利代表剛換殼不久，通常肉質尚未飽滿紮實。此外，蟹身如果成半透明，或按壓有凹陷感，通常是營養不良或是剛換殼的螃蟹，又俗稱為「水蟹」。

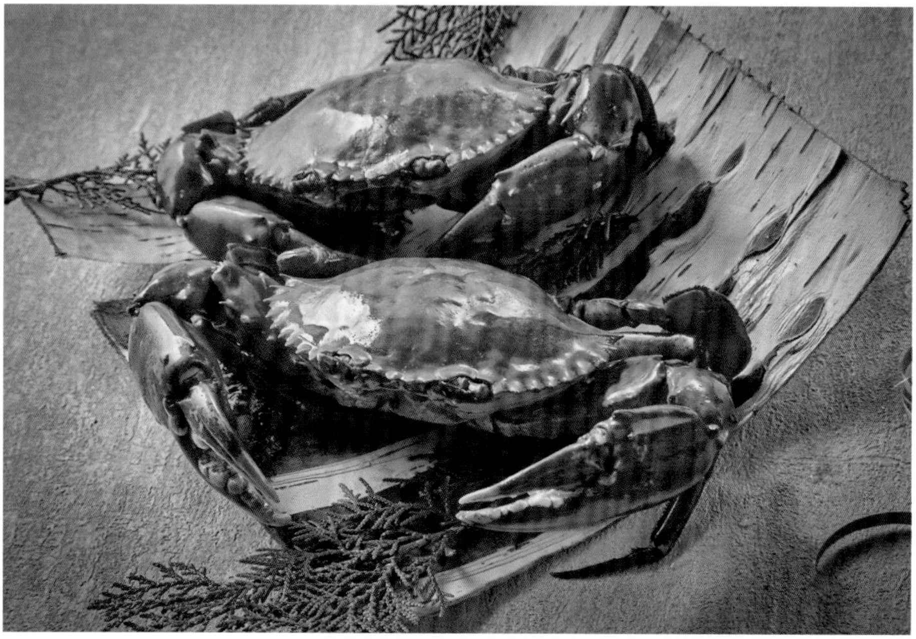

Q 冷凍水產怎麼解凍？

A 冰晶是在凍結階段就產生，不會因為解凍速度快慢而改變，冷凍水產用水流解凍最有效率，但冷凍水產嚴禁直接泡水解凍，應該在「不拆袋」的情況下水流解凍，否則水溶性蛋白和甜味胺基酸很容易流失，造成鮮味與甜度喪失。

另外，像是螃蟹或蝦的熟凍品，拆袋後即可直接烹調，無須等待解凍；而冷凍蝦在解凍後加一點鹽，可大幅提升蝦肉的鮮度！

Q 水產如何保鮮？

A 購買回來的水產如果已經是冷凍品，自然就是冷凍保存，不過家用冰箱的溫度通常不夠，盡量在三個月食用完畢。買回來的水產若是生鮮或是冰鮮品，建議放在可密封的保鮮盒內，打冰再放入冷藏室，但碎冰易化成冰水，也盡量在半天食用完畢。倘若一時半刻無法料理，建議也先汆燙放涼過後再冷凍保存，蝦仁則可直接冷凍。

Q 魚蟹料理的小撇步

A

★螃蟹蒸煮要「翻過來」（蟹殼朝下），肉汁才不會流失。

★活蟹料理可先放入冷凍庫、或用冰水將螃蟹凍暈，注意凍暈過程要分級降溫，急速降溫會讓螃蟹受驚，造成蟹腳脫落。

★螃蟹的蛋白酵素非常強，宰殺後應立即處理，否則肉質馬上就會分解水化。

★冷凍蟹通常已經煮熟，只要蒸熱就可以直接吃。

★蝦子烹煮只要煮至中心溫度70度，或蝦子彎曲成「7」字型就可以撈起，此時大約為八分熟，最是美味！

★魚類除非是具有「生食級」認證，否則強烈建議不要生吃，容易有微生物超標、寄生蟲污染等問題，而任何水產只要出現「異味」，千萬不可冒險食用。

Recipe 1

蒸魚的美味秘訣？

想要蒸出鮮甜的魚不難，只需注意「完全解凍、不蒸過頭」，這兩點看似簡單，卻是足以影響美味的小細節。

平底鍋也能蒸魚

★這是最簡單、半蒸煮的方式，若魚太大無法放入電鍋，可選用30～34公分的平底鍋，加熱，先將洋蔥絲鋪在鍋底，再將鱸魚平鋪在上，加入60～70度的溫熱水(水量剛好淹到一半魚身)，蓋上鍋蓋以中小火煮8～10分鐘即可。

★為什麼要用溫熱水呢？這樣不需要過長的時間就能蒸熟，也不會讓魚肉久煮，保持最鮮嫩的口感。

1 「解凍」是成功第一步

若未解凍完全就心急入鍋，在加熱過程中會流失魚身的水分，連帶著蛋白質也跟著流失；解凍不完全的魚，魚肉本身溫度不一，不只魚煮熟時會縮水，還有可能產生不好的味道。

2 蒸魚黃金時間：8～10分鐘

無論全魚或魚排，大約300～400公克的魚，水滾後蒸8分鐘；500公克的魚，水滾後蒸10分鐘就會熟。想要更精準的判斷魚熟了沒，可用溫度計量魚的中心溫度，當到達72度時就是剛好熟，或者用筷子插入魚身最厚的地方，若能輕鬆插入表示已熟，可以起鍋囉！

泰式鱸魚

食材

金目鱸魚…1尾(約400 g)
洋蔥…200g
紅辣椒…20g
黃甜椒…50g
紅洋蔥…50g
香菜…10g

【泰式香檸魚醬】

魚露…20g
蜂蜜…3小匙
檸檬汁…3/4顆
開水…20ml

作法

1 洋蔥切絲;紅洋蔥、黃甜椒、紅辣椒都切小丁,備用。
2 取一大盤,先將洋蔥絲鋪底,放上鱸魚,外鍋一杯水,放入電鍋蒸至跳起,大約是冒出水蒸氣後算8～10分鐘(看魚的大小),待魚熟時開蓋盛盤。
3 泰式香檸魚醬:將魚露、蜂蜜、檸檬汁、開水調勻備用。
4 將黃椒丁、紅洋蔥、辣椒丁均勻鋪在魚身兩側,以蒸好盤內的魚湯汁與洋蔥絲及泰式香檸魚醬以1:1比例混合煮滾後,再淋回魚身上,最後撒上香菜。

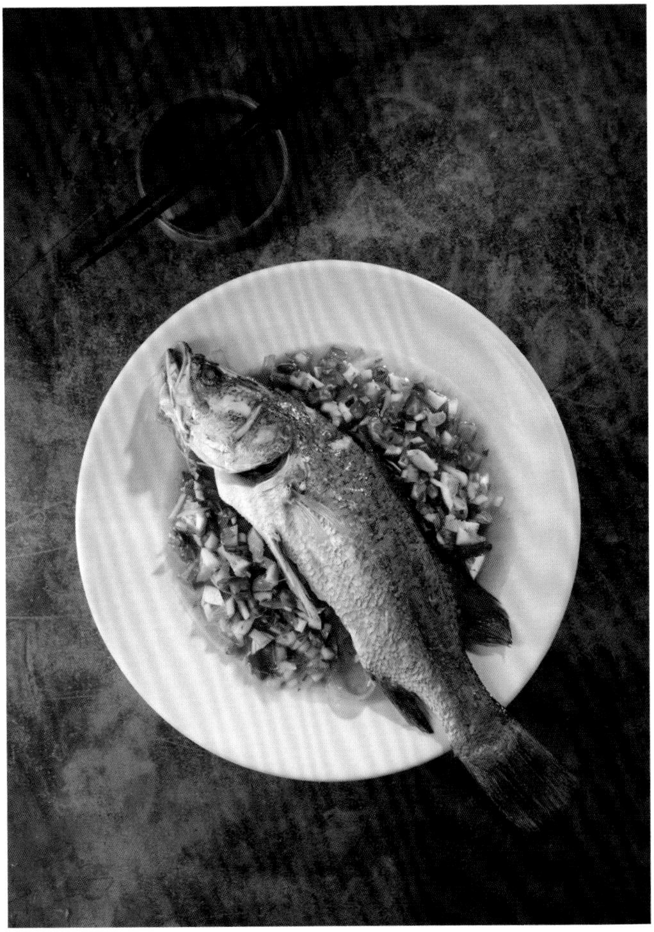

Recipe 2

海鮮如何解凍？

多數海鮮都建議以「冷藏解凍」最合適。真空包裝不要拆，提前一晚放在冰箱冷藏約12～18小時（大尾的魚最好18小時）；但帶殼的冷凍蝦可以浸泡在冷水中快速解凍。不建議直接放在室溫解凍，台灣氣候濕熱容易讓海鮮滋生細菌，較易腐壞。

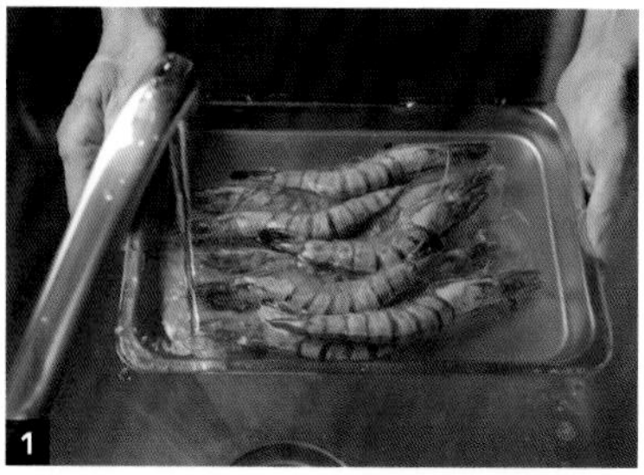

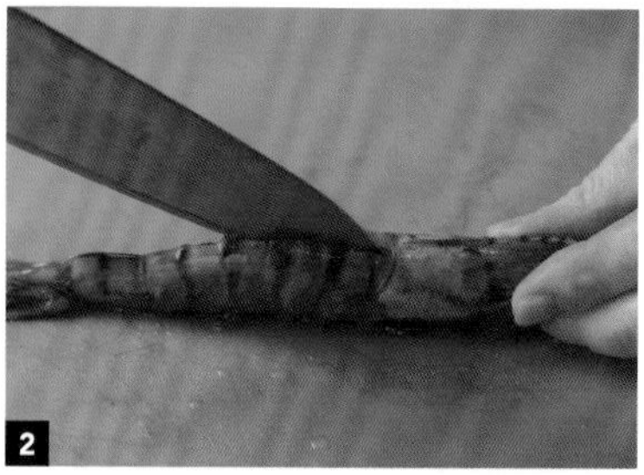

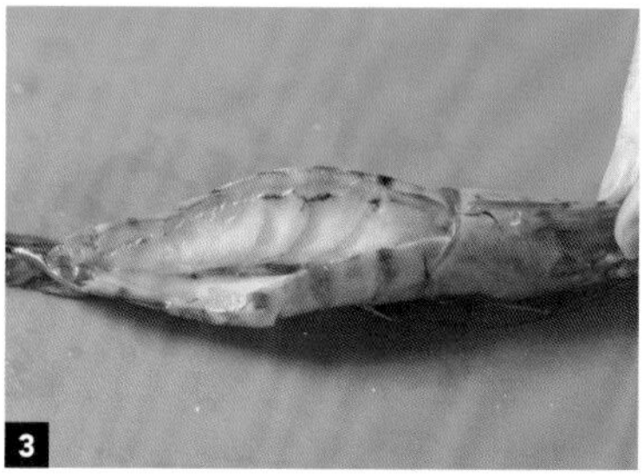

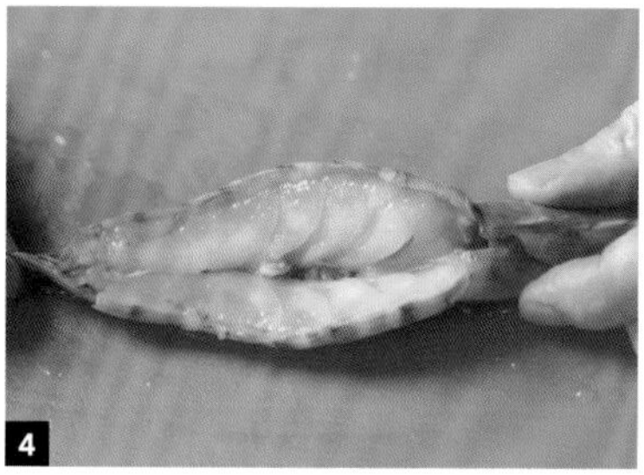

1 冷凍蝦以容器盛裝泡在冷水中（也可以不拆真空包裝袋直接浸泡），可以快速退冰。

POINT 千萬不要直接將海鮮丟在水槽中，以流動的清水一直沖。因為水槽也許不乾淨可能會沾染細菌，此外，水若直往蝦身上沖洗，鮮甜滋味會隨水流失。

2 鮮蝦以刀尖沿著蝦背切開，稱為開背。開背能幫助熱傳導更快，讓蝦料理快熟快上桌。

3 開背完成就能清楚看到沙腸（一條黑色或青色的線，屬於蝦的消化道）。

4 以牙籤輕挑勾出沙腸，去除後能讓蝦的口感更好。

奶油蒜香明蝦

食材

根島蝦…10尾(30g／尾)
橄欖油…2大匙
蒜末…1大匙
鹽巴…適量
白酒…2大匙
香蒜奶油醬…2大匙
蔥末…10g

作法

1 蝦子開背挑出沙腸，大蒜切末備用。
2 鍋子開火，加入橄欖油(冷鍋冷油)，待油熱放入蒜末以中火爆香。
3 待蒜香味出來後，放入蝦子拌炒至表面略變紅，加水大約淹過一半蝦子，加熱至湯汁滾。
4 再以鹽巴、白酒調味，待湯汁煮至剩約2分時，加入蒜味奶油與蔥末，續以大火收乾即可，全程約10分鐘。

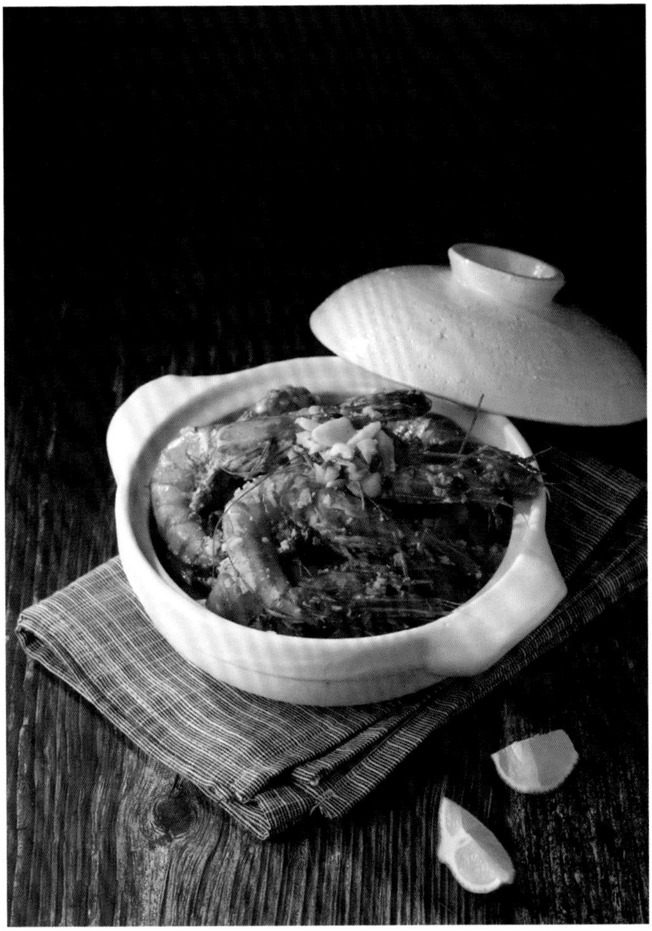

POINT 半炒半水煮的方式，讓水形成蝦的保護層，不會因油傳導過熱，不小心就容易過熱，還能在煨煮過程中更入味。

Recipe 3

如何煎出漂亮的魚？

很多人都怕煎魚，就是擔心完整的魚下鍋後沾鍋，魚皮破碎不漂亮。試試大廚的煎魚口訣：**「鍋熱油熱，魚下鍋不動」**。

一只好鍋很重要，但一定要鍋和油都燒熱，約燒熱到有油紋路出現時，輕輕的將「擦乾」的魚放入鍋中，一定要用廚房紙巾輕壓魚身，確保擦乾避免油爆，下鍋就定位魚就不要任意移動，以中小火香煎到魚身遇熱定型時才能翻面，時間依魚大小，約3～5分鐘，當輕晃鍋子魚可以滑動時，就表示翻面時間到了，這時再以鍋鏟＋筷子輔助翻面，同樣的就定位不動，待定型時再翻面，兩面都煎得恰恰時就能漂亮上桌啦！

乾煎黃金鯧

食材

黃金鯧…1尾
全蛋液…1顆
鹽…適量
蔥絲…10g

作法

1 一顆全蛋打散成蛋液，將魚身擦乾，均匀抹上鹽備用。
2 熱鍋熱油，將魚刷上一層蛋液後，下鍋煎至兩面呈金黃色，魚眼反白時即可盛盤，以蔥絲裝飾。

POINT 魚皮本身含有膠原蛋白，若水分沒有擦乾就下鍋，不只會有油爆的危險狀況發生，還會黏鍋。若想要魚皮完整，常見媽媽們都會拍點乾粉，主廚教大家另一招，在鍋熱油熱時，於魚身上刷一層薄薄的蛋液後，立刻下鍋，蛋白吸水性強，能保持魚皮乾燥，天然的蛋液也能在遇熱時凝固，瞬間形成一道保護膜，保持魚皮完整性，還能融合蛋香味，滋味更棒。

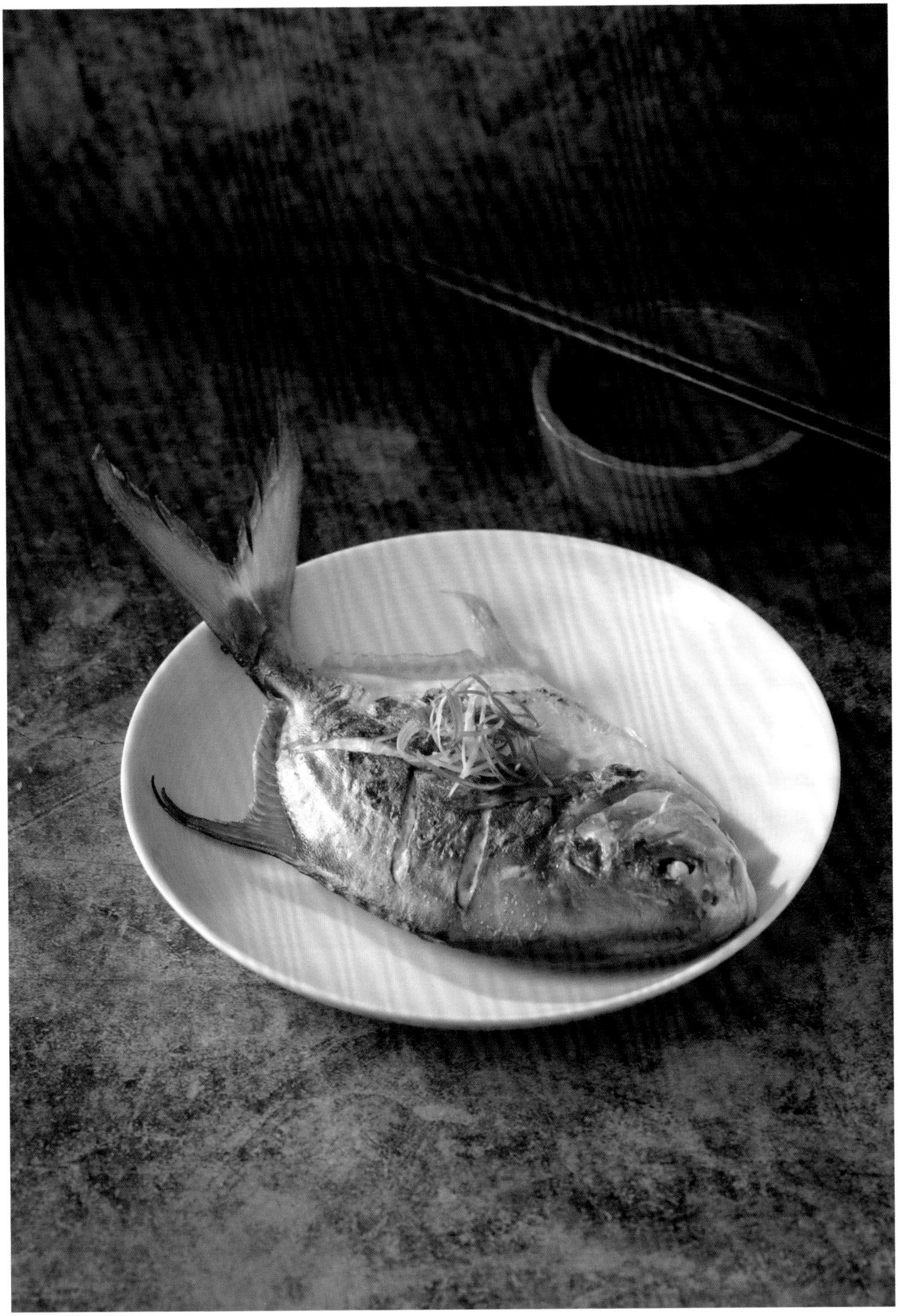

Recipe 4

油脂豐富的烤魚怎麼做？

用烤箱烤魚，並不是放進去就沒事囉。醃過的魚從生到熟，烤箱「溫度」的掌控很重要，才能好好入味。一開始設定攝氏140度，用意在慢慢入味，後面拉高溫讓醬汁產生糖化作用，轉成焦糖色，烤出漂亮賣相。

若一開始就高溫烘烤，會讓魚的表面迅速烤熟、魚肉緊縮，就不容易吸收醬汁的味道，所以一定要反覆刷醬，耐心等待，美味急不得。

蒲燒魚肚

食材

虱目魚肚…1片
日式料理酒…2大匙
味醂…2大匙
魚醬油…2大匙
糖…1大匙

作法

1 日式料理酒、味醂、魚醬油、糖以「1：1：1：0.5」的比例，全部一起小火燉煮至濃稠，放涼備用。
2 將虱目魚表面擦乾，刷上醬汁以140度烤5分鐘讓表面熟，再次取出刷醬，烤箱溫度調高到160度再烤4分鐘，第三次取出刷醬，調高到200度烤約2～3分鐘，至表面醬汁呈金褐色即取出，撒上白芝麻。

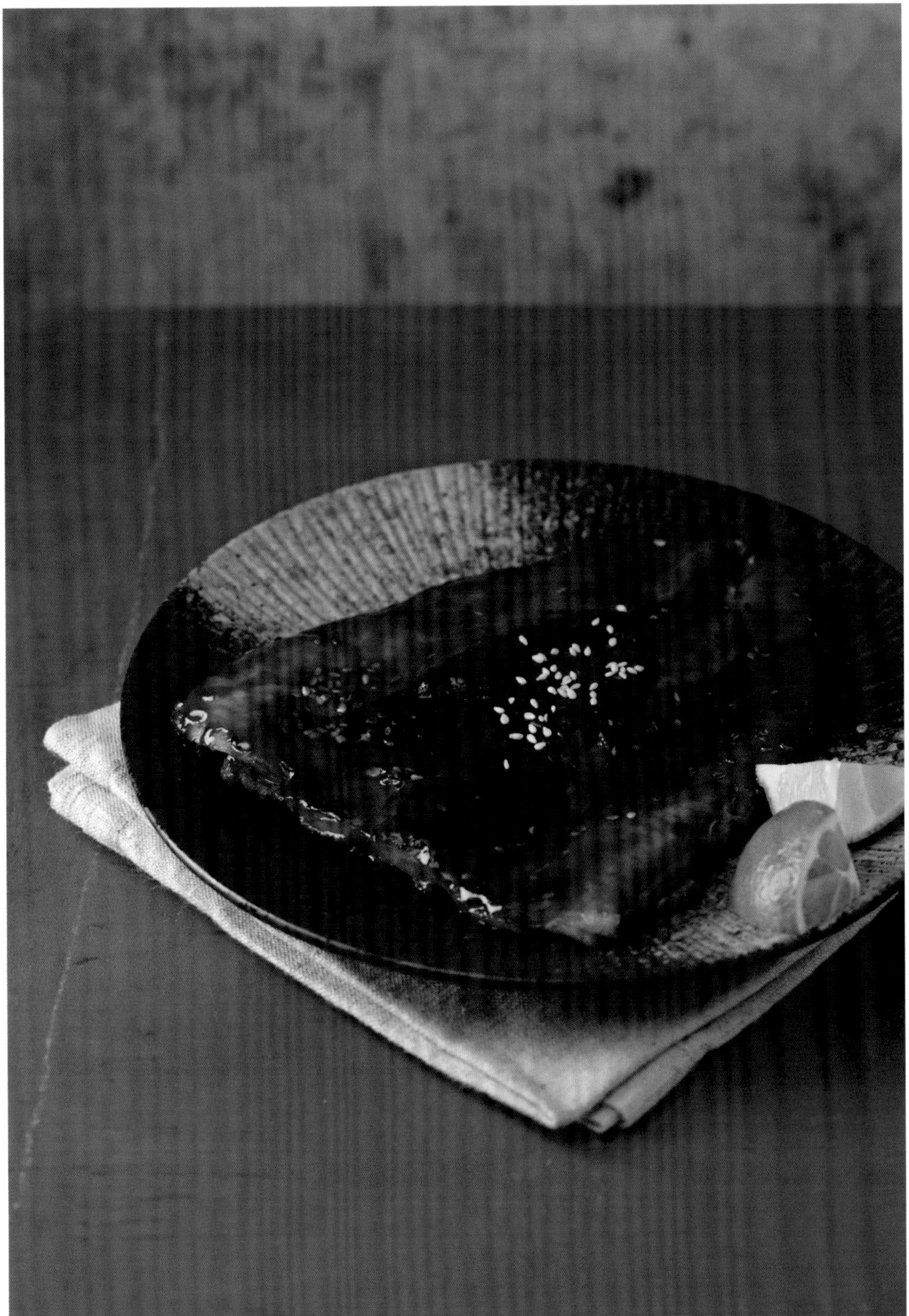

Recipe
5

如何讓蝦嫩蛋滑快速上桌？

這是道能快速上桌的美味，無論蝦還是蛋都屬快熟食材，搶速度讓蝦嫩蛋滑才能有最好口感。

蝦嫩——蝦先開背成蝴蝶狀，抓醃時較易入味且快熟。蝦仁分兩次入鍋，第一次略煎至表面紅約五分熟，取出。第二次與混合好的蛋液團結在一起，再次入鍋，大火快炒就能維持蝦的嫩口。

蛋滑——滑蛋的重點在於玉米粉水的比例（水3：粉1），蛋與玉米粉水拌勻入鍋，蛋加水有保護效果，不會太快熟，也有滑口勾芡的效果，粉太多過稠也不好吃喔！當然時間掌控很重要，中大火1分鐘蛋約八分熟，就能準備起鍋。

滑蛋蝦仁

食材

根島蝦仁…1包
雞蛋…3顆
白胡椒…適量
鹽、米酒…適量
蔥花…50g
玉米粉水…3大匙
奶油…1小匙

作法

1 蝦仁開背，以鹽、白胡椒、米酒抓醃5～10分鐘。熱鍋加油，將蝦仁炒至5分熟後撈起備用。
2 將3顆全蛋打勻，加入鹽、玉米粉水（水3：粉1）及5分熟的蝦仁、蔥花全部一起混合。
3 熱鍋，放1小匙奶油待融後，放入作法2的混合蛋液均勻鋪平鍋底，以中小火約15～20秒略為定型後，改中大火迅速翻炒，讓蛋液可在蝦仁上凝固，待蛋液炒至8分熟就盛盤即可。

POINT 若要準備給小朋友食用全熟蛋的料理，可以加些許牛奶在蛋液中，也能有滑口的感覺。

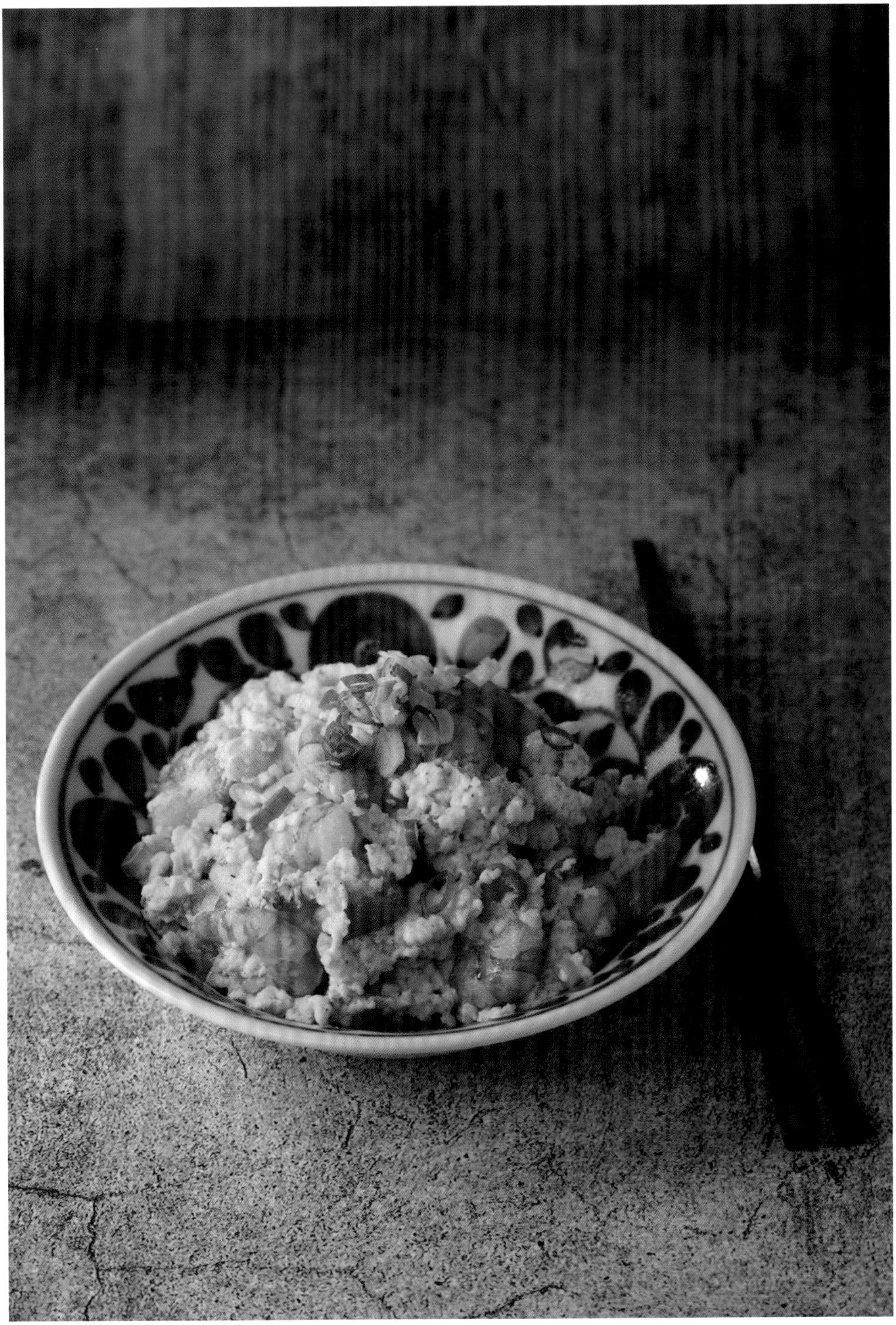

Recipe 6

如何煮出奶白色魚湯？

看起來濃郁醇厚的奶白色魚湯，其實是油脂和水遇熱後出現的效果，這道夢幻魚湯的重點即在於選對材料。

要選擇油脂豐富的白肉魚，如：午仔魚、鯽魚、鯰魚，用稍微多一點的熱油將魚煎香、逼出油脂，再直接加入70度的溫熱水，大火滾開才能有乳化效果，掌握油和熱度的重點，就會有奶白色的湯底。

午仔魚湯

食材

根島生態午仔魚…1尾（400～500g）

蘿蔔、蔥…適量

沙拉油…60cc

鹽巴…適量

白胡椒…少許

作法

1 蘿蔔削皮、切塊，先以熱鍋乾煎至兩面微焦，取出備用。

2 這時鍋子尚有餘溫，倒入沙拉油，開小火，放入蔥段煎香至微微上色後取出備用。

3 接著將魚輕放入鍋中，中火半煎炸魚的兩面，要均勻受熱。

4 魚兩面各煎約2分鐘即可加入熱水，水量約蓋到魚身8分滿。放入作法1、2的蘿蔔與蔥段，以及鹽適量。

5 加蓋大火燉15分鐘後，轉中小火再燉10分鐘，起鍋前可加點胡椒，也可另加入枸杞提鮮

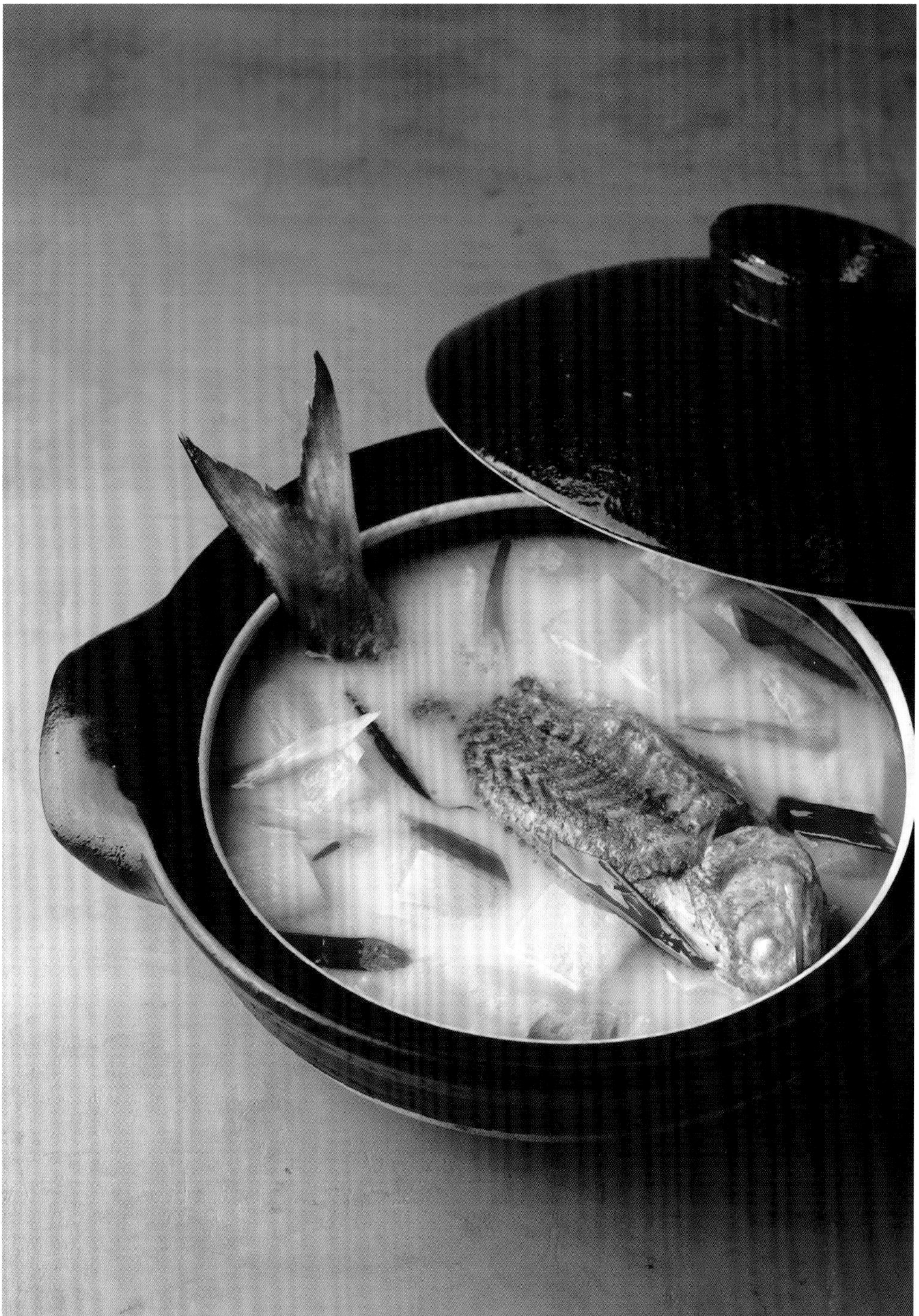

-第 6 章-

美味肉製品 調理食品

INSTANT FOODS

想像時光倒回百年前，在沒有冷藏設備與物流系統的支持下，為了準備一頓飯必須起個大早，到市場採買，返家後得燒柴起灶、洗切炒煮，耗費許多功夫才能換得佳餚上桌。反觀現在，最簡便的一頓飯只須等待40秒微波爐倒數，「噹」一聲就立即可食。

從「洗手作羹湯」到「伸手按微波」，食物的型態從包裝、加熱、保存、販售的形式早已截然不同，這不僅是受到產銷制度、市場需求、烹調技術、物流通路等影響，當中扮演最關鍵角色的，即是食品加工技術的進步。

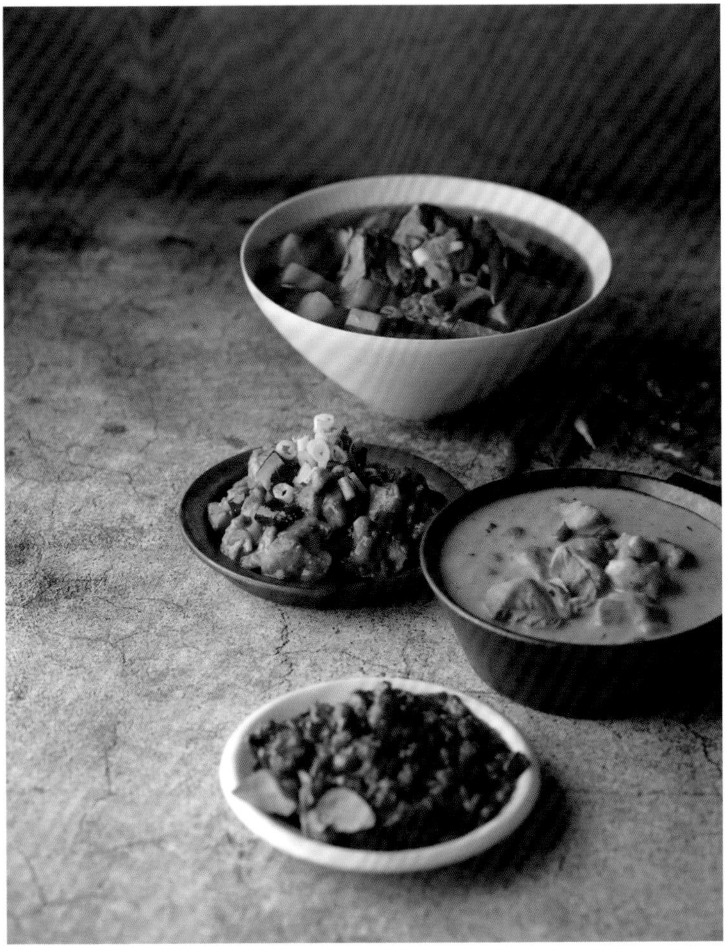

1 重新認識食品加工

所謂食品加工，即是將生鮮食材進行處理，使其更適合食用、烹調或保存，甚至透過食品加工技術，可以保留食物的營養成分、提升美味、有利於長時間保存；最重要是，食品加工以安全性為優先考量，可說是食安的重要一環。

或許你沒意識到，從每日最重要的第一餐開始，食品加工就與你息息相關。無論在家自製三明治，或是從便利商店買來的飯糰，甚至到路邊攤吃碗古早味炒麵，通通都可見加工食品的身影——三明治裡的火腿必須添加硝酸鹽或亞硝酸鹽，抑制肉毒桿菌的滋生；飯糰則運用PH調整劑與冷藏保鮮技術，才能夠維持一整天的風味。倘若沒有了食品加工，人們就無法安然享受便利的美味食物。換句話說，食品加工是構築現代飲食生活的重要關鍵。

在技術與設備的進步下，現代食品加工已發展為一門「科學」，高度複雜的專業層面往往不易被理解。然而，在層出不窮的食安問題下，民眾因而對「加工」兩字心生恐懼，而將食安簡化為「天然」與「非天然」，食物與食品的二元辯證。

在如此高度細緻分工的社會，從產地到餐桌，在如此綿長的食物旅行當中，天然就真的比較安全嗎？讓我們跳脫迷思的窠臼，重新認識食品加工，真正理解何謂「優良的」食品加工，才是真正有助擁有安心、美味、方便的現代飲食生活。

不斷演進的美味食科學

食品加工存在人類社會已久，打從遠古時代已知用火起，人類脫離了茹毛飲血，便可算走進了食品加工的時代。隨著飲食文明的演進，人類處理食材的手法也越來越多元，食品加工已不止是加熱而已，

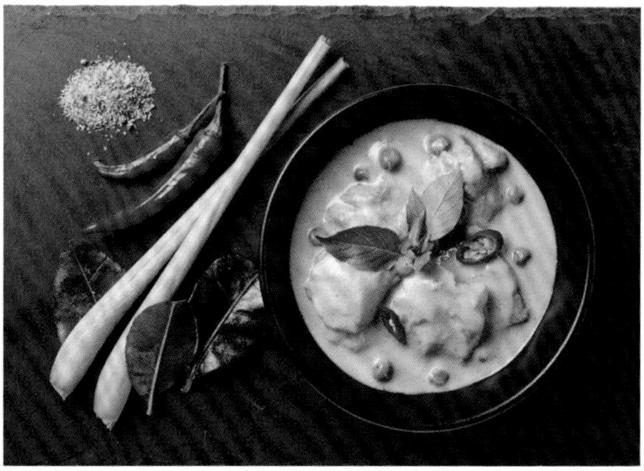

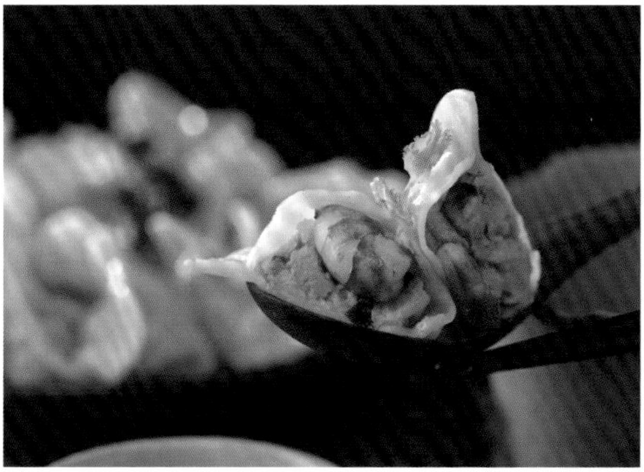

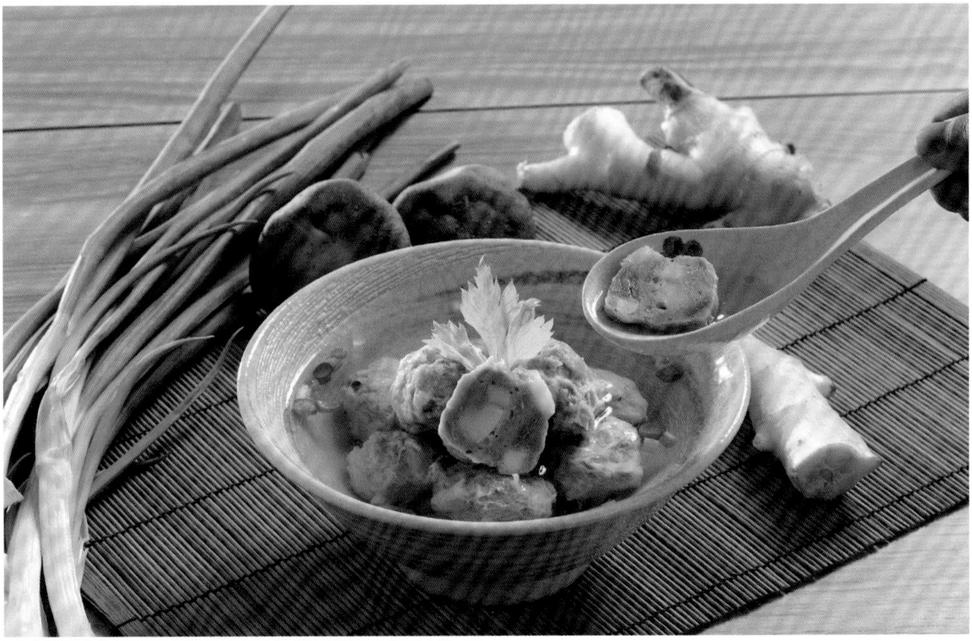

古早

以醃漬、釀造等方式延長保存時間。例：釀酒、麵包、起司等歷史悠久的經典發酵食品

近代

★醃漬、發酵、冷凍、乾燥、萃取。
★運用食品添加物

共同目的

★延長保存時間
★確保食用安全性
★提升口感、美味
★成本考量

從最古老的釀酒、麵包、起司三大發酵食品，到後來衍生出的醃漬、發酵、乾燥、冷凍、萃取……等方法，加工食品不僅千變萬化，更與現代生活密不可分。

時至今日，為了提升食品的美味度、保存性、安全性與便利性，食品業於是發展出各類各樣的「添加物」，但在健康意識抬頭之下，添加物往往也是民眾對食品加工誤解最深、最抱持存疑的主因。

真的非添加不可嗎？從現代社會經濟結構來看，食物到食品的歷程綿長，而食物每經一個關卡，就意味著寶貴時間不斷流逝，伴隨而來的黴菌、微生物、變質風險也越大。

舉例來說，食材從產地採收，要先送到食品廠，經過清洗、處理、包裝後，才會以物流系統配送到通路。當食品送達通路後，並非即可銷售出去，通常還要經過倉儲、上架、展示，才能吸引消費者購買回家。然而，就算消費者買回家了，也不代表會立即食用，一段時間的冷藏、冷凍或常溫保存，都是食品加工必須考慮進去的。

最常見肉類加工食品

豬肉加工

醃肉、臘肉、培根、肉鬆、香腸、火腿

雞肉加工

調理食品：烤雞腿、炸雞腿、炸雞翅、烤雞翅、烤雞、鹹酥雞

重組產品：雞塊、雞堡

保健營養液：雞精、滴雞精

運動蛋白補給品：舒迷雞胸肉

鍋物類：花雞丸

雞蛋加工

全蛋、蛋白、蛋黃等液體蛋產品

白煮蛋、溫泉蛋、鐵蛋等

水產類加工

罐頭、冷凍（藏）、醃漬、乾燥、煉製等技術

冷凍／冷藏：應用於生鮮，如冷凍蝦、鯛魚片

醃漬：①濕醃：醃鮭魚　②乾醃：如鹹魚乾

乾製：①生乾：生鮮食材直接風乾，如魩仔魚乾、蝦米、蝦皮、魚乾等

②熟乾：生鮮食材煮熟再風乾，如鰹魚片

煉製：魚丸、魚板、甜不辣、燕餃

2

美味肉製品

雞肉鬆——掌握美味的黃金時間

肉鬆是台灣料理獨特的佐餐美味，也是很多人的童年回憶，例如清粥小菜佐肉鬆，肉鬆麵包是台式麵包的代表。香鬆酥脆的肉鬆是很受歡迎的肉類加工品，以豬肉鬆、雞肉鬆為最大宗，迎合市場需求，演變出各種口味，但是，頂級肉鬆講求真材實料，如何保留原肉的風味甚至是型態，製作過程十分講究。

肉類加工食品的美味第一步，就是要把握「新鮮」的黃金時間——尤其是雞肉鬆產品，電宰後的關鍵

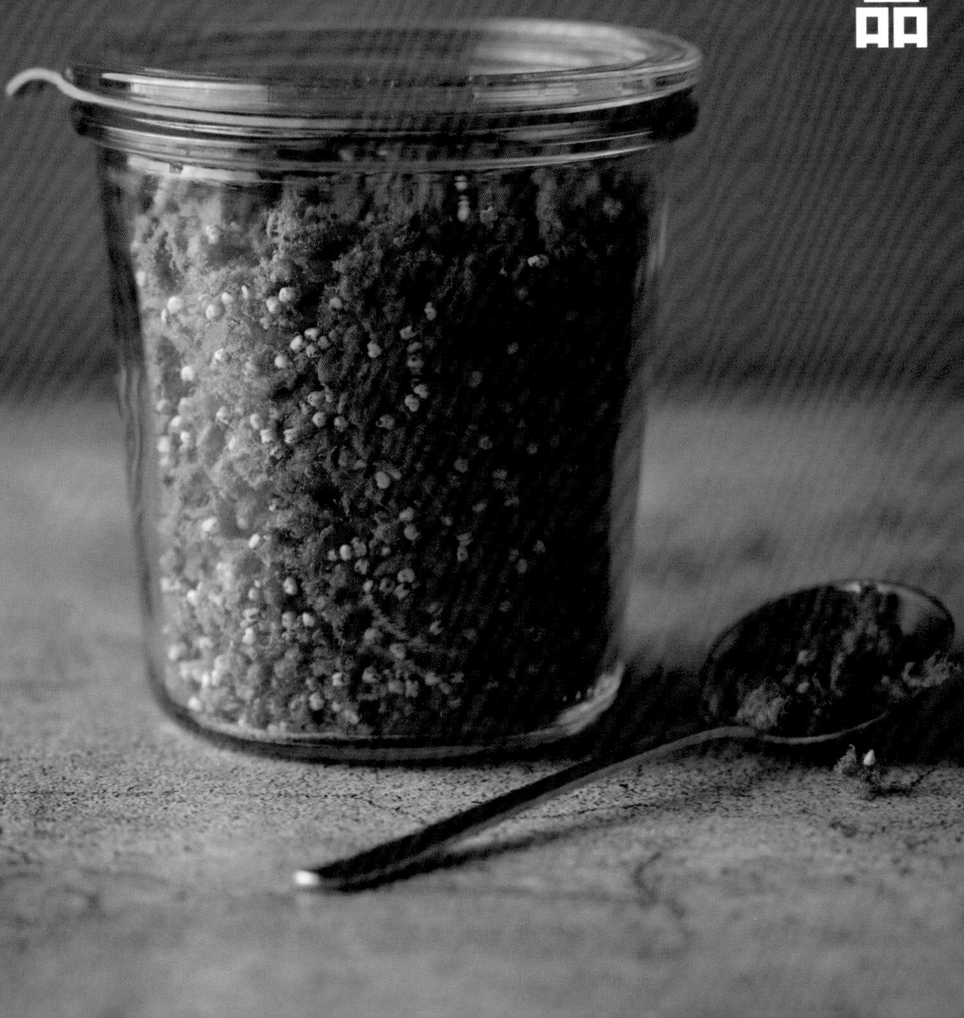

肉鬆是這樣做的！

原料肉
新鮮原料肉、去皮去筋

蒸煮
水煮至熟

拆絲
過拆絲機拆成細絲

混合攪拌
與配料攪拌均勻

焙炒
平盤焙炒至乾

酥炒
滾筒翻滾炒、潑油，酥炒至顏色為指定色，有酥脆感

冷卻
鋪開冷卻散熱

篩檢
篩檢黑膠物，過金檢機

充填、封罐
人工裝填、封罐

裝箱
裝箱

成品

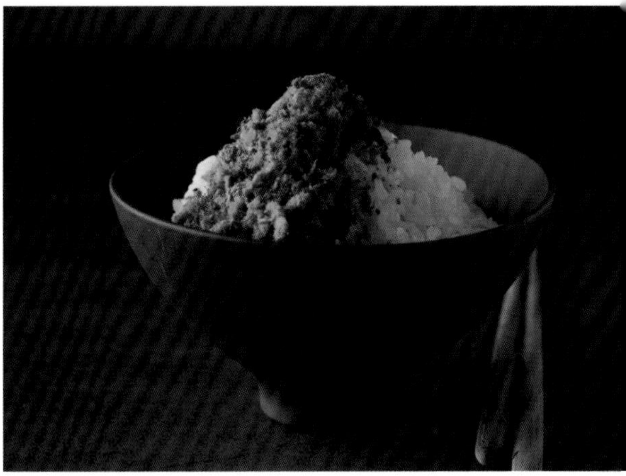

6小時影響風味甚劇，雞肉若不在解僵前進行加工，就會失去纖維口感，吃起來便會「粉粉的」。

動物電宰後的變化對食品風味影響甚大，肉類食品加工特別要掌握電宰的黃金時間。動物電宰後主要會歷經兩大變化，一為「僵直期」，另一階段是「解僵期」。

動物屠宰後，因為身體能量停止，肌肉纖維收縮而發生僵直；至於解僵期則是僵直過後一段時間，因為細胞膜破壞釋出的蛋白水解酵素，使得僵硬的肌肉纖維開始軟化鬆弛。

從僵直期到解僵期的時間，因動物體型大小有所不同，也受到環境溫度影響；體型越小的動物，僵直與解僵的速度越快，而雞隻從屠宰到僵直期的時間很短，從30分鐘到6小時都可能發生。為了保有肉質風味、纖維口感、美味色澤，大成食品廠以整合上下游的效率作業模式，要求雞隻從電宰場到初步汆燙加工，必須在1小時內完成（大約45分鐘），接著才急速冷凍保鮮，送至後加工廠才再進行後續的調理工序。

因此，只用電宰後6小時內的新鮮雞肉來做肉鬆，這是大成尋找出來讓雞肉鬆更美味的製程！

全套電宰與肉質美味的關係

動物在屠宰前若有劇烈活動，例如長途驅趕或飽受驚嚇，容易大量消耗肌肉中的三磷酸腺苷（Adenosine Triphosphate，簡稱ATP），使得死亡後的僵直狀態提早啟動，肉品加工便難以掌握品質。因此全套電宰的好處是會先將動物電擊致昏才再進行屠宰，避免動物屠宰前受到驚擾。

炸雞&香雞排——來自媽媽廚房的美味魔法

「美味多汁！」是炸雞食品最常見的廣告標語，然而是什麼樣的加工技術，可以讓雞肉吃來加倍美味？許多人以為這神奇魔法必定是來自添加物，但所謂「食品加工」並非得一定要加東加西，運用家庭廚房常用的料理技術「拍打」與「醃漬」，也能達到如此效果。

由於肉品含有鹽溶性蛋白，蛋白質具有良好保水性，透過醃漬可讓肉品吸收水分，增加肉質的多汁口感。將肉品放置低溫下醃漬，輔以物理性的「機械嫩化法」，將原料肉利用機械滾打，或用刀鋒、針尖切斷肌纖維或肌間結締組織，達到嫩化的效果，增加多汁口感。

雞肉加工食品類型非常廣泛，速食店炸雞塊，為原料肉事先以辛香料醃漬，接著經過機器低溫塑形，才裹粉、裹漿、預炸，最後急速冷凍、包裝，送至通路。國民美食香雞排和炸雞則是原雞胸肉或雞腿肉醃漬、裹漿、炸製。這類食品並非全熟，消費者或餐廳必須再油炸或煎煮熟才能食用。

在選擇雞肉加工食品時，應該要格外注意食品加工廠的冷凍鏈管理。從進貨開始，儲存、生產、出貨、運輸配送，都應該在嚴格的溫度監控之下，以確保品質。

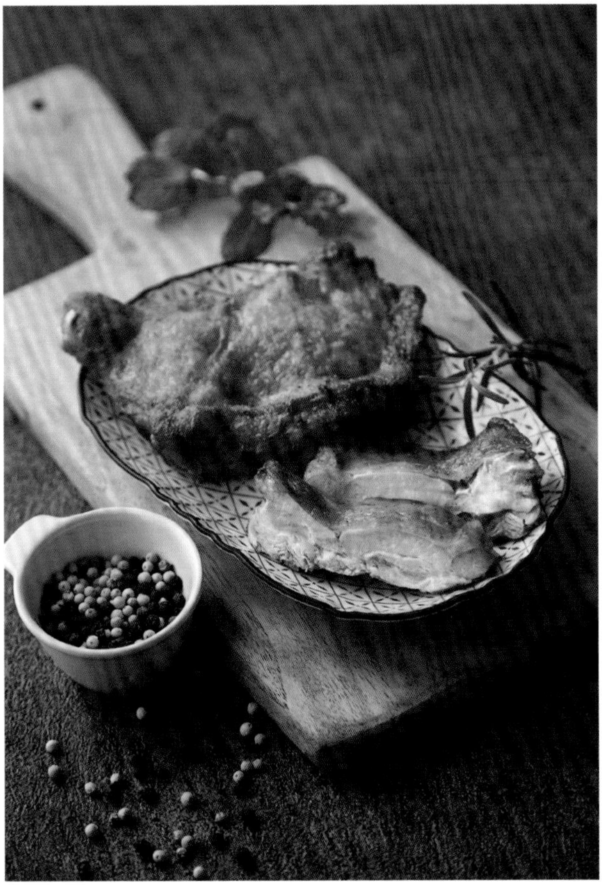

火腿——肉感風味多樣的秘密

火腿（Ham）大致分為原肉類火腿以及壓製火腿，兩者的加工方式截然不同，就連風味差異也很大。

原肉火腿，顧名思義採用豬的整隻後腿加工，例如中國的金華火腿、湖南臘肉、義大利帕馬火腿（Prosciutto）等，都是將整塊腿肉經過醃漬按摩，藉鹽分、乾燥、煙燻及發酵，產生脫水、乾燥、調整酸性PH質、外層保護膜等，使細菌無法孳生。

原肉火腿有生火腿和熟火腿兩種型態，其中，生火腿的食用方式東西方互異，義大利帕馬火腿可以削片即食，中式金華火腿則需要反覆蒸熟煮水，多半用於煲湯。

壓製火腿是將豬肉塊與肉漿依比例調配，添加澱粉與適量的食品添加物，透過機器進行真空滾揉、醃漬、壓模、乾燥、煙燻蒸煮、切片再真空包裝，壓製火腿具有拆袋可即食、不需加熱的方便性，最常見的早餐店火腿則屬於這類。

壓製火腿價格高低差很多，主要在於「含肉率」，含肉率高的火腿，可以看到明顯的肌肉紋理，部分含肉率低的火腿使用較多非肉的填充物，例如豆粉、澱粉、醃漬液等，即使用1公斤原料肉，卻可生產出2公斤產品。加工食品滿足多元的需求，也是一分錢一分貨啊！

肉品美味升級的加工術

肉品加工多是希望使肉品達到「多汁」、「嫩化」、「保鮮」等幾個目的，可以分為物理性與化學性的處理，除了使用添加物之外，也可透過低溫醃漬、舒肥(**註**)、機械嫩化等非添加手法來達成！

註：舒肥法烹調又名「真空包裝低溫熟化」，是將食材封在真空袋內，在低溫下進行長時間烹調。根據食品安全法，符合CAS規範的食品加工廠所製造的舒肥食品較有保障。

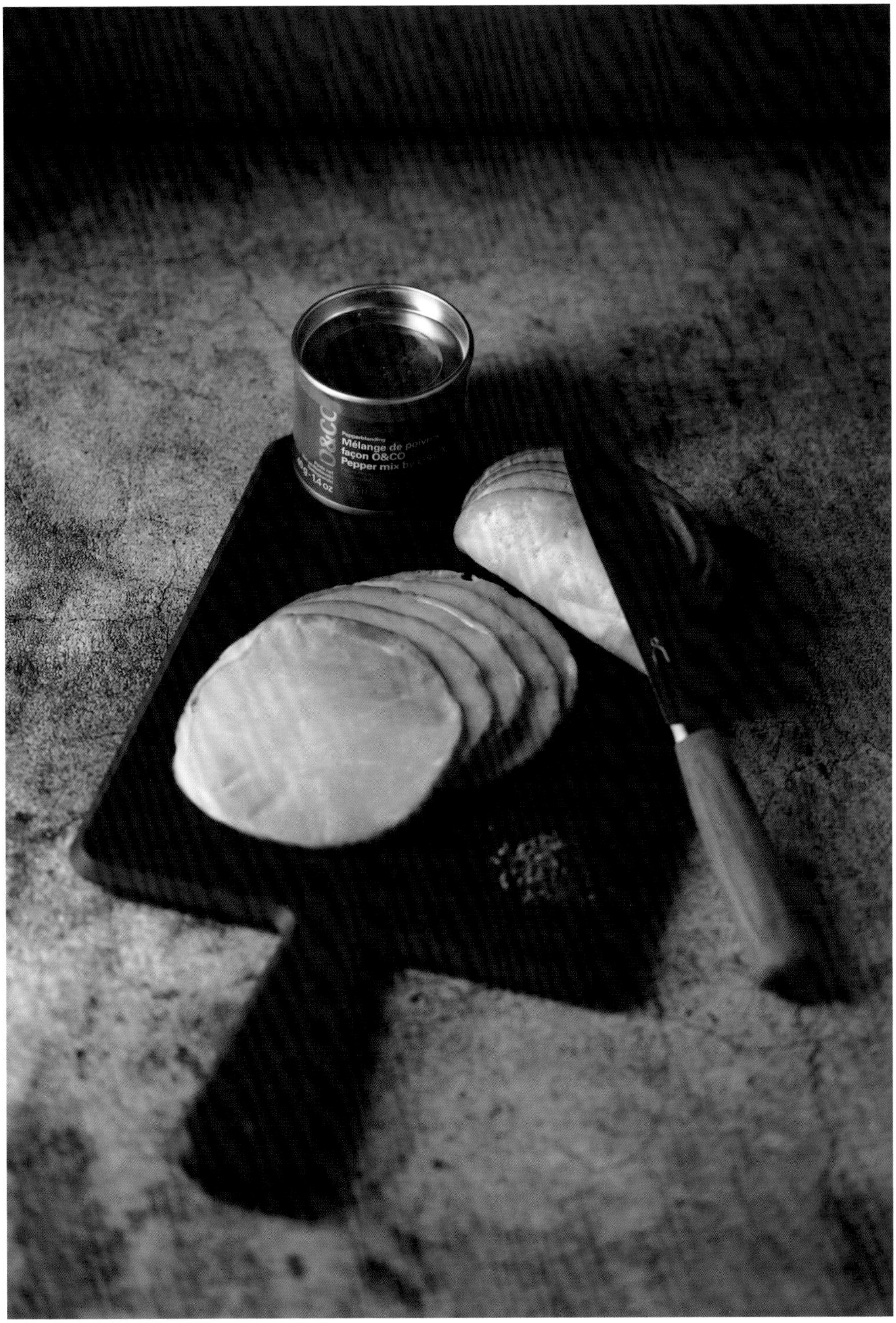
O&CO
façon O&CO

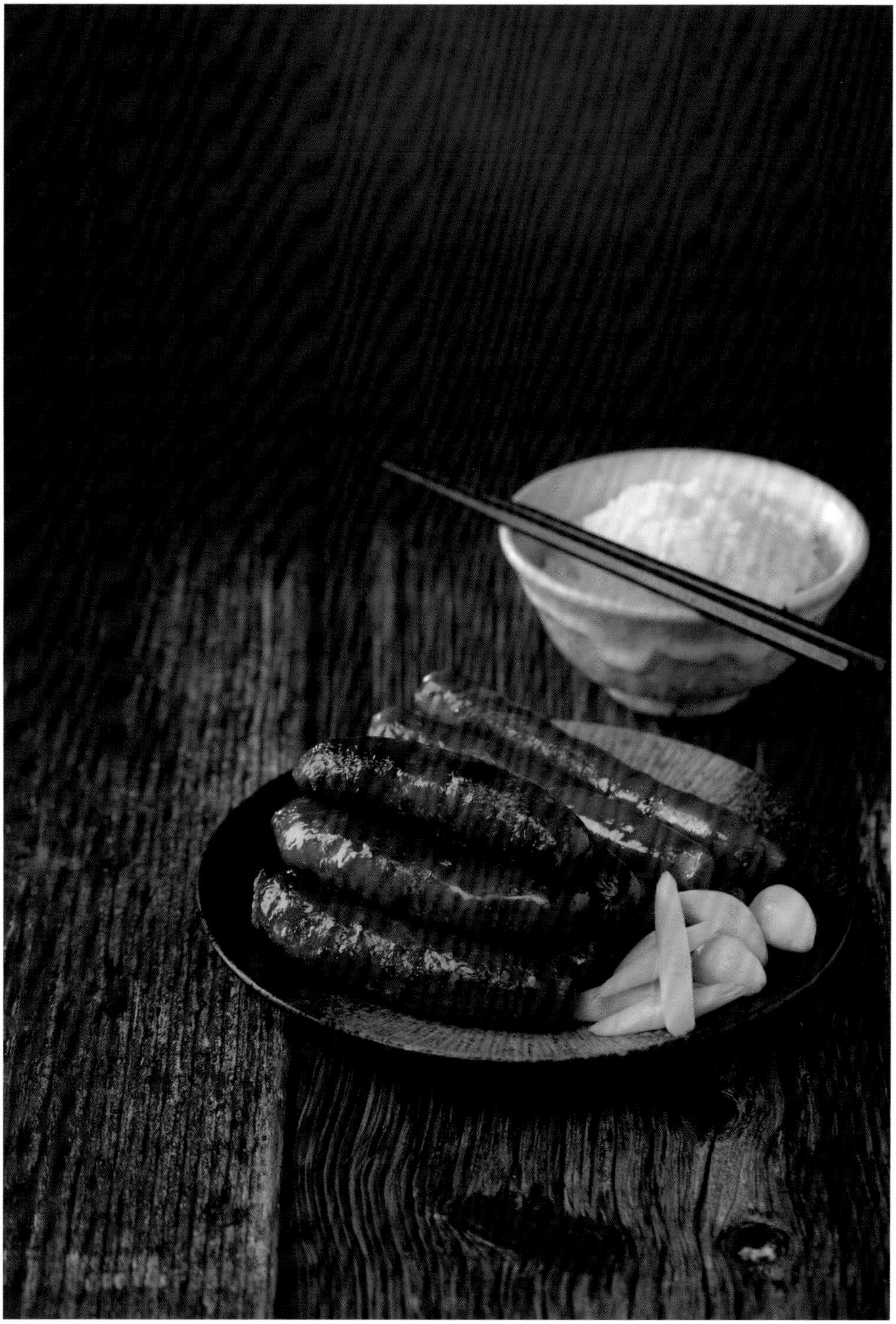

香腸——台式香腸為何多汁美味？

香腸是台灣人非常熟悉的加工食品，而近年來受到西方飲食影響，也慢慢有「西式」香腸的產品類型，到底中式香腸與西式香腸有何不同？

所謂「中式香腸」，傳統方式是將動物的肉、內臟或凝固的血切成細塊或搗碎，灌入天然腸衣中，懸掛自然風乾，最具代表的便是台式香腸與港式臘腸，這兩者在製程與口味略有差異。

台式香腸又稱為溼式香腸，香腸水分根據法令標準在42%以下，通常需要冷藏或冷凍保存；而港式臘腸則乾燥時間較長，含水量低，放在陰涼乾燥處即可常溫保存。因為作法與保存方法的不同，台灣人愛吃的台式香腸保留了肉多汁、油脂的風味！

至於西式香腸，主要分為德式香腸（粗顆粒型）及熱狗類（乳化型）。德式香腸主要是將肉與香料混合，灌入可食用天然腸衣，經過乾燥、煙燻及熟化等加工而成，不用剝除腸衣，需要經過水煮、油煎、烘烤、輕微波才可食用，吃得到肉的口感。

大家所熟悉的熱狗，是乳化型香腸的代表。以豬肉或牛肉為原料，絞細後再細切乳化，佐以食用色素調色，再將乳化肉漿填充於非可食性腸衣，經過熟化加工，包裝前再剝除腸衣，熱狗適合以烘烤或油煎的方式加熱，口感紮實Q脆。

亞硝酸鹽究竟是什麼？

火腿與香腸最常見添加物就是「亞硝酸鹽」──作用主要在抑制肉毒桿菌，其次也可增加風味與發色。

由於肉毒桿菌是一種生長在常溫、低酸、缺氧環境中的革蘭氏陽性桿菌，可說是廣泛存在於自然界，即便只是食物掉到地上，都有可能感染肉毒桿菌，它產生的毒素有神經麻痺致死的毒性，而添加硝酸鹽或亞硝酸鹽仍是目前最有效的抑制方法，只要用量符合法規標準，對人體不會產生危害。

雞精——常溫、滴雞精、熬雞精

台灣人有「食補」的飲食習慣，這也使得雞精類產品大為盛行，除了電視廣告常見的罐裝「常溫雞精」之外，近來更有不少食品廠推出標榜遵循古法製成的「滴雞精」、「熬雞精」，究竟兩者有何不同？

撇除各品牌的調味差異，單純就內容物成分來看，熬雞精與滴雞精的內容物與成分並無太大差異，事實上所含營養差不多。

不過，熬雞精是利用高壓蒸煮技術，高壓蒸煮的過程會將蛋白質熱解為小分子化的胜肽、胺基酸，有利於人體吸收；相對地，小分子化的過程，會將蛋白質分解成愈小分子，最終風味也會因此受到影響。

就風味上，滴雞精更為大眾接受；

滴雞精與熬雞精的不同

類別	滴雞精	熬雞精
萃取方式	蒸煮	加水燉煮
萃取溫度	100℃（常壓）	>110℃（高溫高壓）
萃取率	20%	>45%
風味	鮮甜、甘醇	風味多元
主要成分	蛋白質大分子、膠原蛋白	蛋白質小分子（胺基酸／胜肽）
功能性	蛋白質大分子，身體吸收緩慢	蛋白質小分子，身體容易吸收
濃度	低（5 Brix）	高（12 Brix）
售價	高	低

在營養吸收上，熬雞精有優勢。至於常溫雞精因為經過高溫殺菌，所以風味和滴雞精、熬雞精有明顯差異。

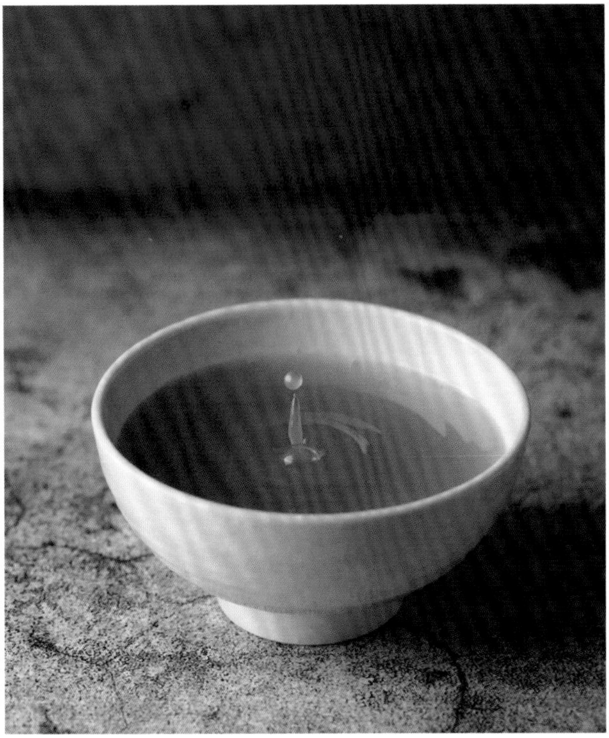

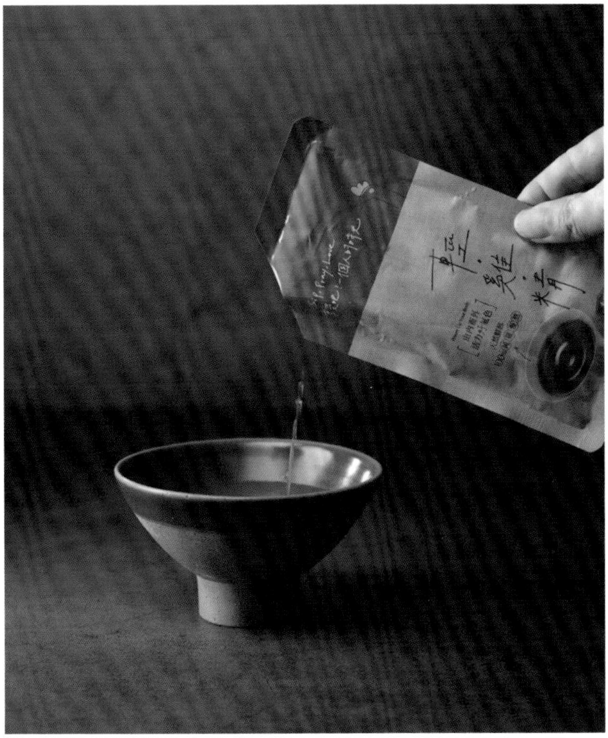

3

冷凍調理食品

因應現代生活忙碌、就業婦女增加、少子化等日常現況，人們的飲食習慣大幅改變，不僅是外食的需求提高，能在家烹煮的時間與頻率也大幅減少，這使得方便又快速的冷凍食品興起，在日本與法國甚至有業者開起了冷凍食品專賣店。

對於冷凍食品你了解多少？許多人對冷凍食品抱持著「不好吃」的刻板印象，但其實冷凍食品已應用廣泛，我們在超商、連鎖店或飯店所吃到的「美味」料理，或多或少都有使用到冷凍食品。

過去冷凍食品為人詬病有種種原因。包括物流中冷凍食品的溫控不嚴謹，解凍條件不恰當，消費者反覆凍藏或解凍與覆熱的處理不夠細緻，使得冷凍食品滋味無法完全展現出來。

國民美食——牛肉麵

牛肉麵是台灣的國民美食，每個月都要生產二十萬包冷凍牛肉湯的欣光食品，為了要讓每一包冷凍牛肉湯的肉質與湯頭都維持美味穩定的品質，首次將牛肉湯的製作流程分解成五十多個步驟流程，保留手工操作的細緻，並且輔以精準的科學儀器，讓每一份成品都保持最佳

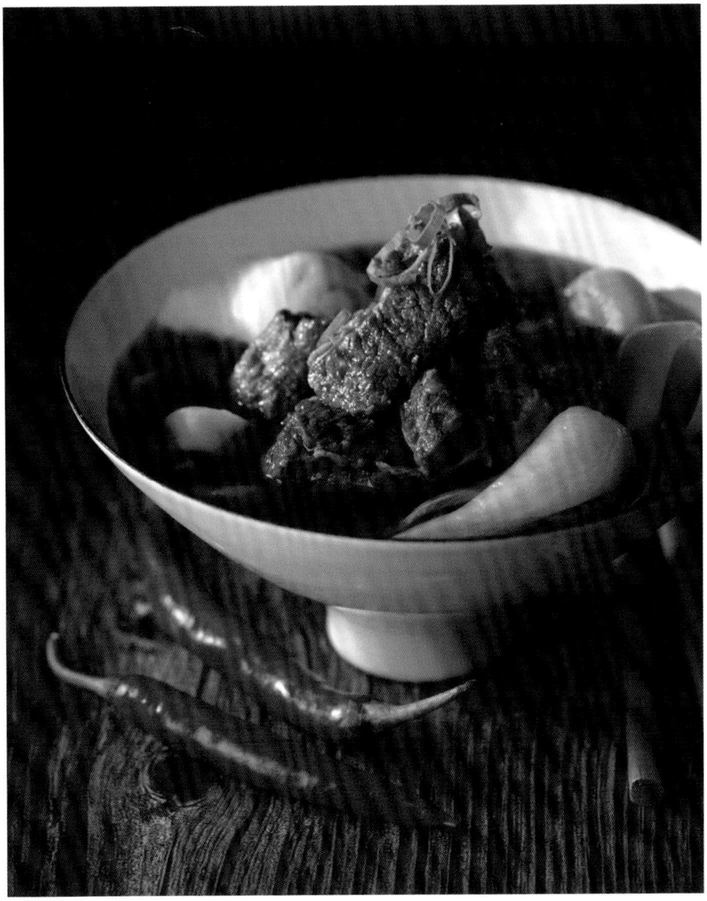

紅燒牛肉麵

狀態，成為最受歡迎的冷凍食品。

從選肉開始，欣光食品便將牛肉、牛筋、油脂分開處理，因為三者所需要的火候和時間不同，牛肉、牛筋分別滷製，再分離出濃郁的牛肉湯頭，另外烹製牛油，最後再將湯、肉與筋、油依黃金比例重新組合，過程中使用鹹甜濃度檢測器確定標準，最後再經真空包裝，進行專業急速冷凍，讓牛肉湯不只是原味重現，還能兼顧美味與健康。

現代冷凍食品在美味上能有極大突破，最主要關鍵還有一個，就是「急速冷凍」技術的突破。過去冷凍食品使用凍庫冷凍，降溫的速度慢，冰晶易累積膨脹，破壞食材口感風味；而欣光食品引進「IQF急速冷凍」技術，從熱騰出爐降到-25℃花費不到1小時，使冰晶較為細緻，能保留更多食物的風味。

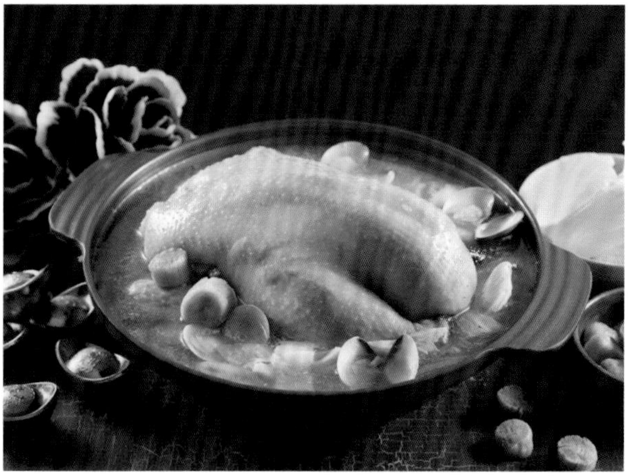

此外，急速冷凍可以快速通過生菌數容易生長的溫度帶，讓冷凍食品不用防腐劑也能達到安全衛生的要求。欣光食品專業急速冷凍技術，不僅應用在牛肉湯，也廣泛應用於各式冷凍調理食品。

冷凍年菜

因應華人過年圍爐的需求，冷凍年菜市場逐漸興起，不過要讓冷凍年菜買回家也能同樣好吃，重點在於解凍與復熱的方法。

① 秘訣一：完全解凍

年菜解凍建議先放在冷藏庫緩慢解凍，完全解凍之後再加熱。讓冷凍年菜完全解凍後再處理，可避免加熱不均，是美味的第一要訣。

② 秘訣二：正確覆熱

建議完全解凍後，將不拆袋的調理包放入鍋中隔水加熱，最後才將食材組裝、盛盤上桌。另外，冷凍年菜常出現如鯧魚炊粉等含湯汁的菜餚，則建議將湯料分離加熱，解凍後湯汁先滾熱，接著才放入鯧魚加熱，上桌前才加入米粉略煮。原則上，年菜後續加熱最好不要超過10～15分，避免食材過度烹調破壞口感。

像是佛跳牆這類高級年菜，有些會將食材分成好幾個冷凍包，消費者買回家必須重新入甕（盤）組裝，同樣也必須先完全解凍，而重新組裝必須留意食材放入順序，可將較耐燉煮的芋頭與排骨等食材放在最下層，而不需加熱太久的食材則往上層擺，避免過度烹煮。

|Q & A|

食品博士來解答

Q 肉類食品加工的趨勢

A 「冷凍食品」與潔淨標示「Clean Label」是當今肉類食品加工的趨勢，冷凍食品是為了延長肉品保存時間與美味，而Clean Label是為了減少使用添加物。

市面上販售的冷藏食品，依法規需保存在7℃以下，在這個溫度下不能長時間保存。相對而言，冷凍食品的低溫環境(-18℃以下)，此環境對微生物生長更為苛刻，較利於食品的保存。這意味著在食安健康潮流下，冷凍食品的角色將越顯重要。

目前食品的發展最新趨勢，就是朝向歐盟食品「潔淨標示」(Clean Label)的方向靠攏，意即使用改良的加工製程及技術、簡化配料，降低食品添加物的添加品項。當然，為了達到此目標，消費者對加工食品的保存、美味的需求必須有新的認知。

Q 與時間競賽，肉品保鮮對策——冷凍、乾燥、添加物

A 導致肉品變質的幾個要素，主要分為「物理變化」、「化學變化」、「微生物變化」三大類。導致物理變化的因素，主要來自溫度與水分，導致化學變化的因素則是空氣、光線、酵素，而微生物變化是受到環境細菌與真菌附著滋生。

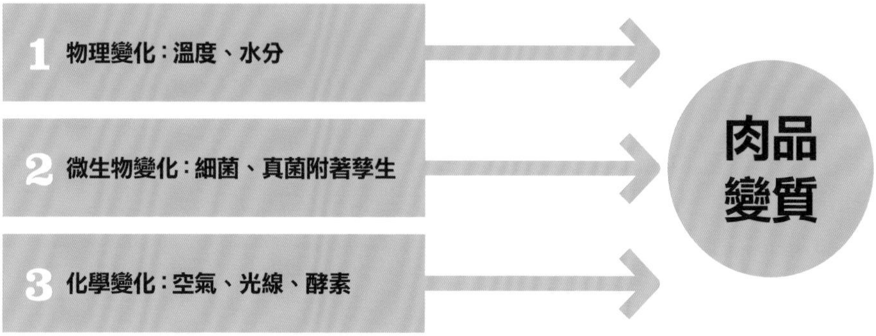

在食品加工科學的保鮮技術範疇中，不外乎針對抑制褐化、抑制氧化、抑制微生物三大項提出對策。

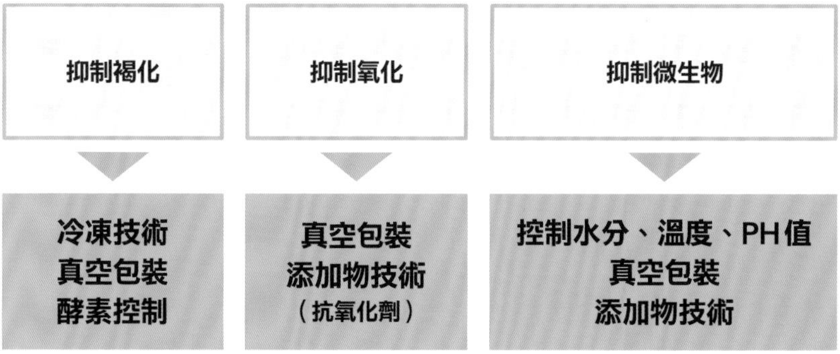

冷凍
把鮮活瞬間凝結起來

食品加工主要使用的冷凍技術	冷凍保存原理
接觸冷凍	使用傳導性好的介面，像是金屬平板內通冷媒，加速冷凍效果。
IQF急速冷凍	單隻或個別水產冷凍，如蝦仁、毛豆，個體小、降溫快，在30分鐘完成，由於形成冰晶很小，能維持色澤、肉質的甜度，與冷凍前近似。
浸漬冷凍	將食品包裝後，放入液態氮裡冷凍。
直接冷凍	使用液態氮超低溫直接接觸食物進行冷凍。

乾燥
含水率是常溫保存的關鍵

水分和營養物質是微生物和酵素繁殖作用的必要條件，使用乾燥技術降低食物水活性，抑制微生物作用，可使食品長久保存。

1 **自然乾燥：**利用自然環境條件，如日曬、陰乾、風乾等，緩慢進行乾燥的方法。

2 **熱風乾燥：**使用機械設備產生熱空氣，在調控溫度、濕度的條件下，使食品脫水，達成乾燥。

添加物
食品添加物停看聽

在台灣食品添加物法規中，食品添加物採用「正面表列」制度，意思是標明可添加的項目，未標明者即代表不可添加，而各類食品的可添加物種類與劑量也不同，可添加在A食品的，不見得能添加在B食品。因此，販售添加物的業者務必了解食品加工產業，了解購買者的用途，並善盡告知責任。

常見肉品添加物	名稱	功能
防腐劑	己二烯酸、苯甲酸	抑制微生物生長 增加品質安定性
抗氧化劑	（異）抗壞血酸、維生素C	抑制氧化 保持肉色 營養添加 維生素C可抑制致癌物亞硝胺的生成
保色劑	亞硝酸鹽	抑制肉毒桿菌 固定肉色 鹽漬風味 抑制氧化
結著劑	磷酸鹽類	提高保水性 保色、穩定品質 安定香腸乳化 減少冷凍/解凍時發生滴水
嫩化劑	蛋白酵素	增進肉品嫩化

★特別要注意，食品添加物法規表列的劑量，通常是以「成年人（體重60公斤）」為標準，因此對於老年人或是幼童、身體虛弱的病人而言，依此份量食用導致危險的可能性也不可不慎。

★食品添加物是否安全，與天然或人工其實無關。食品添加物可分為人工萃取與天然萃取兩種，手法雖然不同，但化學成分組成卻類似，添加是否安全性最主要是就用量來看，是否符合法規標準、通過法規檢驗，不會因為是天然添加物就沒有超標的問題。

Q 真空包裝食品比較安全嗎？

A 針對「好氧型」的細菌來說，真空包裝確實可以抑制生長，可是對於「厭氧性」的肉毒桿菌來說，真空包裝或是罐頭卻可能是最好的滋長溫床。因此，罐頭食品需要經過加熱殺菌，就是要消滅肉毒桿菌。

肉品加工過程，特別要注意環境清潔衛生，以免受到微生物污染，在包裝前或包裝後也要格外謹慎、避免二次汙染。

Q 如何減少攝取食品添加物？

A 「微生物與氧化」是食物保存的兩大關卡，由於微生物不喜極高溫、極低溫、酸性環境，極高溫環境會導致死亡，而極低溫則會抑制活動，因此冷凍食品與高溫殺菌的罐頭食品，可減少使用添加物來抑菌。可以稍微延長保存期限。

另一種在常溫環境下保存的食品，類似醋類的酸性食品，由於酸性環境亦可抑制微生物生長，因此這類產品只需熱充填無菌包裝即可，無需冷凍或冷藏保存。

Q 怎麼選擇加工食品最安心？

A 各國在食品添加法規都極其嚴格，一家優良食品廠必定要有食品安全溯源系統，並有內建的檢驗系統，或符合ISO、HACCP、GMP等規範，以確保生產過程的環境條件與添加物都在管制範圍的標準之內，絕對可以安心食用。對於一般民眾來說，如何選擇安全的食品，第一條安心法則當然就是選擇符合上述規範驗證標章的優良食品廠囉！

為了符合食品法規要求，食品廠必須建置溯源與檢驗系統，舉例來說，大食品廠、便利超商或是連鎖速食餐廳都有自己的安全系統，而這意味著所費成本不貲；對於資源不足的小型食品廠來說是一大挑戰，安全系統的建置也較容易不足，這也是何以消費者選擇加工食品，以大廠牌為優先考量的原因。

大成品檢中心——美味實驗室

品檢中心是大成維護農畜產業鏈，生產安心、健康、美味食物的重要核心，因為守護動物的營養與健康，是確保消費者吃到安心食物的第一步。

但是，除了安心健康，還要追求美味。大成品檢中心近年來正式成立美味實驗室，希望能為禽、畜、水產、加工食品、烘焙、餐飲等產品，建立「科學化的美味標準」。目的是要深入了解食品的美味因素，以科學方法解析食品美味的理由，進而明白如何評估，製造以及保存美味食物。

大成是肉蛋魚的專家，所謂多汁、鮮嫩及質地Q彈的禽畜肉，究竟是哪些因素的影響？透過專業官能品評與科學的檢驗方式，建立科學化的美味標準，不僅可以回應給研發單位，開發美味的食品，更可以再回溯到飼料與養殖，例如做出最適合做煎蛋用的蛋雞飼料。消費者也可以從這些實驗結論中了解，選購產品時，用更客觀的美味科學，進而要求生產端提高品質，形成良性循環。

推動美味科學，需要建立兩個平台。一是官能品評平台，由取得專業証照的感官品評人員進行官能評價；二是科學分析平台，包括化學性分析、物理

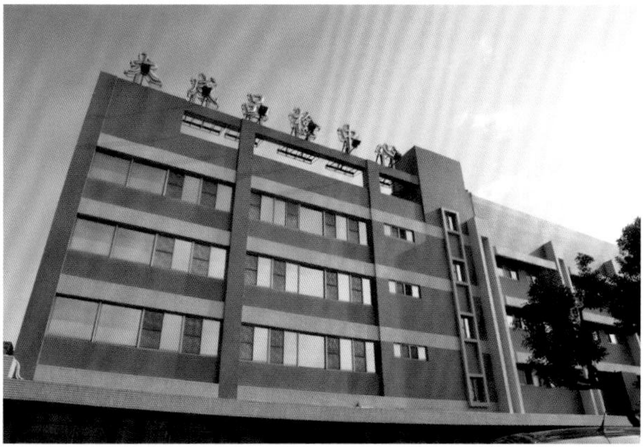

性分析、質地分析等。由科學分析平台取得科學數據應用統計分析，再與感官品評的統計數比對，才能找出真正影響美味的因素，與最佳生產條件。

美味實驗

目前大成品檢中心美味實驗室完成以下數項初步研究，包括國人最常攝取的豬肉，雞肉及雞蛋。例如，豬肉的實驗，以大成桐德黑豬肉及一般市售白豬作為對照藍本，分別從顏色、嫩度以及多汁性做實驗比較，透過色差儀、表面大理石紋界定、肌內脂肪、物性測定、pH值及保水性等科學數據測定結果，同時也透過專業品評師多管齊下，了解為什麼一般人認為黑豬肉比白豬肉好吃。

另外，雞肉研究，則是在冷藏雞肉與進口冷凍雞肉的試驗中，發現影響雞肉風味的先驅物肌苷酸，兩者相差17倍之多。

不同的溫度與時間對雞蛋新鮮度（HU值）的影響甚鉅。透過嚴謹的實驗過程，我們了解到如何判定雞蛋是否新鮮，也知道該如何保存雞蛋。為了進一步了解雞蛋的風味來源，美味實驗室最新的研究主題是，飼料添加類胡蘿蔔素的葉黃素蛋，與未添加類胡蘿蔔素的雞蛋的差異，結果發現，添加類胡蘿蔔素的雞蛋在顏色風味香氣的喜愛度明顯偏高，同時，添加類胡蘿蔔素的雞蛋於粗蛋白、鮮味胺基酸、粗脂肪含量與亞麻油酸、次亞麻油酸的含量略高。

冷藏雞肉vs.冷凍雞肉

	專業品評		科學分析	酵素活性
	風味（極差 1-9 極佳）	甘味（極差 1-9 極佳）	肌苷酸 風味／香氣先驅物	HADH 5.5 以上為冷凍
冷藏雞肉	6.7	6.4	1.4	2.50
冷凍雞肉	5.3	5.2	0.08	21.3

他山之石

國際上，有關美味實驗的專案計畫與美味實驗室的機構愈來愈多，在日本，有明治大學「食的美味研究室」，財團法人美味度的科學研究所「おいしさの科学研究所」，食品產業家電產業也紛紛投入，例如Asahi、味之素、太陽化學株式會社等也都設立專家團隊進行美味科學的基礎研究，了解美味，發現美味，實現美味，保存美味，進一步了解消費者的喜好，了解趨勢，修改配方，創新技術，帶動產業升級，增加競爭力。

品檢中心

所有的黃小玉（黃豆、玉米、小麥）在做成餐桌上的肉蛋奶之前，需要經過一連串的檢驗，才能確保食物安全。雞鴨鵝豬牛羊水產的飼料（以黃豆小麥玉米為主），有沒有農藥殘留？動物們的每日飲食是不是夠營養，配方是不是正確？動物是不是健康？餐桌上的肉，有沒有藥物殘留的風險？從養殖場、電宰廠、食品加工廠的品管，都要仰賴品檢中心持續地、精準地、不厭其詳地檢驗再複驗、追蹤。

大成品檢中心是國家級的實驗室，取得衛生福利部食品檢驗機構認證（TFDA）以及財團法人全國認證基金會（TAF）認證，檢驗項目包括飼料、油脂、肉品、雞蛋、雞肉、加工食品等。

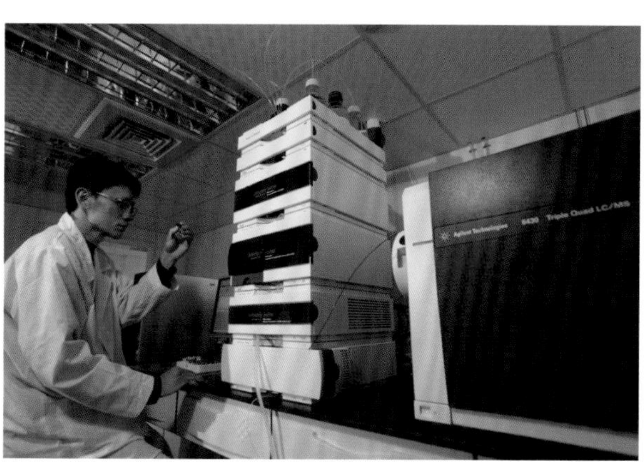

實驗室共三百坪，2F：化學／物理分析實驗室、品評實驗室、液相層析質譜儀LC／MS／MS與氣相層析質譜儀GC／MS／MS實驗室，3F：NIR分析實驗室、HPLC、GC及AA實驗室，4F：微生物／病理分析實驗室及品質檢驗室，可以有效率地進行各項檢驗，並且提高檢驗頻率，確保食品安全。

大成品檢中心擁有多項精密儀器（詳見附錄），可檢驗的項目達427項，包括農藥殘留檢驗310項，動物用藥殘留檢驗60項，礦物質與重金屬13項，營養成份分析13項，糖類分析7項，微生物檢驗9項，黴菌毒素分析3項，油脂分析8項，水質分析4項，獲得認証項目20項，針對美味科學的檢測項目與儀器，也逐年增加中。

團隊中更不乏博士級的品質工程師（CQE），品質技術師（CQT）及高級研究人員，近四十多位。為精益求精更經常聘請國內外專家，提供技術諮詢與訓練。

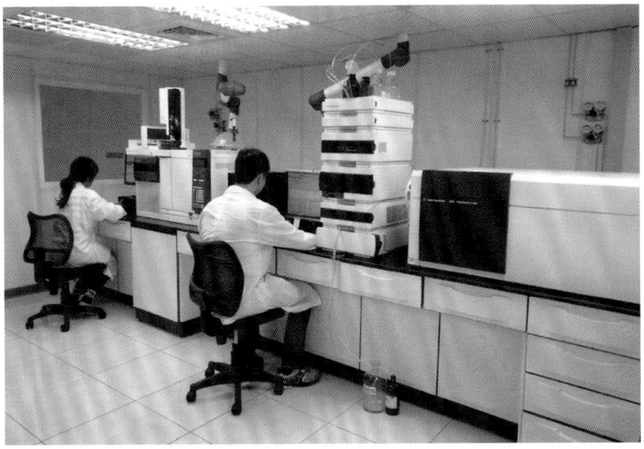

1. 豬肉

豬肉美味研究	檢測項目
肉色評定	色差儀（L-a-b值）
	Pork quality standard chart
pH	酸鹼值測定
保水性	保水率
	滴水失重
	蒸煮失重
嫩度	物性測定儀（剪力值）
風味分析	美味、甜味、鮮味胺基酸
	核苷酸（IMP）
	單元、多元（含 ω3、ω6）不飽和脂肪酸
	感官品評

2. 雞肉

雞肉美味研究	檢測項目
肉色評定	色差儀（L-a-b值）
pH	酸鹼值測定
保水性	保水率
	滴水失重
	蒸煮失重
嫩度	物性測定儀（剪力值）
風味分析	美味、甜味、鮮味胺基酸
	核苷酸（IMP）
	單元、多元（含 ω3、ω6）不飽和脂肪酸
	感官品評

3. 雞蛋

雞蛋美味研究	檢測項目
物性分析	蛋白高度（HU）
	蛋黃色度（YCF）
	蛋殼強度（kgf）
	蛋殼厚度（mm）
風味分析	美味、甜味、鮮味胺基酸
	單元、多元（含 ω3、ω6）不飽和脂肪酸
	感官品評

美味科學的研究方法

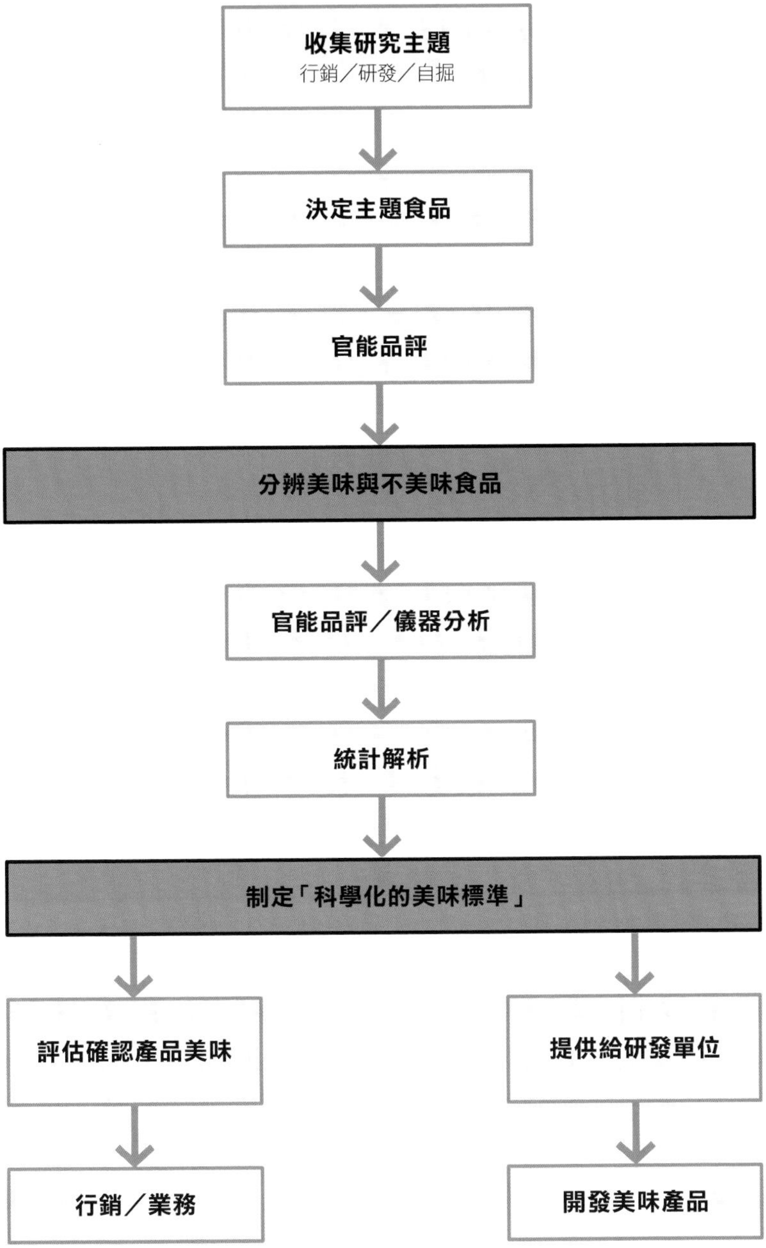
收集研究主題
行銷／研發／自掘
決定主題食品
官能品評
分辨美味與不美味食品
官能品評／儀器分析
統計解析
制定「科學化的美味標準」
評估確認產品美味
行銷／業務
提供給研發單位
開發美味產品

餐桌上的肉蛋魚

美味也是一種科學，究極好魚好肉的達人之道！

作者　安心巧廚
文字協力　趙敏夙、李佳芳、劉文宜
美術設計　TODAY STUDIO
社長　張淑貞
總編輯　許貝羚
行銷　曾于珊

國家圖書館出版品預行編目資料
餐桌上的肉蛋魚：美味也是一種科學，究極好魚好肉的達人之道！／安心巧廚著. -- 初版. -- 臺北市：麥浩斯出版：家庭傳媒城邦分公司發行，2019.11　264面；17×23公分　ISBN 978-986-408-522-4（平裝）　1.肉類食物 2.食品科學
411.3　108011937

發行人　何飛鵬
事業群總經理　李淑霞
出版　城邦文化事業股份有限公司　麥浩斯出版
地址　104台北市民生東路二段141號8樓
電話　02-2500-7578
傳真　02-2500-1915
購書專線　0800-020-299

發行　英屬蓋曼群島商家庭傳媒股份有限公司城邦分公司
地址　104台北市民生東路二段141號2樓
電話　02-2500-0888
讀者服務電話　0800-020-299（9:30AM~12:00PM；01:30PM~05:00PM）
讀者服務傳真　02-2517-0999
讀者服務信箱　csc@cite.com.tw
劃撥帳號　19833516
戶名　英屬蓋曼群島商家庭傳媒股份有限公司城邦分公司

香港發行　城邦〈香港〉出版集團有限公司
地址：香港灣仔駱克道193號東超商業中心1樓
電話：852-2508-6231　傳真：852-2578-9337　Email：hkcite@biznetvigator.com

馬新發行　城邦〈馬新〉出版集團Cite(M) Sdn Bhd
地址：41, Jalan Radin Anum, Bandar Baru Sri Petaling,57000 Kuala Lumpur, Malaysia.
電話：603-9057-8822　傳真：603-9057-6622

製版印刷　凱林印刷事業股份有限公司
總經銷　聯合發行股份有限公司
地址　新北市新店區寶橋路235巷6弄6號2樓
電話　02-2917-8022
傳真　02-2915-6275
版次　初版一刷 2019年11月
定價　新台幣420元／港幣140元　Printed in Taiwan

大成安心購

憑本書優惠券至安心購門市消費300元以上，可享**9折優惠**。

DaChanGreatMeat

- 顧客服務專線：02-2657-8111
- 本優惠券不可與 其他優惠活動合併使用。
- 本券限用乙次且須於點餐時回收。
- 安心購保有修改優惠的權利。
- 本優惠券使用期限至2020/2/29止（影印無效）。

安心巧廚

憑本書優惠券至門市消費300元以上，即可兌換**春雞乙隻**。

（大葉高島屋門市除外）

DaChanGreatMeat

- 顧客服務專線：02-2657-8111
- 本優惠券使用期限至2020/2/29止（影印無效）。

吉福雞舖

憑本書優惠券至指定門市消費全雞乙隻（玫瑰油雞／鹹水雞），即可兌換**盒裝涼菜乙份（90元內）**。

指定門市：台北民生店

Gipu2

- 顧客服務專線：02-2657-8111
- 本優惠券使用期限至2020/2/29止（影印無效）。

巴黎十五法式烘焙

憑本書優惠券至指定門市消費不限金額，即贈**手工馬卡龍乙顆**。

指定門市：天母大葉高島屋

巴黎十五

- 顧客服務專線：02-6617-7775
- 請於結帳時出示本券，由門市回收。
- 本優惠券不可與其他優惠活動合併使用。
- 本優惠券使用期限至2020/2/29止（影印無效）。

coupon

安心巧廚

coupon

大成安心購

coupon

巴黎十五法式烘焙

coupon

吉福雞舖

勝博殿

憑本書優惠券至勝博殿消費滿500元，即可兌換**元祖起司豬排卷乙份**（價值100元）。

www.saboten.com.tw

- 顧客服務專線：0800-588-548
- 不與其他優惠合用，限店內享用。
- 限定全台勝博殿餐廳店（Express店舖不適用）。
- 本券限用乙次且須於點餐時出示本券。
- 本優惠券使用期限至2020/2/29止（影印無效）。

檀島香港茶餐廳

憑本書優惠券至指定門市內用消費不限金額，即可兌換**檀島極品蛋撻乙個**。

指定門市：台北信義店／台北南西店／台北劍南店／台中中港店

檀島香港茶餐廳

- 顧客服務專線：02-2657-8111
- 本優惠券使用期限至2020/2/29止（影印無效）。

中一排骨

憑本書優惠券來店消費，點購任一套餐享**8折優惠**。

中一排骨

- 顧客服務專線：02-2657-8111
- 本優惠券不得與其他優惠併行使用。
- 請於點餐時出示本券，限用乙次，由門市回收。
- 中一排骨保有修改優惠的權利。
- 本優惠券使用期限至2020/2/29止（影印無效）。

岩島成專業烘焙

憑本書優惠券來店消費不限金額，即贈**大紅豆或菠蘿麵包乙個**。

Gino Pasco岩島成專業烘焙坊

- 顧客服務專線：02-2657-8111
- 本優惠券不得與其他優惠併行使用。
- 請於結帳時出示本券，限用乙次，由門市回收。
- 岩島成保有修改優惠的權利。
- 本優惠券使用期限至2020/2/29止（影印無效）。

coupon

檀島香港茶餐廳

coupon

勝博殿

coupon

岩島成專業烘焙

coupon

中一排骨